YOGA

Int

Mathias Tietke

YOGA
IN SEINER VIELFALT

Interviews mit Lehrenden

Theseus Verlag

Theseus im Internet: www.theseus-verlag.de.

Bibliografische Information der Deutschen Bibliothek
Die Deutsche Bibliothek verzeichnet diese Publikation
in der deutschen Nationalbibliografie;
detaillierte bibliografische Daten sind im Internet über
http://dnb.ddb.de abrufbar.

ISBN 978-3-7831-9537-8

Originalausgabe

Umschlaggestaltung: Morian & Bayer-Eynck, Coesfeld,
www.mbedesign.de unter Verwendung von Fotos von
© Giantstep Inc/Getty Images; Barnabas Kindersley/Getty Images
und Gabriela Rosa da Silva
Gestaltung und Satz: Ingeburg Zoschke, Berlin
Druck: GGP Media GmbH, Pößneck
Printed in Germany

Gedruckt auf alterungsbeständigem Papier mit
chlorfrei gebleichtem Zellstoff

Inhalt

ANHANG

Geleitwort

»Die Kühe sind von verschiedener Farbe, aber ihre Milch ist die gleiche und von derselben Farbe.«

Sivayogaratna

Dieses Zitat antwortet mit einem Lächeln auf die Frage: »Wo bleibt in dieser Vielfalt der Stile die Einheit des Yoga?« Die Vielfalt, die hier in diesem Buch gezeigt wird, kann durchaus noch überboten werden durch die Feststellung: »So viele Yogaübende es gibt, so viele Yogastile gibt es.« Aber dahinter steht eine Hierarchie. Die Wurzeln des Yoga reichen tief in die jahrtausendealten Geschichte der Menschheit.

Auf die Wurzeln des Yoga und den Stamm, der daraus wuchs, besinnen wir Yogaübenden uns oft und ziehen neue Kraft aus dem Ursprung. Immer wieder gleichen wir uns mit unserer gemeinsamen Herkunft ab, entwickeln uns aber weiter gemäß unserer Individualität, unserer Umgebung mit ihren Angeboten und unseren Bedürfnissen. Daraus entstehen die Vielfalt der Früchte und die Variationen der Wege, die die Reife und den Prozess verdeutlichen. Alles ist subtil im Wandel.

Im vorliegenden Buch werden wir Zeugen der Fülle des Yoga. Es ist ein Wiedererkennen des Vertrauten. Wir erinnern uns und aktivieren vielleicht Vergessenes. Wir erfreuen uns an der Entwicklung, die inzwischen stattfand – bei den interviewten Yogalehrerinnen und Yogalehrern und bei uns. Neue Ideen und Vorsätze entstehen und bringen Frische in unsere Praxis. Möglicherweise grenzen wir uns auch bewusst von dieser oder jener Übungsweise ab und bringen so mehr Klarheit in unseren eigenen Stil.

Yoga in seiner Vielfalt ist ein Spiegel, der unseren Status quo widerspiegelt, unsere Perspektiven veranschaulicht und uns das Gemeinsame erkennen lässt. Wieder neu schlägt unser Herz für die Tiefe und das weite Spektrum des Yoga. Diese und mehr Erfahrungen wünsche ich den Lesern bei der Lektüre dieses anregenden Buches.

Juni 2008 Dr. Rose Miram-Gatz

Vorwort

Nachdem ich über einige Jahre prominente Yogaübende, aber mehr noch Yogalehrerinnen und Yogalehrer für Yogazeitschriften interviewt hatte und diese Interviews oftmals gekürzt werden mussten, keimte die Idee, solche Interviews in einem Buch zusammenzufassen und so das Spektrum unterschiedlicher Yogastile und Yogatraditionen vorzustellen.

Nach einigem Suchen fand ich mit der neuen Programmleiterin des Theseus-Verlages, Susanne Klein, eine ebenso kompetente wie interessierte Befürworterin dieses Projekts. Die ursprüngliche Idee wurde dahingehend modifiziert, dass die Interviewpartner allesamt aus Deutschland kommen und qualifizierte Yogalehrende sein sollten, die jeweils einen bestimmten Stil oder eine Traditionslinie repräsentieren.

Alle für dieses Buch ausgewählten Interviews fanden zwischen Mitte November 2007 und April 2008 statt und wurden exklusiv für dieses Buch geführt. Bei den Fragestellungen ging ich nicht schematisch vor, sondern ließ mich jeweils auf die Eigenheiten meiner Gesprächspartner ein, scheute kritische Fragen nicht und begegnete allen gleichermaßen offen und respektvoll. So manches Vorurteil konnte durch die Gespräche abgebaut, so manches Missverständnis beseitigt werden, was zugleich auch ein wichtiges Anliegen dieses Buches ist. Es soll zur Verständigung und zur Aufklärung beitragen, Aufklärung hier im Sinne von »Klarheit schaffen«.

Was der Sanskritbegriff *avidyā*[1] bedeutet, war mir vor diesen Interviews bekannt: Nicht-Wissen, das auf falschen Annahmen bzw. Fehlinformationen beruht. Im zweiten Kapitel des Yoga-Sūtra, des klassischen Quellentextes von Patañjali, auf den sich die Vertreter sämtlicher Yogastile beziehen, wird *avidyā* als ein Hindernis auf dem Weg der Erkenntnis aufgeführt. Die persönlichen Begegnungen mit renommierten einheimischen Yogalehrenden füllten den Sanskritbegriff *avidyā* insofern mit Leben, als einige der Gespräche ganz deutlich dazu beitrugen, auf falschen Annahmen oder auch Vorurteilen basierendes Nicht-Wissen abzubauen, die Meinung zu ändern und Verständnis zu entwickeln. Ich hoffe und wünsche, dass diese zu Papier gebrachten Erfahrungen zu einem toleranten und verständnisvollen Miteinander beitragen, sowohl innerhalb der Yogaszene als auch außerhalb.

1 Die Sanskritbegriffe werden im Glossar am Ende des Buches näher erklärt.

Einführung

Ganz gleich, ob von Yogastilen oder Yogaschulen, von Traditionen oder Richtungen die Rede ist, stets liegt diesen ein spezifisches Konzept zugrunde. Solche Ideen, was Yoga ist und was Yoga nicht ist, gibt es viele: Das Spektrum reicht von der schwärmerischen Anbetung hinduistischer Götter und der Behauptung einer realitätsfernen »wirklichen Wirklichkeit«, die gleichgesetzt wird mit der Nichtexistenz der (materiellen, begreifbaren) Welt, bis zur schroffen Ablehnung durch atheistische Nihilisten oder christliche Fundamentalisten.

Zur letztgenannten Gruppe gehört beispielsweise der dänische Missionar und Religionswissenschaftler Prof. Aagard, der in seinem Aufsatz »Was Yoga wirklich ist« behauptet, mit »Alles ist Asche« drücke der Yoga seine Lebenshaltung aus, denn wenn man von Yoga spreche, müsse man von einer Lebensfurcht sprechen, weil »das Leben setzt die Hindus in Schrecken«[2].

Zwischen diesen extremen Polen existieren im Grunde alle denkbaren Ansätze und Praktiken: Yoga des Herzens, Yoga der liebenden Hingabe, Yoga des reinen Verstandes, Yoga der Arbeit ohne Gegenleistung (zu erwarten) und – natürlich – Yoga der schweißtreibenden Anstrengung. Die wörtliche Überset-

2 »Was Yoga wirklich ist«, als Broschüre vom »Arbeitskreis Religiöse Gemeinschaften« der Vereinigten Evangelisch-Lutherischen Kirche Deutschlands herausgegeben und im Internet auch unter www.religio.de nachzulesen.

zung von *hatha*, der mit Abstand populärsten Form des Yoga im Westen, lautet Zwang, Gewalt, Notwendigkeit und Anstrengung; oft wird dies durch den schön gefärbten esoterischen Mythos von der Sonne-Mond-Vereinigung ersetzt.

In seinen heutigen Ausführungen ist Hatha-Yoga zum Teil wieder das, was er ursprünglich war und was das Wort *hatha* wörtlich meint(e): ein anstrengendes, diszipliniertes Üben, bei dem verschiedene Körper- und Atemtechniken zur Anwendung kommen.

Wer im Westen Yoga praktiziert, bezieht sich in aller Regel auf eben diesen Hatha-Yoga, der von Körperhaltungen (*āsana*), Atemregulierungen (*prānāyāma*), Konzentrationsübungen (*pratyāhāra*), Klangwahrnehmung (*nāda-brahma*) und Meditation (*dhyāna*) geprägt ist.

Doch auch innerhalb des Hatha-Yoga entwickelten sich zahlreiche Varianten, die zumeist von einem charismatischen indischen Yogameister begründet wurden: Ashtānga-Yoga sowie die modifizierten Stile Power- und Jivamukti-Yoga von Pattabhi Jois, Integraler Yoga von Aurobindo, Iyengar-Yoga von B. K. S. Iyengar, Kundalini-Yoga von Yogi Bhajan, Vini-Yoga von Krishnamacharya und T. K. V. Desikachar sowie Sivananda-Yoga von Swami Sivananda und dessen Schüler Vishnu-devananda.

Diese Stile mit jeweils charakteristischen Merkmalen wurden von jenen, die im Westen Yoga lehren, an hiesige Bedürfnisse angepasst, modifiziert und zudem persönlich geprägt – unter Wahrung der Grundsätze des Yoga, wie sie sehr prägnant im zweiten Kapitel des Yoga-Sūtra von Patañjali formuliert wurden. Gerade in diesem Kontext hat(te) es Sinn, sich bei der Auswahl der Interviews auf Yogalehrerinnen und Yogalehrer zu beschränken, die hier im Westen leben und unterrichten. Mir war auch der persönliche Bezug wichtig, um auf der Basis von Vertrauen und Vertrautheit mit meinen Fragen anknüpfen zu können.

Übende Teilnehmer oder die Leserinnen und Leser können nur durch eigene Erfahrung und kritisches Überprüfen von Angeboten feststellen, was Yoga wirklich ist oder sein kann: Wer primär »Workout« oder »Bodyforming« sucht, wird dies unter dem Stichwort »Yoga« finden. Wer eine Ersatzfamilie und einen Religionsersatz sucht, wird auch dies unter dem Stichwort »Yoga« finden. Und wer eine (im Grunde) alles umfassende Lebensweise mit ethischen Richtlinien, Atem- und Körperübungen sowie Ruhe, Konzentration und Meditationspraxis sucht, wird dies ebenfalls unter dem Stichwort »Yoga« finden.

Welche Richtung und welche(r) Lehrende welche Erwartungen bedienen beziehungsweise erfüllen, lässt sich durch die Interviews gut herausfinden. Sie dienen der groben Orientierung und unter Umständen auch der Umorientierung.

Wichtig ist es (mir zumindest), sich über Wesen und Erscheinung des Yoga klar zu sein sowie Ansprüche und Wirklichkeit zu vergleichen, was mit dem Sanskritwort *viveka* ausgedrückt wird: Gemeint ist die (analytische) Fähigkeit, zwischen wahr und unwahr, zwischen beständig und flüchtig, zwischen aufgesetzt und authentisch, zwischen Nutzlosem und Nützlichem, zwischen Yoga und Yogakonzepten zu unterscheiden.

Wird dies als Richtlinie beachtet oder respektiert, so gilt für alle Yogalehrer(innen) und Yogaschüler(innen), Yoga-Meister(innen und -Anhänger(innen), was so vortrefflich in Lessings »Nathan der Weise« durch die Ringparabel ausgedrückt wurde: »Mein Rat ist aber der: ihr nehmt die Sache völlig, wie sie liegt. Hat von euch jeder seinen Ring von seinem Vater: So glaube jeder sicher seinen Ring den echten. (...) Es eifre jeder seiner unbestochenen von Vorurteilen freien Liebe nach! Es strebe von euch jeder um die Wette, die Kraft des Steins in seinem Ring' an Tag zu legen! Komme dieser Kraft mit Sanftmut, mit herzlicher Verträglichkeit, mit Wohltun, mit innigster Ergebenheit in Gott, zu Hülf!«

Eine Aussage, die sich im Kern und Wesen so auch auf den Umgang mit und die Vermittlung von Yoga anwenden lässt.

Schauen wir auf die jüngste Entwicklung des Yoga in Deutschland, zeichnen sich in den vergangenen fünf Jahrzehnten drei Phasen ab. In den 1960er und 1970er Jahren ging es um Selbstfindung und Selbstbehauptung. Seitens der Gesellschaft drehte es sich um Kenntnisnahme und Kritik, um Annäherungsversuche und Auseinandersetzung, um beginnende Medienpräsenz und wachsende Popularität. Die Yogaszene jener Zeit war allerdings noch überschaubar und die Schulen und Studios ebenfalls.

In den achtziger Jahren des 20. Jahrhunderts war der Prozess der Selbstbehauptung und Anerkennung weitgehend abgeschlossen, die Wahrnehmung und Darstellung bezog sich primär auf Stressabbau, Gesundheitsförderung, besseres Aussehen und allgemeines Wohlbefinden. Die Angebote wurden professioneller. Institutionen wie die beiden Yogaverbände BDY[3] und DYG[4] mühten sich um Qualitätsstandards bei den Ausbildungen und gaben entsprechende Richtlinien heraus. Die Gefahr einer Sektenbildung oder der Annahme okkulter Kräfte sahen nur noch vereinzelte »Sektenbeauftragte«[5].

Seit den 1990er Jahren und bis heute ist Yoga in der Gesellschaft und in den Medien etabliert. Der Akzent der Wahrnehmung verschiebt sich in Richtung Kultsport und Fitnesstrend, aber Yoga wird auch als Lifestyle gelebt und wahrgenommen, was spezifische Kleidung und Ernährung mit einschließt. Diese Entwicklung trägt zu einer vermehrten Kommerzialisierung bei – eine Reaktion auf die speziellen Nachfragen (zumeist gesundheitsorientiert und ganzheitlich spirituell). Zum Teil läuft es auf reine Geschäftemacherei hinaus, oft respektlos und völ-

3 Berufsverband Deutscher Yogalehrer e. V., 1967 gegründet

4 Deutsche Yoga-Gesellschaft e. V., 1970 gegründet

5 Zur Geschichte und Bedeutung siehe »Der «Sektenbeauftragte« – der neue Inquisitor« unter www.theologe.de

lig inkompetent. Der anhaltende Boom zieht viele Trendsetter und Spekulanten mit ganz unterschiedlichen Intentionen an, Yogastudios und Zertifizierungsbüros öffnen und schließen, so manch eine(r) möchte das schnelle Geld machen und – scheitert.

Doch ungeachtet dessen und von den meisten Medien vergleichsweise wenig beachtet, vermitteln viele erfahrene und qualifizierte Yogalehrerinnen und Yogalehrer ihr Verständnis von Yoga.

Auch außerhalb eines kostenintensiven Einzelunterrichts gibt es mittlerweile für nahezu jede individuelle Prägung und Vorliebe den passenden Yogastil und die exakt stimmigen Kursangebote, was Unterrichtsgestaltung, Ambiente, Rahmen und spirituellen Hintergrund angeht.

Wer nicht nur dem jeweils neuesten Trend und der jüngsten Studio-Neueröffnung hinterherlaufen, sondern wissen möchte, welche Stile und Schulen im besten Sinne etabliert[6] sind, und wer zugleich in Erfahrung bringen möchte, welche Yogalehrer(innen) für diese und jene Richtung stehen und weshalb sie sich gerade für diese Methode und Tradition entschieden haben, der bekommt in den nachfolgenden elf Interviews einen umfassenden Ein- und Überblick über den gegenwärtigen Entwicklungsstand des Yoga in Deutschland.

Der Überschaubarkeit wegen konnten nicht jede Schule, jeder Zweig, jede namhafte Yogalehrerin, jeder bekannte Yogalehrer und auch nicht jeder Aspekt der jeweiligen Tradition erfasst werden: Die vorliegende Auswahl ist sowohl subjektiv als auch selektiv. Gleichwohl und nichtsdestotrotz sind die für »Yoga in seiner Vielfalt« ausgewählten Interviews repräsentativ für das gegenwärtige Yogaverständnis in Deutschland und darüber hinaus ausgesprochen facettenreich!

6 Reflexiv: »sich niederlassen«; geht auf lat. *stabilere* »befestigen« und *stabilis* »fest stehend« zurück

Elf unterschiedliche Stile und dreizehn Yoga lehrende Persönlichkeiten aus ganz Deutschland geben Einblick und Auskunft über Gemeinsamkeiten und Differenzen. Wenigstens die Hälfte der Interviewten ist im gesamten deutschsprachigen Raum und auch in Teilen Europas bekannt und wird aufgrund der jeweiligen Kompetenz über die Landesgrenzen hinaus geschätzt. Elf Interviews zum Thema Yoga zu führen, das bedeutete, mich elfmal einzulassen auf unterschiedliche Yogawege, Lebensentwürfe, Ansichten und Einsichten, die den Yoga insgesamt oder Teile davon meinen. Jetzt liegt es an Ihnen, liebe Leserin, lieber Leser, sich darauf einzulassen

INTERVIEWS MIT YOGALEHRERINNEN UND YOGALEHRERN

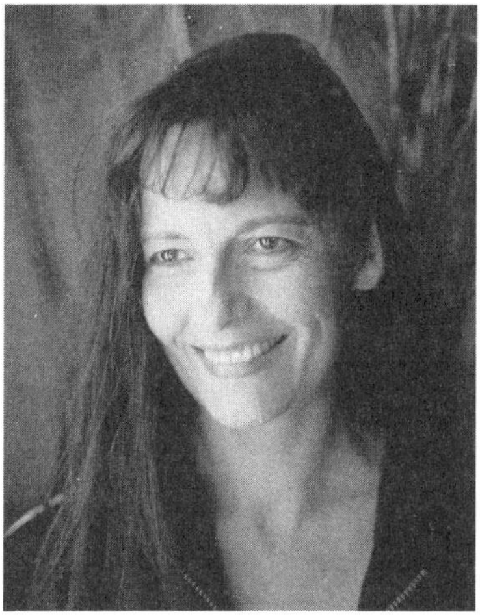

© Privat

BEATE GUTTANDIN,
Ashtānga-Yogawerkstatt, Köln

Folge der Anweisung. Praktiziere sie.

Beate Guttandin wurde 1957 in Mainz geboren; Studium der Religionswissenschaften, Kunstgeschichte und der Germanistik; Tanzausbildung; choreografische Arbeiten; verschiedene Yoga-Ausbildungen (Sivananda, Ashtanga-Yoga-Association (aya), Autorisierung von Pattabhi Jois und Sharath Rangasvami sowie durch den Berufsverband der Yogalehrenden in Deutschland e. V. (BDY), vier Jahre kontinuierliches Training in Mysore bei verschiedenen Trainern; Sanskritstudium bei Sanskritam Bharati und Professor Dr. A. N. Bhatt, Universität Mysore); Entwicklung des Ausbildungsbuches Philosophie. Beate Guttandin sieht ihre Aufgabe in der Pflege der Ashtānga-Vinyāsa-Yoga-Tradition, der Vermittlung von Lehrstoff in den Ausbildungen, der Entwicklung von Lehrkonzepten, die ausgebildete Yogalehrende weiterführen können, der Leitung des Ausbildungsteams sowie dessen Weiterbildung in Workshops und Retreats.

Wann und wo bist du zum ersten Mal mit Yoga in Berührung gekommen?

Beate: In meiner damaligen Münchner WG. Eine Mitbewohnerin meinte, sie habe einen Bruder, der sei jetzt Yogi in einem Münchner Yoga-Zentrum. Das Wort Yoga hatte da schon eine Faszination für mich, aber ich wusste gar nichts darüber. Dort habe ich dann mit Yoga angefangen.

Wie jung warst du zu dieser Zeit?

Beate: So um die 28. Ich wusste nichts über Āsanas oder die Philosophie des Yoga. Ich kam da an, und es gab fünf aufeinander aufbauende Kurse mit Āsanas und Erklärungen zu Prāṇāyāma und Philosophie. Die habe ich alle gemacht, und alle wussten immer mehr als ich.

Welcher Aspekt am Yoga hat dich interessiert, und was hat dazu geführt, dass du weitergemacht hast mit Yoga?

Beate: Das Gefühl, das ich schon immer bei dem Wort Yoga hatte, entsprach dem, was mir das System bot. Da ich nichts wusste, interessierte mich alles. Es war gleich klar, dass es etwas für immer ist. Es war das Sivananda Yoga Vedanta Zentrum in München. Die Āsanas haben mir gut gefallen. Und sie haben nicht darauf bestanden, dass man alles mitmacht.

Wie ging es dann weiter?

Beate: Anschließend habe ich gleich ein *Teacher's Training* in New York mitgemacht, und danach habe ich noch ein *Advanced Training* in Kanada besucht.

Gehörten die sat-kriyas, *also Reinigungsübungen wie Darm- und Magenreinigung, dazu?*

Beate: Die Reinigungstechniken gehörten schon zum ersten *Teacher's Training.* Ich machte zwar alles mit, aber das war hart für mich. Ich glaube, ich stand am längsten herum mit dem Wasser im Magen und habe dann irgendwann doch noch etwas herausgekriegt. Zuvor hatte ich die moderne Tanzausbildung abgeschlossen. Dann ging ich nach New York zu der Tänzerin und Choreographin Martha Graham, um weiter Tanz zu studieren, und wohnte währenddessen ein Jahr in einem Stadt-Ashram in Manhattan. Dann gab es den Hinweis auf Ashtānga-Yoga. Freunde sagten: »Hey, die machen Yoga mit Springen. Du bist doch sportlich, geh doch mal dahin.« Und so kam ich zu Ashtānga-Yoga und ging auch bald direkt zu Pattabhi Jois. Und dann war ich angefixt.

Du hast dich also entschieden, Ashtānga-Vinyāsa-Yoga zu machen und auf Tanz zu verzichten?

Beate: Nach der New Yorker Zeit tanzte ich in Deutschland eine Weile in einer Company und choreographierte später vier Produktionen. Ich sollte auch ein Stipendium für Choreografie in den USA bekommen, war aber schon zu sehr im Yoga drin. Viele Leute wollten ausgebildet werden – so konzentrierte ich mich darauf. Inzwischen hatte ich ja auch noch aufgrund meiner umfangreichen Vorerfahrungen eine Nachqualifizierung mit dem BDY-Zeugnis beendet und mein Studium der Kunstgeschichte, Germanistik und Vergleichenden Religionswissenschaften abgeschlossen.

Hattest oder hast du aufgrund deiner Ausbildung die Ambition, Yoga und modernen Tanz zu kombinieren?

Beate: Grundsätzlich kann ich mir so etwas schon vorstellen. Ashtānga-Yoga im Hintergrund, wie ein griechischer Chor mit Vinyāsa-Āsana. Aber richtige Lust darauf habe ich nicht

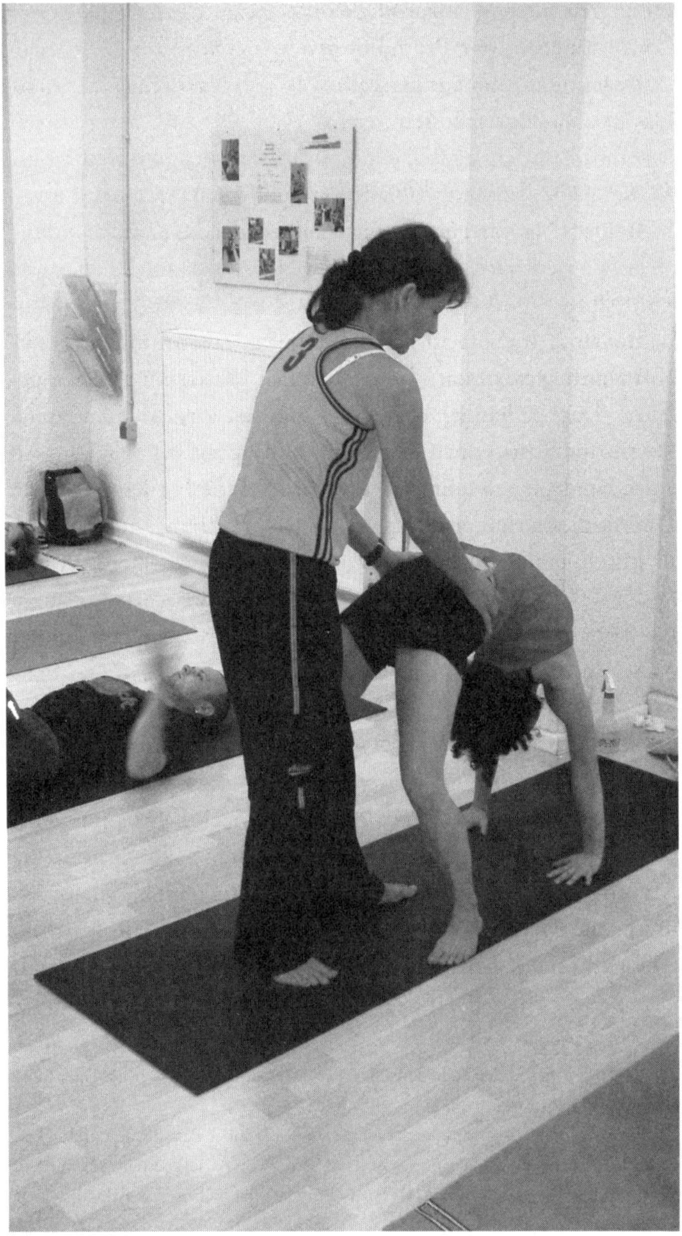

mehr. Für meine Tanzproduktionen hatte ich die Tänzer und Tänzerinnen in der Produktionszeit ja schon immer in Ashtānga trainiert, und auf der Bühne war davon einiges zu sehen. Das ist eher abgeschlossen.

Was zeichnet Ashtānga-Vinyāsa-Yoga[7] aus?

Beate: Na, die *vinyāsa*, die *bandhas* und die *drishtis*.

Für wen eignet sich Ashtānga-Vinyāsa-Yoga besonders?

Beate: Ashtānga ist für jeden geeignet und nützlich. Die Körperarbeit wird nach dem Ashtānga-Philosophiesystem gelehrt. Das bedeutet, dass *vinyāsa-krama* angewendet wird: Schritt für Schritt zur Gesundung und Erhaltung von Muskulatur, Bindegewebe, Energie und Kraft sowie Freiheit im Kopf. Die Methode richtet sich nach dem Individuum und bedeutet praktisch: einige Sonnengrüße, Standpositionen über sehr lange Zeit, dann jeweils ein Āsana und die *vinyāsas* langsam über die Jahre dazu. Es braucht viele Jahre für den Aufbau allein der ersten Serie. Niemals macht man sofort die erste Serie durch.

Von welchen Aspekten des Ashtānga-Vinyāsa-Yoga warst und bist du am stärksten beeindruckt?

Beate: Dass immer das Gleiche gemacht wird, finde ich sehr schön. Gleichzeitig ist es sehr sportlich, und ich fühle die Atmung sehr deutlich. Ich hatte anfangs das Gefühl, ich könnte mir die Meditation ein Stück weit sparen, weil die Körperarbeit schon das ganze Philosophiesystem in die Praxis umsetzt.

7 Ashtānga-Yoga ist der Yoga der acht (*ashta*) Glieder (*anga*), wie er im Yoga-Sūtra beschrieben wird.
Ashtānga-Vinyāsa-Yoga hingegen ist das von dem Inder Pattabhi Jois entwickelte Übungssystem, das aus insgesamt sechs Serien von Āsanas besteht. Mitunter ist auch dieser Yogastil gemeint, wenn (der Einfachheit halber) von Ashtānga-Yoga gesprochen wird.

Wenn du das vergleichst, was dich zu Beginn interessiert hat und was dich heute interessiert, was hat sich da verändert? Gibt es eine Verlagerung des Schwerpunktes?

Beate: Der Schwerpunkt ist derselbe. Ashtānga-Vinyāsa-Yoga ist regelmäßig, und dadurch wird es stresslos. Man übt jeden Tag. Man weiß, was man macht, mal besser, mal schlechter. Man lernt daran, man atmet gut und ist danach frisch und leer im Kopf.

Wie würdest du den Lehrstil von Pattabhi Jois beschreiben?

Beate: Pattabhi Jois[8] geht von den Yogasūtrani[9] aus. Er hat das System des Ashtānga-Yoga getreu von Krishnamacharya übernommen und es selbst ein wenig fein geschliffen. Er hat mit Krishnamacharya beschlossen, dass das System, das sie entdeckt haben, Ashtānga-Vinyāsa-Yoga heißen soll, weil sie fanden, dass die Körperarbeit in den Ashtānga-Yoga der Yogasūtrani eingebettet ist. In Mysore[10] gibt es noch drei weitere Lehrer, die Ashtānga unterrichten, und seine Tochter und sein Enkel lehren ebenfalls. Seine Enkelin leitet eine Schule im indischen Bangalore.

Geht Pattabhi Jois auf die Schüler ein, wie motiviert er sie?

Beate: Zu motivieren braucht er nicht.

Unterrichtet er frontal von einem Podest aus oder schreitet er die Reihen ab mit einem Headset und Assistentinnen, wie einige Amerikaner unterrichten?

Beate: (lacht) Die Inder sind familiär ausgerichtet. Sie würden nie so einen Ausländer als Assistenten ranlassen. Du musst dir das so vorstellen: Als Pattabhi Jois anfing, Leute aus dem

8 Weitere Informationen zu Persönlichkeiten des Yoga finden Sie im Personenverzeichnis am Ende des Buches.

9 Gemeint ist das Yoga-Sūtra.

10 Stadt im südindischen Bundesstaat Karnataka

Westen zu unterrichten, waren das so zwei, drei. Und die hat er adjustet[11], Hilfestellungen gegeben von Anfang bis zum Schluss. Im Grunde macht er das heute noch: Er geht hin und hilft den Leuten, in das Āsana zu kommen oder durch die Vinyāsas. Nur sind heute halt fünfzig Leute in einer Session. Nur in den sogenannten *Led-Classes* ist der Unterricht frontal, denn da wird eben der Rhythmus für alle angesagt. Aber er motiviert nicht. Entweder wollen die Leute, oder sie wollen nicht.

Man sollte also schon gewisse Vorkenntnisse mitbringen?

Beate: Seine Vorkenntnisse erwirbt man bei den vielen Lehrenden auf der ganzen Welt. In Mysore trainieren die Leute meist für die Autorisierung.

Arbeitest du denn noch mit Anfängern?

Beate: Die Arbeit mit Anfängern und Fortgeschrittenen unterscheidet sich nicht. Wir sehen Ashtānga-Yoga auch unter einem Gesundheitsaspekt und empfinden das Gesamtsystem als gesundheitsfördernd. Wir erklären, wie die Schäden, die durch das tägliche Leben an Körper und Psyche entstanden sind, durch die Übungspraxis gelindert werden können. Wir zeigen, wie man arbeiten könnte, um die besten Wirkungen daraus zu ziehen. Wir zeigen es durch Hilfestellungen und Erklärungen zur Ausrichtung der Gelenke. Je fortgeschrittener man ist, desto subtiler kann man durch diese Arbeit Spannungen an seinem Körper und seinem Geist auflösen.

Du arbeitest also auch therapeutisch?

Beate: Das Ashtānga-System richtet die Gelenke in ihrer natürlichen Funktion am individuellen Körper aus, klärt die stützende Körpermitte, macht die Atmung voll, hebt das Energielevel an, fördert die Konzentration und gibt Anleitung zum

11 Englisch für »ausgerichtet«, »korrigiert«

Umgang mit Stress. Insofern erhält es Gesundheit oder fördert sie bei entsprechenden Schäden.

Es richtet sich demnach an Menschen mit gesundheitlichen Problemen und Handicaps?

Beate: Manche Bewegungseinschränkungen werden beim Ashtānga-Yoga erst festgestellt. Der Sinn ist also durchaus, dahin zu gelangen, dass man keine Bewegungseinschränkungen mehr hat. Dafür muss man nicht die dritte Serie können.

Würdest du Pattabhi Jois als strengen Lehrer bezeichnen?

Beate: Pattabhi Jois ist ein sehr netter und freundlicher Lehrer. Er begleitet dich und gibt sich Mühe, allen zu helfen.

Manju, der älteste Sohn von Pattabhi Jois, lebt und unterrichtet in New York. Was ist der Grund, dass so viele indische Yogalehrer in den Westen gehen oder entsandt werden?

Beate: Die meisten Inder wollen noch kein Ashtānga-Yoga machen. Das kommt dort erst noch. Im Westen gibt es viel Geld für die indischen Lehrer. Manju ist aber aus anderen Gründen in den USA geblieben.

Pattabhi Jois erklärt, dass Āsana-Praxis ohne yama *und* niyama *nicht sinnvoll ist. Teilst du diese Ansicht?*

Beate: Dies ist ja keine Ansicht, sondern ein Fakt aus den Yogasūtrani. Ansichten im Sinn einer individuellen Meinung kann es im Yogasystem kaum geben. Man bezieht sich da besser auf die Texte, sonst verbreitet man ja lediglich seine momentane individuelle Moral und verletzt andere Menschen, die gerade diese Meinung nicht teilen. Das Ashtānga-System zielt jedoch auf Allgemeingültigkeit.

Ihr legt also schon Wert auf gewisse ethische Aspekte?

Beate: Ich würde es ungern Ethik nennen. Die Arbeit in der Ashtānga-Yogawerkstatt bezieht sich ausschließlich auf die traditionellen Texte. »Ethik« ist ein griechischer Begriff, der abendländisch/christlich im Westen verwendet wird. *Yama* und *niyama* haben mit diesem Begriff nicht viel gemein. Es sind keine Ethik-Regeln. Sie dienen nicht der Regulierung der Gesellschaft, sondern ausschließlich der individuellen spirituellen Entwicklung. Sie sind Anweisungen zum Wahrnehmen der individuellen Moral von der Seherseite her, um sie zu belächeln und dem spirituellen Fortschreiten anzugleichen. Sie dienen der Verkürzung, Begradigung und Beschleunigung des Ashtānga-Weges. Zu Beginn des Yogaweges gibt es so viele Auslegungen, wie es moralisierende Individuen gibt. Jede neue Lage der spirituellen Entwicklung ergibt automatisch eine differierende Auffassung von *yama* und *niyama*. Deshalb ist es nicht gestattet, anderen seine momentane Auslegung zu oktroyieren: Man würde verlangen, dass der Stand der eigenen Entwicklung dem andern aufgezwungen wird. Wir müssen sehr auf uns achtgeben, dass wir uns nicht in individuell Ausgelegtem verlieren, statt dem Yogaweg mit schnellen Schritten in die Allgemeingültigkeit zu folgen. Am Schluss des Wegs stehen *yama* und *niyama* außerhalb jeder individuellen Moral, weil sie sich in die Allgemeingültigkeit der Erkenntnis einordnen.

Ihr bezieht euch im Ashtānga-Yoga primär auf das Yoga-Sūtra. Gibt es darüber hinaus Schriften des Yoga, die für euch relevant sind?

Beate: In der Ausbildung behandeln wir natürlich eine Menge Texte. Voraus geht die Ashtānga-Praxis und Prānāyāma-Übung, dann erst lesen wir die *Hatha-Yoga-Pradīpikā*, und dann sagen alle: »Ach so!« Denn in der Praxis haben sie mit den *bandhas* und der speziellen Atmung schon experimentiert und kennen die Effekte. Wir lesen in der Ausbildung auch die *Bhagavad Gītā*, die *Upanishaden* und etwas *Rigveda*.

Weshalb den Rigveda?

Beate: Zu den sechs Erkenntnissystemen, die sich auf den *Veda* beziehen, gehört das Yogasystem. Deshalb sollte man schon wissen, was im Bezugstext steht.

Ich verstehe Yoga gerade als Überwindung von Opferkulten, Beschwörungsritualen und Anrufungen von Naturgöttern. Und im Grunde ist der Vedānta schon eine Zäsur der vedischen Ritualpraxis, die häufig verbunden war mit der Einnahme von Rauschgetränken.

Beate: Der *Vedānta* gehört auch zu diesen sechs *darshanas*, die sich auf den *Veda* beziehen. Eigentlich steht da wenig Rituelles drin – das ist lediglich die verschleiernde Oberfläche –, sondern fast nur Psyche und Erkenntnis auf zwei weiteren Ebenen. Nichts im *Rigveda* ist wörtlich, alles ist symbolisch zu verstehen. Um die Anbetung von Naturgottheiten geht es darin nur peripher. Das hat man einmal Ende des 19. Jahrhunderts behauptet, als man diesem Grundlagentext aus westlicher Sicht noch wenig Verständnis entgegenbrachte, und einiges davon hielt sich bis in die 1960er Jahre.

Heißt das, ihr entnehmt den Quellenschriften jene Passagen, die für Ashtānga-Yoga passend oder relevant sind?

Beate: Am besten zieht man nichts raus. Man kann die Technik erläutern, wie man die Schleier von verschlüsselten Texten hebt, damit man ein bisschen selber erkennen kann, was da ist. Die eigene Meinung hält man am besten raus.

Gehört Mantra-Praxis in der Ashtānga-Yogawerkstatt Köln im Kursangebot dazu?

Beate: Nicht im Sinn von *kīrtan*. Wir rezitieren Mantras aus dem *Veda* oder singen andere Mantras aus den Originalschriften. Wir möchten nicht erbauen, sondern Leuten helfen, selbst zu erkennen. Insofern begreifen wir uns eher als Hörbuch. Kurse geben wir nicht – es wird fortlaufend gelehrt.

Welche Zielaspekte des Yoga sind dir wichtig?

Beate: Ich finde Ashtānga-Yoga in allen Aspekten erfreulich und erheiternd und lebe nach seinen Anweisungen. Ich interessiere mich nicht so für Zielaspekte. Auch *samādhi* kann man nicht erreichen. Das ergibt sich von alleine durch Übung und Gleichmut. Man weiß ja gar nicht, was genau man erreichen könnte.

Wenn du sagst, etwas wie samādhi *kann man nicht erreichen: Wie deutest oder interpretierst du den Begriff* samādhi*?*

Beate: Ich lese die Sūtrani und warte ab, bis ich sie automatisch verstehe. Ich möchte ungern etwas Zusätzliches zum Text der Sūtrani erfinden, was möglicherweise nur auf meiner aktuellen, individuellen Meinung beruht. Deshalb habe ich vor vielen Jahren einmal mit dem Sanskrit angefangen. Ich hatte das Bedürfnis, wörtlich zu verstehen, was die Sūtrani aussagen. Ich habe es dann auch wörtlich aufgeschrieben. Teile davon stehen im Internet, und die vollständige wörtliche Übersetzung benutzen wir in den Ausbildungen. Es steht alles drin. Danach richte ich mich. Man kann im Yoga nichts erreichen. Man kann der Anweisung zur Technik folgen. Was kommt, kommt. Man selbst kann nur üben und wahrnehmen. Nicht einmal *samādhi* ist so erstaunlich, wenn die Schritte, wie vorgesehen, der Allmählichkeit folgen. Zwölf bis fünfzehn Jahre dauert der Weg bis dahin, die meiste Zeit ist man mit der Verdauung dessen beschäftigt, was kam. Man kann sich die nächste Stufe der allmählichen Entwicklung nur vorstellen, wenn man sie Schritt für Schritt selbst erfahren hat.

Im Kontext des Ashtānga-Vinyāsa-Yoga ist immer wieder auch von einem Āsana-System die Rede, das entdeckt wurde. Was hat es damit auf sich?

Beate: Es wird ja erzählt, dass Krishnamacharya das Ashtānga-Yogasystem, das die Körperarbeit betrifft, auf einer Palmblattschrift in der Bibliothek von Kalkutta entdeckt hat. Er wusste damals schon alles über Yoga und war ganz und gar verblüfft, weil er das nicht kannte. In den bekannten Schriften werden sonst lediglich Āsanas ohne die Einbettung in ein Vinyāsa-System erwähnt, auch nicht unbedingt in einer festen Reihenfolge. Und da war nun ein ganzes festgelegtes und ausgeführtes System.

Könnte es auch ein Mythos sein? Etwas, das nicht überprüfbar beziehungsweise nicht belegbar ist?

Beate: Als Mythos würde ich es nicht bezeichnen. Mythos ist ein sehr westlicher Begriff und bedeutet: Etwas daran stimmt nicht.

Was ja, so formuliert, auch zutrifft …

Beate: Nun ja, ein Beweis ist in Indien ja das, was man selbst erfährt, was durch eine verlässliche Quelle bezeugt wird. Oder was man logisch schlussfolgern kann. Die Palmblattschrift kannte nur Krishnamacharya – insofern muss sich nun jeder selbst durch die Praxis beweisen, was Krishnamacharya als verlässliche Quelle bezeugte.

Wenn Bikram Choudhury beispielsweise sagt, der Hatha-Yoga sei 10 000 Jahre alt, bedeutet das für mich: Etwas daran stimmt nicht. Denn da ist eine Null zu viel.

Beate: Warum muss man das als falsch bewerten? Also, da bin ich ganz vorsichtig geworden. Gerade in neuster Zeit kommt man wieder darauf, dass die indischen Einschätzungen womöglich stimmen.

In deinem Artikel über die Ashtānga-Yoga-Tradition, der 2001 in der August/September-Ausgabe der Zeitschrift Yoga aktuell *veröffentlich wurde, zitierst du Pattabhi Jois mit dem Satz: »Wenn Erkenntnis weit entfernt ist, erscheint uns die Welt real, wenn Erkenntnis uns nah ist, wird sie als Traum erkannt.« Krishnamacharya sagt genau das Gegenteil. Wie siehst du das?*

Beate: Mir ist nicht bewusst, dass Krishnamacharya das Gegenteil sagt. Vielleicht führt er weiter fort, dass, wenn Erkenntnis dann da ist, die Welt wieder real ist. Jeder Satz ist doch immer nur die Darstellung einer individuellen Aussage im gerade existierenden Moment für bestimmte Leute. Am nächsten Tag drückt man es für andere Leute wieder ganz anders aus. Da muss kein Widerspruch sein. Und diejenigen, die einen Satz hören, dürfen den Inhalt auch wieder ihrem momentanen Verständnis entsprechend neu ausdrücken. Das ist alles mehr eine Frage der Situation und des Verständnisses der Hörenden. Und die müssen es sich durch regelmäßige Übung selbst beweisen.

Siehst du denn die Welt um dich herum als Täuschung und Illusion, also als māyā?

Beate: Ich schaue mehr auf die Yogasūtrani. Alles steht in den Texten drin. *Atha yoga anushāsanam:*[12] »Folge der Anweisung.« Praktiziere sie. Dann kommt das heraus, was im Text steht.

12 Yoga-Sūtra 1.1

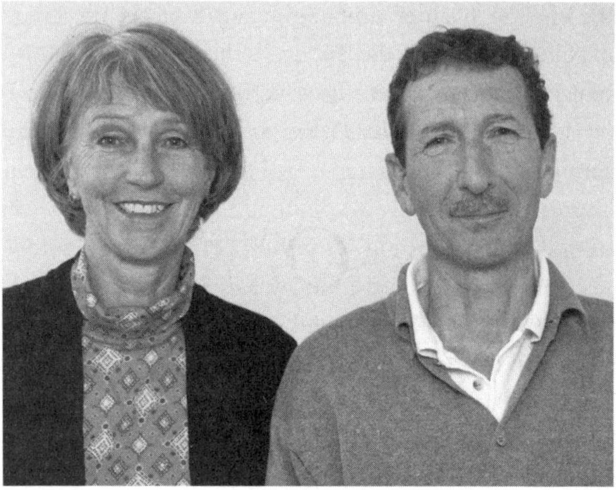

© Privat

DR. IMOGEN DALMANN & MARTIN SODER,
Berliner Yoga Zentrum (BYZ)

Die Funktion ist wichtiger als die Form.

Dr. med. Imogen Dalmann wurde 1951 in Brandenburg geboren, studierte Medizin in Heidelberg und Berlin und promovierte 1979. Sie lebt als Ärztin und Yogalehrerin zusammen mit ihrem Lebensgefährten Martin Soder in der Nähe von Brandenburg.

Martin Soder, 1949 in Stuttgart geboren, studierte Geschichte und Medizin in Berlin.

Beide sind im Yoga bei T. K. V. Desikachar ausgebildet und leiten das Berliner Yoga Zentrum (BYZ). Dort bieten sie unter anderem auch eine Yogalehrer-Ausbildung an, die vom Berufsverband der Yogalehrenden in Deutschland e. V. (BDY) und der Europäischen Yoga Union (EYU) anerkannt ist. Sie sind als Referenten in zahlreichen Aus- und Weiterbildungen tätig und widmen sich einer umfangreichen Supervisionstätigkeit. Beide geben seit 1993 die Fachzeitschrift *Viveka* heraus, die zweimal jährlich erscheint. 2004 veröffentlichten sie die Broschüre *Warum Yoga? – Über Praxis, Konzepte und Hintergründe.*

Oft beginnen Menschen mit Yoga, wenn gesundheitliche Probleme auftreten und wenn es ein gewisses Maß an Leidensdruck gibt. Was war für euch der Grund, mit Yoga zu beginnen?

Martin: Bei uns stand das eher im Zusammenhang mit dem Aufbruch zur Körperlichkeit, damals in den späten siebziger Jahren. Vor allem die Frauen in unserer Wohngemeinschaft dachten, man müsse auch etwas für den Körper tun. Und eher zufällig, würde ich im Nachhinein sagen, ergab es sich, dass sich eine Mitbewohnerin für Yoga begeisterte. Es zeigte sich, dass sich meine chronischen Rückenschmerzen durch das Üben besserten. Aber dies war nicht das zentrale Motiv. Es ging eher darum, zu sich zu kommen, für sich etwas zu finden. Das gemeinsame Erkunden erfolgte nur nach Büchern. Kareen Zebroffs »Yoga für Jeden«[13] war damals das Buch, das uns in die Finger fiel. Außerdem hat eine Freundin in England ein bisschen Iyengar-Yoga[14] praktiziert und uns diese Übungsweise mitgebracht, und dann haben wir das alle geübt.

Imogen: Prägend war die Wohngemeinschaft, das Üben in der Gruppe, die gemeinsamen Erfahrungen.

Ihr hattet zu Beginn also gar keinen Lehrer?

Martin: Nein, niemanden. Und nach etwa zwei Jahren sind wir gemeinsam nach Frankreich zum Workshop einer be-

13 1987, München

14 Näheres zu Iyengar-Yoga finden Sie im Interview mit Ralf Schütt (S. 117 ff.).

kannten Hahoutoff-Schülerin gefahren. Das hat uns einen richtigen Schub gegeben, weil es einfach toll war, all die Leute, die Yoga praktiziert haben, in dem Kloster in Südfrankreich zu sehen.

Yoga nach Nil Hahoutoff, das heißt, der Yoga war körperlich fordernd …

Martin: Körperlich sehr fordernd! Und das, was wir normalerweise praktiziert haben, war an Iyengar orientiert.

Imogen: Unser Frankreichkontakt hat sich dann auf andere dortige Lehrer ausgeweitet. Wir waren bei Roger de Clerc und bei Claude Peltier. Claude Peltier hatte wiederum Kontakte zu Desikachar und führte entsprechende Elemente und das Zentrale des Atems ein. Das haben wir dort kennengelernt. Dieses Atmungs- und Bewegungskonzept hat uns überhaupt sehr fasziniert und dazu gebracht, uns intensiver damit zu befassen. So sind wir 1985 nach Indien gefahren und haben uns drei Orte ausgesucht. Wir wollten Iyengar kennenlernen, wir wollten Desikachars Schule kennenlernen, und wir wollten die *Bihar-School-of-Yoga* kennenlernen. Wir waren zuerst ungefähr einen Monat bei Desikachar in Chennai und sind von dort aus zur *Bihar-School* weitergepilgert. Der Besuch bei Iyengar fiel flach, weil wir aus persönlichen Gründen unsere Reise abbrechen mussten. Als wir wieder hier waren, haben wir gemerkt, dass man mit dem bisschen, was wir in Chennai gelernt hatten, unglaublich tolle, wunderbare Erfahrungen machen konnte. Da haben wir uns entschlossen, das weiter zu vertiefen – wir haben ja damals schon unterrichtet. Von da an sind wir jedes Jahr dorthin gefahren.

Ihr seid zu jener Zeit auch als Mediziner tätig gewesen?

Imogen: Ja, aber wir waren schon dabei auszusteigen.

Martin: Ich war gerade mit meiner Ausbildung als Arzt fertig geworden. Imogen hatte schon lange als Ärztin gearbeitet.

Aber am Anfang haben wir das Berufliche und den Yoga noch völlig getrennt. In den ersten Jahren vertraten wir die Auffassung, dass wir Yoga nur für uns praktizierten. Auch als wir dann anfingen, zu Hause im kleinen Kreis davon zu berichten, haben wir darauf geachtet, dass das eine nichts mit dem anderen zu tun bekam.

Als wir aber dann mit der Einzelarbeit begannen, haben wir bemerkt, dass es im Hinblick auf das uns entgegengebrachte Vertrauen von Vorteil war, dass wir Mediziner waren. Aber wir haben nie verstanden: Waren wir Mediziner – oder Mediziner, die Yoga unterrichteten? Nach acht Jahren, in denen wir Traditionelle Chinesische Medizin und den Yoga parallel haben laufen lassen, gab es einen Punkt, an dem wir gemerkt haben, dass wir uns für eines entscheiden mussten, wenn wir wirklich gut bleiben wollten. Wir haben uns dann schweren Herzens gegen die Chinesische Medizin entschieden, die uns viel Spaß gemacht hat, und für Yoga sowie gegen das Praktizieren von Medizin im Sinne von »Ich behandle«. Wir begannen, Yoga so einzusetzen, wie wir es noch heute tun: dass wir eben nicht behandeln, sondern jemandem helfen, sich selbst in Bewegung zu bringen.

Imogen: Meiner Meinung nach spielte dabei auch eine große Rolle, dass wir gleich im ersten Jahr, als wir Desikachars Tradition kennengelernt haben, mit dem Yoga-Sūtra in Kontakt gekommen sind. Das hat uns von Anfang an sehr fasziniert. Es lag sicherlich an der Art und Weise, wie es dort präsentiert wurde, nämlich als eine selbstverständliche Basis, von der aus man Menschen einfach betrachten kann. Und dieser Blick auf den Menschen, der hat uns sehr geholfen, den erlernten Blick aus der medizinischen Ecke zu ersetzen. Also nicht als Mediziner an die Dinge heranzugehen und Yogamittel zu benutzen, sondern ihnen grundsätzlich mit einem anderen Verständnis zu begegnen. Das ist mit den Jahren gereift und hat sich dahingehend vertieft, dass wir alles, was wir an Arbeit mit Yoga gemacht haben, genau betrachten und prozessorientiert arbeiten, nicht ergebnisorientiert. Wobei das Ergebnis wiederum nicht egal ist, denn es soll größere Klarheit und größere Selbstkompetenz dabei herauskommen.

Das Yoga-Sūtra hat also unseren medizinischen Hintergrund völlig ersetzt. Natürlich weiß ich immer noch, was eine Röntgenaufnahme zeigt; wir können Laborwerte lesen, wir verschließen auch nicht die Augen vor bestimmten medizinischen Zusammenhängen, aber eigentlich ist es immer der Yogahintergrund, vor dem, oder die Yogabasis, von der aus wir unsere Arbeit tun. Es ist also nicht so, dass wir in der Therapie mit Yoga physiotherapeutische Übungen einfach durch Āsanas ersetzen; sondern es geht beim Einsatz von Yoga für kranke Menschen eben um den Menschen, nicht um die Krankheit.

Wie war eure erste Begegnung mit Desikachar?

Martin: Damals war der Mandiram, sein Institut, noch ein sehr familiäres Gebilde. Es war damals so, dass Desikachar das erste Gespräch mit uns führte, da wir Ausländer waren. Er hat sich angehört, was wir wollten, und uns dann Lehrer zugeteilt, die uns unterrichtet haben. Das war ganz unspektakulär. Wir haben im ersten Jahr in den wöchentlichen Lehren zum Yoga-Sūtra mit ihm Kontakt gehabt. Es war damals schon so und ist bis heute so geblieben, dass er einmal in der Woche das Yoga-Sūtra erklärt hat. Da haben wir ihn kennengelernt. Für uns war es damals auch unser erster Aufenthalt in Indien. Wir mussten uns auch mit der Sprache, dem Dreck, dem Chaos und mit Moskitos auseinandersetzen. Da war drum herum viel zu tun, bis wir uns eingewöhnt hatten. Wir haben damals, weil wir sehr auf unsere finanziellen Ressourcen achten mussten, in einer Absteige gewohnt und uns bemüht, einigermaßen zurechtzukommen.

Wann war das?

Imogen: 1985 waren wir das erste Mal da und seitdem jedes Jahr, bis auf ein Mal. Es war immer um die gleiche Jahreszeit, jeweils etwa vier bis fünf Wochen. Wir hatten einfach das große Glück, dass wir alles, was wir wissen wollten, fragen konnten. Wir haben jahrelang das Yoga-Sūtra studiert. Und immer wieder nachgefragt.

Ihr hattet im Mandiram auch Einzelunterricht?

Martin: Ja. Damals wurde das noch viel strenger gehandhabt. Heute gibt es auch Gruppenunterricht. Damals war das noch ganz traditionell Einzelunterricht. Als wir nach dem ersten Aufenthalt wieder zu Hause waren und das in Indien Erlernte ausprobierten, haben wir gemerkt: Das trägt. So hat es sich im zweiten Jahr, als wir wieder hinfuhren, ganz natürlich ergeben, dass Desikachar uns übernommen hat, und seither haben wir nur noch ihn als Lehrer. Mal war das Yoga-Sūtra der Mittelpunkt, mal waren die Āsanas der Schwerpunkt. Desikachar hat nur gefragt: »Was braucht ihr?« Das war das Angebot, und für uns war es genial.

Wie war die Art der Vermittlung? War er der Meister, der euch belehrt hat? Oder konntet ihr auch mit ihm diskutieren?

Imogen: Er hat uns etwas erklärt, und anschließend haben wir Fragen gestellt. Aber wir haben oft unsere Erfahrungen eingebracht und gesagt: Wir sehen das so oder so. Man sitzt am Tisch und redet miteinander. Wir hatten gemeinsame Projekte, haben Artikel geschrieben und ihn auch gefragt, ob wir ihn einmal zu bestimmten Themen interviewen dürften. Er gab uns das Interview, in dem wir nachhaken konnten.

Martin: Es ist einfach eine andere Kultur, auch was den Umgang miteinander angeht. Zum Beispiel herrscht dort eine ganz andere Art von Respekt und Haltung vor als hierzulande. Aber unser Verhältnis war nie geprägt von einem »Meister«-

Verständnis. Es war eher so: Ich trete in eine Struktur ein, die kulturell von bestimmten Verhältnissen geprägt ist, in denen ich mich zurechtfinden muss. Ich muss bestimmte Dinge einfach beachten, um mich in diesem Rahmen zurechtzufinden. Das bedeutete auch, dass man anders diskutierte, nicht so, wie wir es gewohnt waren – also nicht gleich noch mal nachfragen und noch mal nachfragen. Und man kann zum Beispiel auch nicht einfach sitzen bleiben, wenn Desikachar kommt, sondern alle stehen auf und bleiben stehen, bis Desikachar sitzt. Da waren wir anfangs sicher für Inder nicht respektvoll genug. Als wir das gemerkt haben, haben wir versucht, die Zeichen zu geben, die dort notwendig sind, nicht die, die wir hier so gewohnt sind. Das war etwas, das immer wieder Achtsamkeit verlangt hat, aber es war erstaunlich unkompliziert.

Mitunter begegnen einem Schüler Desikachars oder anderer großer Yogameister, die sich wie gehorsame Lehrlinge verhalten und jedem Satz zustimmen, jeder Ausführung beipflichten. Heißt das, auch in diesem Punkt müssen Prioritäten gesetzt und akzeptiert werden?

Martin: Dadurch, dass wir schon so lange im Mandiram in Chennai sind und auch viel mit anderen Kontakt haben, die dorthin reisen, sehen wir, dass das Schüler-Sein sehr unterschiedlich erlebt wird. Die Erwartungen der Menschen, die dorthin fahren, unterscheiden sich einfach. Wer ist das, der da Yoga unterrichtet? Wie ist Desikachar? Insbesondere in Indien kumulieren Träume und Wünsche, vieles wird auf einen bestimmten Punkt projiziert. Da darf man sich keinen Illusionen hingeben: Als Yogalehrer, egal ob ich eine Gruppe unterrichte oder individuellen Unterricht erteile, entwickle ich durchaus auch Projektionen. In unserer Kultur werden solche Projektionen in einem bestimmten Rahmen gehalten. Da ist es einfach nicht schicklich zu denken: Der Leiter der Gruppe ist der, der alles weiß. Es gibt einen Rahmen, und zu diesem Rahmen gehört, dass man offen ist, dass man durchsichtig bleibt. In Indien ist dieser Rahmen verschoben, und wenn jemand mit bestimmten Vorstellungen dorthin reist, dann wird er auch dementsprechend bedient – ohne dass einer bedienen möchte. Das funktioniert in der Struktur. Es gibt Situationen wie die, dass ein IT-Manager sich vor Desikachar auf den Boden wirft, weil er ihn gemäß der indischen Tradition als Lehrer versteht, und ich stehe daneben und kann das akzeptieren, weil ich inzwischen weiß, in welchem Rahmen das läuft. Aber das heißt für mich nicht, dass ich mich auch auf den Boden legen würde. Es gibt aber Westler, die genau das dort suchen und es auch erhalten.

Ich kenne keine Aufnahme von euch, auf denen ihr in einem Āsana zu sehen seid, und soviel ich weiß, demonstriert ihr auch im Unterricht keine Haltungen. Lässt sich daraus ableiten, dass ihr für euch selbst auf Āsanas keinen Wert legt, oder praktiziert ihr das im Verborgenen?

Imogen: (lacht) Ja, wir praktizieren treu und brav unsere Āsanas, weil wir es brauchen und es uns sinnvoll erscheint. Was wir aber nie getan haben, und auch das haben wir gelernt: Man kann nicht auf zwei Hochzeiten gleichzeitig tanzen. Man kann nicht eigene Erfahrungen machen, eine eigene Auseinandersetzung mit dem Körper, dem Atem, dem eigenen Geist führen, wenn man gleichzeitig jemanden darin unterweist. Das ist etwas, das wir beherzigen. Wenn wir zu Hause sind, haben wir keine Zuschauer bei unserer Praxis. Wenn wir unterrichten, sind wir bei denjenigen, die wir unterrichten. Das heißt, sie haben unsere volle Aufmerksamkeit. So unterrichten wir auch unsere Lehrer, die wir ausbilden. Sie lernen, sehr genau anzusagen, was geübt werden soll. Sie können ruhig auf Demonstration verzichten, lernen aber, wie sie die Schüler begleiten, beobachten, damit sie korrigieren können. Damit sie wirklich jedem Einzelnen gerecht werden. Das ist der Grund, warum wir Āsanas nicht demonstrieren. Nur wenn wir einzeln unterrichten, demonstrieren wir manchmal, und zwar so, wie wir denken, dass die Person es versuchen sollte, also nicht so, wie wir denken, dass die Übung aussehen sollte. Wenn wir unterrichten, dann haben wir den Anspruch, dass unsere ungeteilte Aufmerksamkeit bei denen ist, die wir unterrichten.

Es gibt noch einen weiteren Grund, warum wir nicht demonstrieren. Wenn man lange Āsanas übt, sieht das gut aus, man beherrscht sie. Ein Anfänger möchte dann unter Umständen auch so gut sein, versucht es auf irgendeine Weise nachzuahmen. Dabei geht ihm aber das Wichtigste verloren, nämlich, wie es sich für ihn anfühlen muss. Das ist ein wichtiger Grund, warum wir die Āsanas nicht vormachen. Dahinter steht natürlich schon die Tatsache, dass wir einem Konzept folgen, das heißt: Die Funktion ist wichtiger als die Form. Es geht darum, dass das Āsana eine Qualität hat und eine Funktion erfüllt, nicht um seine Form. Und so setzen wir das um.

Martin: Ich denke auch, dass man ein Auge darauf werfen sollte, welche narzisstischen Neigungen das auf beiden Seiten anspricht, sowohl bei denen, die es zeigen, als auch bei denen, die sich auf so einen sehr körperformorientierten Weg begeben.

Manche fortgeschrittene Yogapraktizierende sagen irgendwann: Nach jahrelangem Praktizieren von Körperübungen reicht es mir inzwischen, zu meditieren oder Prānāyāma zu üben. Ist es denn sinnvoll, die körperorientierte Āsana-Praxis auch im Alter und auch als Fortgeschrittener fortzusetzen?

Imogen: Āsana-Praxis ist etwas, das immer Sinn hat. Das ist auch unsere Erfahrung mit vielen Menschen, die mit Yoga ins fortgeschrittene Alter gekommen sind. Wenn ich mit dem Körper auf eine bestimmte Weise umgehe, ist das eine Möglichkeit, meinen Geist in guter Stimmung zu halten. Auch aus ganz praktischen Gründen ist es sinnvoll, Āsanas zu praktizieren. Eine halbe Stunde lang zu meditieren funktioniert einfach besser, wenn ich den Körper vorbereitet habe und es ihm ermögliche, aufrecht zu sitzen. Das Gleiche gilt für Prānāyāma.

In eurem Buch Warum Yoga *beschreibt ihr das »kompetente Anpassen der Übungen und Konzepte des Yoga an den individuellen Menschen« als Vini-Yoga. Desikachar distanziert sich inzwischen von der Anwendung des Begriffs Vini-Yoga im Sinne eines Stils oder Labels. Er sagte 2003 in einem Interview: »Wir müssen dieses Wort nicht ständig im Mund führen.« Wie geht ihr damit um? Verwendet ihr den Begriff weiterhin?*

Martin: Vom Begriff hat sich Desikachar nicht distanziert. Von der Definition sicher auch nicht. Wovon er sich distanziert hat, ist dieses Etikettieren einer Richtung. Das Etikettieren führt fast immer zu einer Begrenzung – einer Begrenzung in der Art des Herangehens. Wir haben den Anspruch, die ganze Breite des Yoga zu präsentieren, Yoga aber an die Bedürfnisse der Einzelnen anzupassen. Was es also definitiv nicht gibt – diesen Eindruck haben wir (manchmal zu spät) korrigiert –, ist ein Vini-Yoga-Stil. Den hat es nie gegeben. Jemand, der körperlich sehr fit war und wirklich die Formen erfahren wollte, hat diese auch von uns erhalten. Aber wir haben auch gemerkt, dass für viele Menschen sanfteres Üben viel effektiver ist. Wir unterrichten in der Regel eher sanft, wodurch fälschlicherweise der Eindruck entstehen mag, Vini-Yoga hieße, sanft zu unterrichten. Das trifft aber nicht zu. Für Leute, die sehr fordernde Übungen brauchen, bieten wir eben Übungen an, wie man sie vom Ashtānga-Vinyāsa-Stil kennt. Kräftig unterrichten wir also selbstverständlich auch.

Am Anfang fand ich den Verzicht auf den Begriff Vini-Yoga etwas zu streng. Dann haben wir es für uns als eine Aufforderung genommen, uns inhaltlich, also mit Worten, zu definieren. Man kann das, was wir tun, sicherlich nach diesem Prinzip benennen, aber in dem Moment, als das Ganze zur Diskussion wurde, hat es mir auch geholfen, mich mehr auf die Inhalte zu beziehen.

Imogen: Ich möchte noch etwas ergänzen. Desikachar hat ja den Begriff Vini-Yoga über viele Jahre hinweg benutzt und ist auch damit an die Öffentlichkeit gegangen. Für ihn hat es immer das geheißen, was du gerade zitiert hast. Es war ein Kürzel. Im Westen ist etwas anderes daraus geworden. Es hat sich zu einem Etikett entwickelt, das jeder sich aufgeklebt hat, der gesagt hat, ich habe mal in der Richtung von Desikachar oder seinen Schülern Yoga gemacht. Dies wurde dann sozusagen das Etikett. Man behauptete, es genau so wie in Chennai oder im Berliner Yoga Zentrum zu machen, ohne dass dies überprüfbar war. Und Desikachar merkte, wenn er den Begriff weiter so benutzte, dann würde er ihn verwässern; dann täte er so, als verwendeten alle den Begriff in demselben Sinne wie er. Aber es klaffte tendenziell immer mehr auseinander.

Und wenn sich jemand nicht daran hält, wie zum Beispiel der Yogalehrer Gary Kraftsow in den USA, und den Begriff Vini-Yoga weiterhin im Sinne einer Marke anwendet, könnt ihr das akzeptieren?

Imogen und **Martin:** Ja, natürlich!

Imogen: Wir sind doch nicht die Wärter oder die Wächter des Begriffes Vini-Yoga!

Martin: Ich kann allerdings gut verstehen, dass jemand wie Desikachar es als beleidigend empfindet, wenn sich jemand irgendwohin stellt, sich mit Desikachar fotografieren lässt, das Foto dann auf seine Website stellt und sagt: »Ich unterrichte nach Desikachar.«

Imogen: Seit wir mit dieser Art und Weise, Yoga zu verstehen und zu unterrichten, bekannt geworden sind, haben wir gemerkt: Wir können uns einfach darauf verlassen, dass darin eine große Qualität steckt, die viele Diskussionen überflüssig macht.

Ich würde euren Ansatz als therapeutisch, analytisch und minimalistisch bezeichnen. Könnt ihr euch damit identifizieren?

Martin: Man muss sagen, dass Yoga von seiner Grundidee her recht therapeutisch und minimalistisch ist. In dem Moment, wenn es eine Einschränkung gibt, hindert uns dies nicht, Yoga zu machen. Wir müssen diese Einschränkung respektieren und dürfen sie nicht ignorieren. Wir müssen uns um diese Einschränkung in der richtigen Weise kümmern, aber nicht als etwas, auf dem das Hauptaugenmerk liegt.

Imogen: Die Schwierigkeit mit dem Begriff Therapie hat sich daraus gespeist, dass wir gemerkt haben, dass es ganz schnell in eine Art Plakatierung geht. Ich denke, was Vini-Yoga wirklich ausmacht, ist – anpassen. Also das Anpassen an das Individuum, Respekt vor dem Individuum. Das ist etwas, das mir auch in Desikachars Person als besonders wertvoll aufgefallen ist und das ich auch gelernt habe, im Kleinen und im Großen: immer in diesem Respekt zu bleiben. Das ist überhaupt nicht selbstverständlich. Das merke ich auch jetzt in meiner täglichen Arbeit.

Schon des Öfteren wurde ich mit der Aussage konfrontiert, dass aus diesem Konzept des Vini-Yoga in Deutschland ein »Miniyoga« mit sehr reduzierten körperlichen Anforderungen wurde. Wie konnte so ein Meinungsbild entstehen?

Martin: Es leitet sich ab von der Unfähigkeit einiger Unterrichtender, das muss man ganz klar sagen. Leute unterrichten in sehr begrenzter Weise und nennen das eben Vini-Yoga, resultierend aus dem Bedürfnis, Dinge in Kästchen zu stecken. Jemandem, der sehr formverliebt ist, muss diese Art, Yoga zu unterrichten, einfach minimalistisch erscheinen, weil es eben diese Begeisterung für Formen regelrecht unterläuft. In dem Moment, wenn ich etwas anpasse, geht dies nur, wenn ich anfange, Konzepte zu entwickeln. Das heißt, ich erkläre, was ich tue.

Bezogen auf die Āsanas heißt das, ich muss anfangen, die Āsanas durchsichtig zu machen, sie konzeptionell zu erklären, und das ist immer etwas, das Widerspruch herausfordert. Es gibt Leute, die einfach nicht mit diesem Konzept einverstanden sind und sagen, ihr Konzept sei ein anderes, oder die sich eher an der Form orientieren und sagen: Die Konzepte sind nicht wichtig. Dies hat dazu geführt, dass es für viele Leute schwer zu ertragen war, dass wir versucht haben, alles zu erklären, was wir tun.

Imogen: Ein wichtiger Punkt, wie dieser Eindruck entstanden ist, ist in der Tat der folgende: Zu Lehrern, die in dieser Art und Weise unterrichten, können Schüler kommen, die sonst nicht zum Yoga gekommen wären. Ich bin überzeugt davon, dass diese Art des Unterrichtens Menschen angezogen hat, die körperlich nicht perfekt waren, und dass in Gruppen solcher Lehrer einfach viele solche Praktizierende sind. Andere Richtungen haben das so gelöst, dass sie nur Gesunde nehmen. Ich erinnere mich, dass wir in den ersten Jahren viele hier hatten, die gesagt haben: »Ich war bereits da und da und dort, und dann habe ich gedacht, ich kann leider kein Yoga machen. Dann habe ich aber jemanden getroffen, der hat's auch im Knie oder im Kreuz, der geht zu einer Yogalehrerin und kann trotz seiner Handicaps da hingehen und Yoga machen. Und da habe ich gedacht, dann komme ich auch mal hierher.«

Ich denke, das hat das Image auch geprägt, und ich würde gern diese Fahne hochhalten und sagen: Bei uns sind sehr viele Leute, die einfach nicht topfit sind und hier einen Zugang zu sich selbst finden, über eine Tradition bzw. eine Methode, die unglaublich wertvoll ist, die viele Bereiche für sie eröffnet. Eben deswegen, weil die Lehrer in der Lage sind, mit diesen Schülern umzugehen und zu vermitteln, was Yoga ist.

Wenn jedes persönliche Yogaüben und -unterrichten unterschiedlich aussehen muss, wie lässt sich ein solches Konzept, das die Individualität in den Vordergrund stellt, im Gruppenunterricht umsetzen?

Imogen: Als wir 1985 das erste Mal aus Indien zurückkamen, haben wir uns diese Frage gestellt. Geht das überhaupt? Denn in Indien wurde nur individuell unterrichtet. Wir unterrichteten zu dieser Zeit aber schon Gruppen. Ich kann mich gut erinnern, dass nach den ersten Versuchen die Resonanz unserer Gruppen, die uns schon vorher kannten, dahingehend positiv war, dass die Teilnehmer gesagt haben: Seitdem ihr uns freigestellt habt, ob wir die Arme so oder anders heben, gefällt es mir besser, ich bin gesammelter und konzentrierter. Dieses Konzept der Individualisierung hat aber Grenzen. Wenn wir es in der Gruppe umsetzen, fordert es ein hohes Maß an Kompetenz vom Yogalehrer und ist natürlich nur bis zu einem gewissen Grad realisierbar. Nicht jeder in einer Gruppe kann ein individuelles Programm erhalten. Aber es ermöglicht eine Herangehensweise, durch die jeder Einzelne versteht, worum es bei diesem Āsana geht und wie er es umsetzen kann.

Anders ist es, wenn ich individuell unterrichte. Da geht es darum, was mit dieser Person los ist, was sie möchte. Ich überlege als Lehrerin, welches Āsana, welches Prāṇāyāma, welche Meditation ist in diesem Zusammenhang sinnvoll und hilfreich. Das individuelle Konzept im Unterrichten einer einzelnen Person oder einer Gruppe ist sehr verschieden. Die Werkzeuge müssen in beiden Fällen beherrscht werden, aber man geht mit einer anderen Fragestellung heran.

Werden die Gruppen in irgendeiner Weise limitiert oder geordnet?

Imogen: Wir haben gerade einen Ausbildungskurs abgeschlossen, und die Lehrerinnen, die da herauskommen, können mit zwölf, dreizehn, vierzehn Teilnehmern sehr guten individualisierten Yogaunterricht machen. Jemand, der sehr viel Erfahrung hat, kann vielleicht zwanzig Leute unterrichten – maximal.

Martin: Wenn wir unter Kollegen über den Gruppenunterricht diskutieren, ist ein wiederkehrendes Thema die Frage, wie breit das Spektrum innerhalb einer Gruppe sein kann. Da gibt es einfach Grenzen. Wenn in einer Gruppe fünf Teilnehmer sind, gerade volljährig und fit und hungrig auf Körpererfahrung, und gleichzeitig Mittfünfziger, die schon Probleme mit den Knien haben und vielleicht eine Lebenskrise durchmachen, dann kommt es zu Situationen, in denen dieses Spannungsverhältnis nicht mehr beherrschbar ist, ohne dass es auf die Bedürfnisse bezogen zu Unzufriedenheit kommt. Das sind Situationen, in denen man sortieren muss.

Bedeutet dies, für jeden etwas ganz Individuelles zu finden oder sich am Schwächsten zu orientieren?

Martin: Wenn so eine große Bandbreite da ist, fängt man vom Angebot her an einzuschränken, um das Ganze noch einigermaßen handhaben zu können. Es bedeutet Einschränkung in beide Richtungen. Das kann dazu führen, dass jemand, der in so einer Situation unterrichtet und die Gruppe nicht verändern kann, vom Angebot her doch ziemlich minimalistisch wird.

Imogen: Von unserem Ansatz her haben wir in Bezug auf die Gruppen gemerkt, dass es sinnvoller ist zu sagen: »Das ist eine Gruppe für den Workout«, oder »Das ist eine Gruppe, die heißt ›Freude an der Bewegung‹, und das ist eine Gruppe, die heißt ›Sammeln oder Konzentration‹«, und nicht so sehr die alte Einteilung in Anfänger und Fortgeschrittene. Es hat Sinn, Grundkurse einzurichten, in denen die Grundlagen erlernt werden, und von da an gibt es eine Verteilung nach Interessen.

Auf eurer Website www.byz.de *wie auch in der von euch herausgegebenen Zeitschrift* Viveka *gab es mehrfach kritische Beiträge zu bestimmten Āsanas. Was habt ihr gegen klassische Haltungen wie* Shirshāsana, *den Kopfstand, oder* Padmāsana, *den Lotossitz?*

Martin: Bei beiden haben wir nichts dagegen. Das ist ein falscher Eindruck. Kopfstand ist eine wunderbare Übung, und wir unterrichten ihn auch. In der Gruppe finden wir das nicht so sinnvoll, weil es Risiken des Kopfstands gibt, über die man in der Gruppe oft nichts erfährt. Um den Kopfstand zu unterrichten, muss man einfach ein paar Dinge vorher geklärt haben, damit es nicht in der Katastrophe endet. Im Nacken muss man relativ fit sein. Heutzutage verbringen viele sechs Stunden oder mehr am PC; dadurch hat selten jemand einen entsprechenden Nacken, um vom Kopfstand zu profitieren.

Auch der Lotossitz ist eine wunderbare Übung, vor allem, wenn man keine steifen Knie hat und denkt, man müsse den Lotossitz im späten Alter lernen. So etwas führt nämlich unter Umständen zu bleibenden Schäden der Knie. Aber wenn jemand flexibel ist, dann ist der Lotossitz der stabilste Sitz, den es gibt. Allerdings wird der Sitz in den Yogatexten nur beiläufig erwähnt. Der *Hatha-Yoga-Pradīpikā* zufolge ist *Siddhāsana* der beste Sitz. Das heißt, der Lotossitz war nie hochgelobt, es wurde nur irgendwann immer wieder reproduziert wegen des spektakulären Aussehens. Es war toll, ein Bild zu haben und sagen zu können: Das ist Yoga.

Was ihr in Frage stellt, ist meiner Ansicht nach nicht die Haltung an sich, sondern die ihr zugeschriebene Wirkungsweise …

Martin: So ist es. Wobei Praktizierende, die den Kopfstand wirklich können, durchaus eine große Frische und Leichtigkeit erleben. Wenn du mich aber nach einer Übung fragtest, die wir wirklich sehr selten durchführen und die wir für obsolet halten, dann würde ich den Pflug nennen. Er ist am problematischsten, weil er schleichend den Nacken verderben kann.

Imogen: Wenn wir *Halāsana,* die Pflughaltung, mal unterrichtet haben bei Schülern, die dazu in der Lage waren, haben wir darauf geachtet, dass es nicht länger als drei bis vier Minuten gehalten wurde. Selbst mit guter Vorbereitung und wunderbarem Ausgleich – es ist ein schleichendes, unmerkliches Risiko für den Nacken. Das kann man nicht vermeiden, auch wenn man ihn gut ausführt.

Von der dritten Stufe nun zur achten Stufe des Ashtānga-Yoga: Samādhi. Ist das für euch persönlich etwas, das ihr längst erreicht habt, oder etwas, wonach ihr kontinuierlich strebt?

Martin: Diese Frage kann man nicht beantworten, ohne sich zu fragen, was *samādhi* bedeutet. Wenn es das meint, wie wir es im Yoga-Sūtra verstehen, nämlich die Fähigkeit, sich einem Gegenstand, einem Menschen oder einer Frage in großer Intensität zu öffnen, dann kennen wir das, was *samādhi* ist, und empfinden es als den intensivsten Ausdruck dessen, was Yoga sein kann: sich jemanden oder etwas zuneigen und diese Zuneigung auch unter schwierigsten Umständen aufrechterhalten. Es ist die Essenz des Yoga, etwas, das man durch intensive Ausrichtung erreichen kann, das uns zwar noch nicht zum guten, glücklichen Menschen macht, aber eine wichtige Bedingung dafür ist.

Wenn damit allerdings ein Zustand gemeint ist, wie relativ häufig zu hören ist, in dem alle inneren Prozesse zum Stillstand kommen, dann möchte ich das um Gottes willen niemals erleben! Das ist etwas, das wir weder anstreben noch vermitteln. Je nachdem, wie man *samādhi* versteht, fällt die Antwort unterschiedlich aus, und jeder muss letztendlich für sich selbst herausfinden, was für ein Zustand das ist.

Die im Yoga-Sūtra zugrunde gelegte Vorstellung von *samādhi* kann dazu führen, dass ich in dieser Ausrichtung einem Menschen oder einer Frage sehr nahe komme und dass aus dieser Nähe ein tiefes Verständnis erwachsen kann. Dieses Verständnis hat jedoch immer etwas Relatives. Dies kann dazu führen, dass ich glücklich und zufrieden lebe – eine Vorstellung, die ich genial und faszinierend finde. Und sie ist auch für die Diskussion im Westen von großer Bedeutung: Wie humanistisch ist der Yoga eigentlich? Ist er überhaupt humanistisch? Oder ist er eigentlich eine Weltentsagungslehre, was er für einige immer auch war. Auch im Yoga-Sūtra gibt es Aspekte, die zu dieser Annahme verleiten können.

Für uns, wie es uns vermittelt wurde, bedeutet dieses Konzept: Wie kann ich lernen, etwas oder jemandem nahe und/oder zugewandt zu sein? Es ist ein Weg, Liebesfähigkeit zu lernen. Es ergibt sich ein enormer Gewinn, wenn ich diese Zuneigung und dieses Verstehen, das daraus erwächst, wirklich aufrechterhalten kann. *Samādhi* ist dadurch für uns von unschätzbarem Wert. Immer im Kopf behaltend, dass dies ein bestimmtes Verständnis von *samādhi* ist. Es gibt auch andere Auffassungen von *samādhi*, bei denen ich sage: Danke, nein; tut mir leid!

Was haltet ihr von den zahlreichen Trends und Trademarks, mit denen die Yogaszene regelmäßig »beglückt« wird? Wie bewertet ihr diese aktuelle Entwicklung?

Imogen: Ich denke, man sollte die Trends und die Trademarks voneinander trennen. Wenn ich verfolge, wie Yoga »trendy« geworden ist, finde ich das gar nicht so schlecht. Wir machen auch die Erfahrung, dass viele Leute aus diesem: »Ah, der macht's, dann mach' ich es jetzt auch!«, aus dieser Neugier heraus zum Yoga kommen und dann etwas darin finden und es vertiefen.

Martin: Ich finde es auch gut, dass es so ein breites Angebot gibt, dass Menschen ganz unterschiedliche Ansätze finden. Unsere Erfahrung ist, dass sie, wenn sie ein bisschen wach sind, das für sie Richtige entdecken. Und ich finde es auch sehr erfreulich, dass das Durchschnittsalter deutlich sinkt, dass sehr viel mehr junge Leute Yoga praktizieren, die mit großem Erfolg dann auch gute Erfahrungen machen können. Trademarks finden wir dagegen furchtbar – wenn man anfängt, solche Mauern zu bauen, und dann die damit verbundene Kommerzialisierung … Aber sie lässt sich nicht vermeiden. Damit muss man leben.

Ein Teil dieser Trends führt aus meiner Sicht zur Trivialisierung des Yogaverständnisses …

Martin: Das kann man nicht vermeiden. Da gibt es sicherlich viele Abartigkeiten und Oberflächlichkeiten. Aber ich denke, das ist die Folge einer Popularisierung, die den Aufwand nicht lohnt, dass man sich ständig davon abgrenzt. Unserer Erfahrung nach werden viele davon angesprochen und machen dann eben die Erfahrung: Das ist oberflächlich. Aber irgendetwas spricht sie dann doch an, und sie tun sich um, um etwas Seriöseres zu finden. Bei der Yogalehrer-Ausbildung allerdings finde ich Qualitätsstandards sehr wichtig.

Wenn Yoga-Praxis mit vedischer Ritualpraxis wie homa, pūjā *und* kīrtan *kombiniert wird, gilt dies oft als besonders spirituell oder als echter, ursprünglicher Yoga. Was bedeutet es für euch, spirituell zu sein, und wie vermittelt ihr Spiritualität?*

Martin: Dass das so dargestellt wird, ist entweder ein Ausdruck großer Naivität oder großer Unkenntnis, weil der Yoga in seiner Tradition zwar sehr wohl im Kontext indischen Denkens und indischer Kultur geboren wurde, aber sich doch als etwas ganz Eigenständiges entwickelt hat. Dass es auf diese Weise vermengt wird, ist eben auch inzwischen alte Tradition und ist darin begründet, dass der Yoga hier vor 150 Jahren von Personen bekannt gemacht wurde, die in dieser indischen religiösen Tradition standen und es nicht anders kannten. Wenn man sich aber das Yoga-Sūtra anschaut und fragt, was denn mit Spiritualität gemeint sein könnte, dann ist schon das erste Auffällige, dass dieser Begriff – Spiritualität – weder im Yoga-Sūtra noch überhaupt in der indischen Tradition existiert.

Imogen: Der Begriff der Verbundenheit, der im Yoga-Sūtra betont wird – verbunden sein mit der Wirklichkeit und nicht in irgendeiner Phantasie herumschwirren; verbunden sein mit meinem Gegenüber –, das gesamte Thema, das im Yoga-Sūtra unter den Begriffen *yamas* und *niyamas* dem Alltag gewidmet ist; verbunden sein in Zuwendung, was in Punkten wie Mitgefühl, Freude, Zugewandtheit und so weiter ausgedrückt wird: Das ist ja eigentlich der Kern der Spiritualität. Womit jemand sich verbindet, ob man sich das als größere Einheit, fern vom Alltag, vorstellt oder ob man es wirklich im Alltag sieht und lebt, das ist im Yoga offengelassen und wird jedem anheim gestellt. Es wird ein großes Spektrum angeboten. Das finde ich sehr wichtig. Mir gefällt der Begriff Spiritualität nicht, weil er so ausgelutscht ist. Wenn man sich fragt, was darunter wirklich im Kern zu verstehen ist, würde ich sagen, mit dem Wort Verbundensein kommt man sehr viel weiter und kann konkreter bleiben. Verbunden sein und nicht auf dem Egotrip sein. Ob man dazu »spirituell« sagt oder dabei Verbundenheit mit Īshvara oder Shiva oder Gott meint oder ob man es in einem Zusammenhang von Menschlichkeit und Menschheit versteht, das ist offengelassen. Der Weg in beides hinein wird durch Yoga geebnet.

Wenn wir vom Begriff des īshvara-pranidhāna *ausgehen, bedeutet es doch, sich etwas Höherem anzuvertrauen, etwas, das auch als Gott oder göttliche Kraft bezeichnet wird oder auch konkret als Shiva.*

Martin: Das ist indisch. Es ist auch für mich immer wieder schwierig, wirklich zu akzeptieren, dass ein Konzept wie *tapas-īshvara-pranidhāna* in Indien aus tiefstem Herzen als eine Aufforderung verstanden wird, sich vor Shiva zu verneigen und die Veden als die heiligen Schriften anzusehen. Das muss man akzeptieren – was nicht heißt, dass man es nicht auch anders lesen kann, und es ist ja auch anders gelesen worden. Es gibt viele Diskussionen über das Yoga-Sūtra. Dort, wo diese Auseinandersetzung geführt wurde, ist es auffällig, das dem Yoga-Sūtra gerade dies vorgeworfen wurde: Gott erhalte eine zu geringe Bedeutung; ebenso wie kritisiert wurde, das Yoga-Sūtra gehe davon aus, die Dinge seien real. Da, wo Auseinandersetzungen geführt werden, merkt man schon, dass sich das Yoga-Sūtra nicht so einfach vereinnahmen lässt. Dennoch ist es immer wieder passiert. So wurde der Yoga auch im religiösen Zusammenhang genutzt – und das geht wunderbar. Man kann ihn auch im christlichen Zusammenhang einsetzen. Aber man muss einfach immer wieder betonen: Was mit dem Yoga angewandt wird, ist ein viel neutraleres Mittel, das in verschiedenen Kontexten funktioniert, und es ist gerade von der Wurzel des Yoga her überhaupt nicht schwer, es in einem streng atheistischen Sinn zu benutzen. Denn da, wo es herkommt, im *Sāmkhya*, fand man es absurd, sich darüber Gedanken zu machen, was Gott ist.

Imogen: Ich finde, Krishnamacharya hat das genial definiert: »Yoga hilft einem Menschen, sich zu entwickeln, sich Fragen zu stellen und sie zu beantworten. Es sind drei Fragen, die er zu beantworten hilft. Je nachdem, wie man sie stellt, erhält man Antworten darauf. Nämlich: Wie kann ich die Welt verstehen? Wie kann ich mich selbst verstehen? Wie kann ich Gott verstehen? Wie kann ich mich mit mir selbst verbinden, mit der Welt verbinden, und wie kann ich mich mit Gott verbinden?« – Diese drei Möglichkeiten hat er gesehen.

Wenn jemand sagt: »Wenn du dich nicht mit Gott verbinden willst, dann bist du kein spiritueller Mensch, und dann ist der Yoga auch kein Weg für dich«, dann würde ich sagen: »Nein, das sehe ich nicht so!« Aber jemand, der sich mit Gott verbinden möchte und das auch braucht und sucht, der kann im Yoga Hilfe finden. Das erleben wir auch. Bei uns sind viele religiöse Menschen, die unter anderem auch zu uns kommen, weil sie eine Verbindung zu Gott suchen, die sie durch Yoga intensiver gestalten wollen. Aber es gibt eben auch solche, die auf der Suche sind, sich auf eine sinnvolle Art und Weise mit der Welt zu verbinden.

Bezogen auf die religiöse Ausrichtung sind es aus meiner Sicht letztlich zwei Konzepte bzw. zwei Richtungen, die innerhalb des Yoga existieren. Denn Bhakti-Yoga ist auch Yoga.

Martin: Was man definitiv schon sagen kann, ist: Yoga ist keine Religion im Sinne dessen, was wir unter Religion verstehen. Aber er kann sehr wohl einen Platz im religiösen Zusammenhang haben. Es gab jedoch nie eine Bewegung, die das Yoga-Sūtra hochgehalten und gesagt hat: Dem folgen wir!, wie es bei der *Bhagavad Gītā* geschehen ist. Eine wichtige Frage ist in dem Zusammenhang: Was ist eigentlich meine Referenz? Natürlich gibt es Bhakti-Yoga, es gibt Yoga in der *Bhagavad Gītā* – man kann Anhängern des Bhakti-Yoga ja nicht absprechen, dass es sich bei ihrer Praxis um Yoga handelt. Aber wenn man als Referenz das *Yoga-Darshana* nennt, und das tun wir, so ist die erste Referenz das Yoga-Sūtra. Und in Bezug auf das Yoga-Sūtra trifft es hundertprozentig zu, dass das darin enthaltene Konzept sich nicht als Religion eignet.

Imogen: Jede Religion hat ja ein Dogma. Ich ordne mich als Christ dem unter. Ich gehöre zu den Christen, weil sie das und das glauben – Jesus ist Gottes Sohn und so weiter und so fort. Wäre ich ein Hindu, würde ich eine andere Aussage treffen. Mein ganzes Streben geht dahin, das, was ich glaube, zu erfahren. Aber ich kann immer schon vorher sagen, was ich erfahren möchte. Der Yoga bietet dies nicht an. Er sagt nicht: Wenn du Yoga praktizierst, wirst du dieses und jenes erfahren. Sondern er sagt: Mach Yoga! Und je nachdem, worauf du deine Aufmerksamkeit richtest, wird deine Erfahrung dem entsprechen. Das ist die Offenheit im Yoga. Deshalb ist der Yoga keine Religion. Er sagt nicht, was das Ergebnis des Prozesses sein soll. Religionen würden das anders formulieren. Das ist ein großer Unterschied.

Es gibt einen sehr indischen Weg des Yoga. Patañjali ist zwar auch von seiner Kultur geprägt, aber in sehr begrenztem Maße. Bei ihm gibt es zahlreiche universelle Erkenntnisse und Aussagen. In seiner stark kulturell geprägten Form hat sich der Yoga in die Richtung des *Bhakti* entwickelt, und das ist es ja auch, was als indischer Yoga transportiert worden ist. Dass der Yoga schließlich von der Bhakti-Bewegung getrennt wurde, geschah interessanterweise nicht im Westen, sondern in Indien: Krishnamacharya und auch Kuvalyananda stellten fest: Den Yoga nur indisch zu sehen ist nicht ganz korrekt. Lasst uns das klarstellen und auseinanderhalten. Für uns hier im Westen ist es ein Riesengeschenk gewesen, dass jemand von dort diese Trennung vollzogen hat.

Auf dem Wochenendseminar in Köln 2005 bezeichnete Desikachar seinen Sohn Kausthub als »Boss« und seine Tochter Mekhala als seinen »Guru«. Lässt sich daraus ableiten, dass sich Desikachar selbst mehr und mehr ins Private zurückzieht?

Martin: Das weiß ich nicht. Auf jeden Fall reist er viel weniger. Vor zehn Jahren schon hat er die Leitung des Mandirams in andere Hände gegeben. Von Anfang an war er bemüht, etwas zu machen, das – die Organisationshierarchie betreffend – nicht indisch ist, die Verantwortung auf viele Schüler zu verteilen, wohl wissend, dass er wichtig ist als jemand, den man um Rat fragen kann, der inhaltlich sehr viel bestimmen kann und versucht, Menschen zu fördern. Wenn man sich heute den Mandidram anschaut, ist Desikachar dort natürlich ein gern gesehener Ratgeber, aber das Ganze läuft auch ohne ihn.

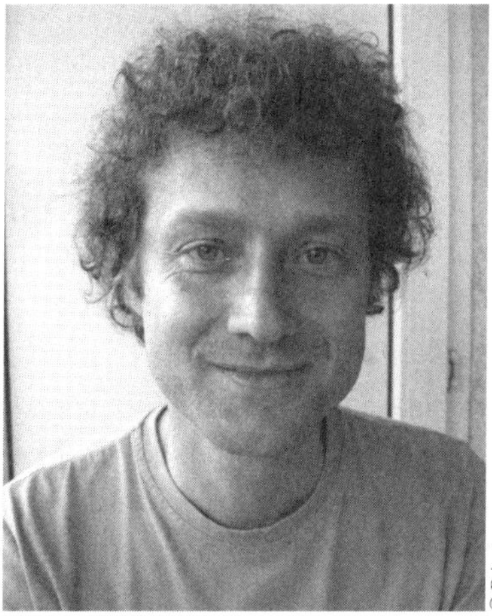

© Privat

MARTIN HENNIGER,

Gesellschaft für Geisteswissenschaftliche Fortbildung e.V. (GGF), Yogaschule Düsseldorf

Ich sehe die Yogatexte als Fahrplan oder besser als Schatzkarte.

Martin Henniger wurde 1966 in Essen geboren; Yogalehrer bei der Gesellschaft für Geisteswissenschaftliche Fortbildung e.V. (GGF) in Düsseldorf, die vom Berufsverband der Yogalehrenden in Deutschland e.V. (BDY) und der Europäischen Yoga Union (EYU) anerkannt ist. Studium der Indologie (Sanskrit, Tamil, Bengali), der Vergleichenden Religionswissenschaft, der Philosophie sowie der Germanistik und der Sozialwissenschaften; mehrjährige Arbeit (Betreuung) im Behindertenbereich, unter anderem in der individuellen Schwerstbehindertenbetreuung und Leitung von Ferienfreizeiten; dreieinhalbjährige Yogalehrer-Ausbildung bei der GGF; Vertiefung von Studium und Praxis in Indien (unter anderem in Auroville); Weiterbildung im Iyengar- und Ashtānga-Vinyāsa-Yoga; Referent mit Schwerpunkten Didaktik, Quellentexte und Philosophie.

Welche Aspekte haben dich zu Beginn am Yoga interessiert?

Martin: Am Anfang haben mich an sich nur gesundheitliche und sportliche Aspekte interessiert, weil die normalen Sportarten mir nicht zugesagt haben. Denn ich war nicht sportlich. Ich hatte auf einem Flohmarkt in Berlin ein ganz einfaches Yogabuch gefunden und gedacht, die Übungen wirkten ganz interessant. Es wurde in dem Buch versprochen, dass man sich durch das Üben gesund und fit fühlt. O.k., dachte ich, probiere ich mal aus. Und ich habe gemerkt, dass das guttut. Deshalb machte ich weiter. Das ist etwa 18 Jahre her. Anfang zwanzig war ich da. Und das Buch hieß: *Yoga – das 28-Tage-Programm* von Richard Hittleman.

Was hat dich bewogen, das fortzusetzen?

Martin: Interessanterweise war die erste Erfahrung, dass ich mich wahnsinnig steif fühlte und es sich zuerst nicht so wahnsinnig angenehm anfühlte. Dann kam die Erkenntnis, dass ich eben sehr steif und unbeweglich bin. Warum ich dann weitergemacht habe, weiß ich gar nicht genau. Nach ein paar Wochen fiel mir nur auf: Immerhin hast du jetzt jeden Tag Yoga gemacht. Das mit den dreißig Tagen war natürlich auch ein guter Trick: »Ist nur für kurze Zeit: Lass dich mal drauf ein.« Nach den dreißig Tagen hörte ich ein paar Tage auf und merkte schnell, dass mir etwas fehlt. Und so fing ich wieder an und führte das dann praktisch immer weiter. Und nach anderthalb Jahren merkte ich: Es gehört schon zum Alltag. Ich habe mir dann angewöhnt, eine halbe Stunde täglich zu üben, denn so wurde es auch gesagt im Buch: »Eine halbe Stunde täglich, und alles ist in Ordnung!«

Kannst du den Punkt benennen, an dem du die Yoga-Praxis vertieft hast?

Martin: Ich habe sehr lange Yoga betrieben, ohne in einen Kurs zu gehen. Kurse waren nicht mein Ding. Ich lernte durch Bücher. Sicherlich habe ich einiges falsch gemacht, aber mir fragwürdige Sachen gar nicht erst angewöhnt. Ich bin stets nach dem Prinzip »*trial and error*« vorgegangen.

In gewisser Weise hast du also von Anfang an svādhyāya in deine Praxis integriert.

Martin: Ja, in gewisser Weise schon. So kam ich auch auf das Buch *Yoga für Menschen von heute* von André van Lysebeth. Das war in einer Krisenzeit in meinem Leben. Und ich merkte, dass diese Übungen eine positive Wirkung hatten in der Krise. Ich fühlte mich beweglicher und wohler in meinem Körper. Der Kopf wurde klarer. So wurde ich auch offen für andere Sachen. André van Lysebeth war der Erste, der mir neue Dimensionen eröffnet hat. Ich wusste bis dahin gar nicht, dass es nicht nur den körperlichen Yoga gibt und Yoga nicht gleich Āsana ist, was ja viele auch heute noch glauben. Und so probierte ich alles im Selbststudium aus. Das hat mir neue Ebenen eröffnet.

Hast du zu dieser Zeit bereits Indologie studiert?

Martin: Nein, das kam später. Mein Leben war damals in einer Umbruchphase, in Beziehungen und in gesellschaftlicher Hinsicht. Und da überlegte ich, dass mein damaliges Studium der Germanistik und Sozialwissenschaften gar nicht das Wahre für mich ist. Ich jobbte viel, reiste viel in der Welt rum, also so ein ewiger Student. Ich fuhr mehrmals nach Indien. Das war mein Traum- und Albtraumland, ohne es in Verbindung mit

Yoga zu bringen. Es war einfach Reiselust. Ich arbeitete lange Zeit auch in der Behindertenarbeit, etwas, das vom Zivildienst hängen geblieben ist. Doch irgendwann geriet ich in eine Sackgasse. Finanziell ging nichts mehr, hinzu kam die Sinnkrise: »Willst du wirklich Deutschlehrer werden?« Und dann fragte ich mich: »Warum machst du Yoga nicht ganz?« Da entschied ich mich, Yoga zu meinem Lebensweg zu machen. Weil ich auch verblüfft war über die Kraft, die mir damals aus der Krise herausgeholfen hatte. Wie man sich vorstellen kann, führte das zu einem großen Konflikt mit meinem Umfeld, vor allem mit meinen Eltern. Ich wohnte damals noch in Essen und entschied mich, eine Yogalehrer-Ausbildung zu machen und gleichzeitig auch Indologie zu studieren.

Wie kamst du zur GGF[15] in Düsseldorf?

Martin: Ich besaß das Handbuch für Übende und Lehrende des BDY und suchte darin, wo ich Yoga machen konnte. Ich fand Schulz-Raffelt und dessen Vedānta-Schule sowie die GGF. Ich nahm Kontakt zu Uwe Bräutigam auf, ging zu einem Vortrag, und das gefiel mir. Da hatte ich das Gefühl, das geht in die richtige Richtung. Ich fühlte mich zu Hause. Gerade durch die kaschmirische Tradition[16], die durch Leopoldo Chariase vertreten wurde. Und Uwe Bräutigam wurde mein Vorbild, was das Indologische anbelangt. Denn er ist ja auch Indologe und Religionswissenschaftler. Also die GGF hat mich schon sehr stark geprägt.

15 Gesellschaft für Geisteswissenschaftliche Fortbildung e.V.

16 Gemeint ist der kaschmirische Shivaismus, eine Strömung des Hinduismus, in der Shiva die zentrale Rolle als höchste Gottheit und Allwesen zukommt, das alle anderen Götter überragt und diese sowie das gesamte Universum aus sich hervorgehen lässt. Der Shivaismus ist eine Form der Religion, bei der Gott als gleichzeitig immanent und transzendent gedacht wird.

Was hat die GGF damals ausgezeichnet und was zeichnet sie heute aus? Worin unterscheidet sich die GGF von anderen Yogaschulen?

Martin: Es ist die Vielfalt. Die GGF präsentiert nicht nur einen Stil. Und sie hat eine starke geisteswissenschaftliche Ausrichtung. Das war von Anfang an so. Auch durch John Varenne. Mir kam das sehr entgegen, so bin ich geprägt. Wenn man nun beschreiben sollte, welche Tradition hier vorherrscht, würde ich sagen: das Kaivalyadhana-Institut. Bei mir kamen noch Einflüsse von Iyengar und von Leopoldo Chariase mit dem kaschmirischen Yoga und Jean Klein hinzu.

In der Herangehensweise unterscheide ich mich jedoch von Leopoldo Chariase. Dieser geht intuitiv an die Sachen heran und ich durchaus analytisch. Auch in der Art und Weise, wie wir unterrichten, sind wir verschieden. Ebenso hinsichtlich der Auffassung, was Yoga und Moderne anbelangt. Während Leopoldo Traditionalist ist, bin ich auch für neue Dinge offen. Das ist die typische Generationssache. Ich bin durchaus bereit, mir neue Ideen anzuhören, und offen, was die Umsetzung von Yoga in der europäischen Kultur angeht.

Wobei es kein Generationskonflikt sein muss, wie Anna Boskamp[17] *zeigt, die in diesem Jahr siebzig geworden ist und sehr offen ist für neue Sichtweisen und wissenschaftliche Erkenntnisse.*

Martin: Das hat Anna Boskamp sehr kompetent gemacht, die Auslegung von Quellentexten. Man sollte tatsächlich eine Ahnung davon haben, unter welchen gesellschaftlichen Bedingungen solche Texte damals geschrieben worden sind. Ich habe ja Indologie und indische Sprachen studiert und kenne die Texte teilweise aus dem Original. Ich kenne das Umfeld der Texte, das hilft mir natürlich enorm, zu verstehen, warum die *Bhagavad Gītā* in bestimmten Zeiten des Umbruchs entstanden ist, warum die tantrische Tradition als Antwort auf die starre

17 In Pitsidia (Kreta) lebende und lehrende deutsche Yogalehrerin

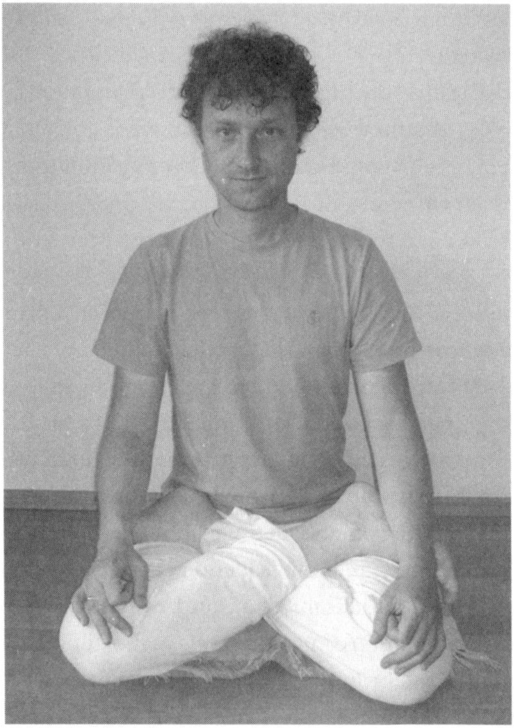

asketische Richtung entstanden ist. Wenn man das in einem geschichtlichen Kontext sieht, versteht man die Tradition, aber man versteht auch, dass manche Dinge heute nicht mehr gelten müssen. Das halte ich für ganz wichtig. Die Diskussion von Anna Boskamp fand ich in dieser Hinsicht durchaus interessant. Vielleicht hat sie manchmal etwas überzogen, aber generell glaube ich, dass diese kritische Auseinandersetzung die Yogaszene weiterbringt.

Heißt das, der theoretische Anteil im Yogaunterricht ist sehr groß?

Martin: Ja. Etliche Leute sagen, es ist viel Theorie und gar nicht so viel Praxis. Ich sehe es im Gleichgewicht. Wir legen

Wert darauf, dass *Sāmkhya, Vedānta* und *Tantra* ausführlich dargestellt werden. Das war bei den Lehrern Leopoldo Chariase, Uwe Bräutigam und Ingrid Kohlhöfer wichtig. Das war die Phase, in der sich für mich eröffnete, dass die Yoga-Philosophie eine Lebensanschauung ist und nicht nur ein Mittel, fit und gesund zu bleiben.

Gibt es neben der Vielfalt auch eine Offenheit in dem, was vermittelt wird?

Martin: Das kommt wirklich auf die Lehrer an. Damals war es schon so, dass Ingrid Kohlhöfer[18] sehr klar die indische Tradition des Kaivalyadhama-Instituts vertreten hat. Das war im Grunde auch der Leitfaden der Ausbildung und prägte die Praxis. Da wich Leopoldo Chariase mit seiner kaschmirischen Tradition immer etwas ab, auch von der Praxis her. Natürlich waren Āsanas der Mittelpunkt, dennoch war die Herangehensweise fast jedes Mal verschieden. Und dann gab es den Uwe Bräutigam, der Vini-Yoga praktizierte. Also im Grunde drei Richtungen, die sehr unterschiedlich waren. Bei vielen hat das auch zu Verwirrung geführt. Ich denke, dass ich eher davon profitiert habe. Meine Yoga-Praxis, wenn ich sie beschreiben sollte, ist eine Mischung aus vielen Sachen. Wobei die Hauptprinzipien schon relativ klar waren. Sie fußten sehr auf den traditionellen Texten: Patañjali, *Hatha-Yoga-Pradīpikā* und so weiter.

Siehst du dich im Umgang mit den Texten eher als einen auf Quellentexte spezialisierten Schriftgelehrten oder als jemanden, der in der Praxis steht und diese Praxis auch vermittelt?

Martin: Die Praxis ist mir ganz wichtig. Ich habe da eine gewisse Neigung zu theoretisieren und muss aufpassen, dass ich mich nicht darin verliere. Deswegen habe ich gerade letztes

18 An der GGF Düsseldorf unterrichtende Yogalehrerin

Jahr versucht, mehr Praxis reinzubringen. Für meine eigene Entwicklung ist die Praxis wichtiger. Praxis unterrichte ich auch, und ich würde mich nicht als Gelehrten bezeichnen, der Distanz zu seinem Objekt hat, sondern als einen, der das alles auch ausprobiert. Ich versuche, möglichst authentisch und aus der Erfahrung heraus zu berichten. Philosophie eher als Anweisung zum guten Leben, nicht im Sinne von Philosophieren. Die Praxis ist mir ganz wichtig geworden. Aber ich teile nicht die Meinung von Lehrern wie Pattabhi Jois, der sagt: 99 Prozent Praxis und ein Prozent Theorie. So eine Devise halte ich für nicht ganz ungefährlich. Also, praktizieren, und alles kommt von selbst, das sehe ich nicht so.

Du stehst zugleich aber auch in der Ashtānga-Vinyāsa-Yoga-Tradition von Pattabhi Jois.

Martin: Stimmt. Und das klingt vielleicht paradox. Ashtānga-Vinyāsa-Yoga habe ich deshalb gewählt, weil es zur Kräftigung beiträgt. Ich sehe ihn in keiner Weise als Yoga, der die letzte Antwort gibt. Er ist eine gute Ergänzung für mich und meine Meditationspraxis. Er hilft mir, besser zu sitzen, und er kräftigt. Ich teile in keiner Weise die Meinung dieser Tradition, die sich in der Patañjali-Tradition sieht. Ich glaube, das ist ein Konstrukt. Da kritisiere ich die auch. Eine andere Richtung, die mich anzieht, ist der Integrale Yoga von Sri Aurobindo, der sagt, dass es darauf ankommt, sich zu öffnen, wobei er sich bei den Techniken im Grunde völlig heraushält. Und ich denke, dass jede Technik für mich angebracht ist, durch die der Geist klarer wird.

Hast du dir die körperlich fordernde Praxis des Ashtānga-Vinyāsa-Yoga auch per Lektüre beigebracht?

Martin: Nein, das habe ich in einer richtigen Ausbildung gemacht, wie auch die Ausbildung zum Yogalehrer. Die Technik des Ashtānga-Yoga nach Pattabhi Jois habe ich in einem

Kurs in Köln in der Yogawerkstatt gelernt, bei Beate Guttandin. Das hat hier bei der GGF durchaus für etwas Unruhe gesorgt, da man hier keine Ashtānga-Ausbildung macht. Aber in diesem Kontext habe ich es nicht gesehen. Primär liegt mir das authentisch Tantrische. Vor allem der Tantrismus[19] aus der Kaschmir-Tradition.

Also die Bezugnahme auf das Vijnāna-Bhairava-Tantra[20]*?*

Martin: Ja, genau. Das spricht mich an. Die Hatha-Yoga-Aspekte dagegen sind mir manchmal zu rustikal. Gerade, wie es in der *Hatha-Yoga-Pradīpikā* beschrieben wird, was mit dem verbreiteten Hatha-Yoga-Verständnis wenig zu tun hat. Die harte, asketische, ursprüngliche Ausrichtung des Hatha-Yoga spricht mich nicht in allen Punkten an. Wobei auch dort wichtige Prinzipien zu finden sind, nach denen ich mich auch ausrichte.

Welchen Bezug hast du zum Yoga-Sūtra?

Martin: Ich habe mich durchaus an vielen Aspekten von Patañjali gerieben. Zum Beispiel am Aspekt vom reinen Bewusstsein des Wahrnehmens. Wo es dann zum Beispiel sinngemäß heißt: Dann ruht er darin und entidentifiziert sich mit den veränderlichen Zuständen. Ich muss sagen, dass mich das manchmal auch abgeschreckt hat. Ebenso, wenn es um *shauca*

19 Der Tantrismus ist eine Erkenntnislehre, die auf der Untrennbarkeit des Relativen und des Absoluten basiert. Was den Tantrismus von anderen hinduistischen und buddhistischen Systemen unterscheidet, ist die Betonung der Identität von absoluter und phänomenaler Welt. Das Ziel des Tantrismus ist die Einswerdung mit dem Absoluten und das Erkennen der höchsten Wirklichkeit.

20 *Vijñāna Bhairava* ist eines der ältesten und bedeutendsten Tantras des kaschmirischen Shivaismus. Der Text lehrt »die Erkenntnis (*Vijñāna*) des Göttlichen (*Bhairava*, ein Name Shivas, auch das Absolute)« in 112 Meditationen, die von der Atemkonzentration bis zu alltäglichen oder außergewöhnlichen Erlebnissen reichen und alle Dimensionen der menschlichen und spirituellen Erfahrung einschließen.

geht und darum, dass man Abscheu dem Körper gegenüber empfinden soll. Das scheint mir alles andere als tantrisch zu sein. Und so habe ich auch versucht, den Text im Kontext seiner Zeit zu verstehen. Ähnlich wie Anna Boskamp das macht. Ich denke, dass Patañjali wichtige Aspekte für die Meditation nennt. Und wo ich ihn auch für unübertroffen halte, ist bei der Analyse, was den Menschen ausmacht. Also: Was plagt ihn, die *kleshas*; welche Störfaktoren treten auf dem Yogaweg auf, die *antarāyas*. Diese Beschreibungen sind nach wie vor faszinierend. Erstaunlich, wie genau und minutiös das damals beschrieben worden ist. Deshalb denke ich, dass das Yoga-Sūtra unentbehrlich ist, was die Meditation anbelangt. Ich denke aber auch hier, dass man Patañjali mit kritischem und distanziertem Bewusstsein lesen und lehren sollte, also nicht als Bibel. Meines Erachtens geschieht das manchmal, und deswegen glaube ich schon, dass man einige Stellen im Kontext der Zeit verstehen muss. Man weiß ja zum Beispiel inzwischen, dass das Sūtra 1.33 ein rein buddhistisches Sūtra ist. Patañjalis Yoga-Sūtra ist auch ein Konstrukt aus verschiedenen Zusammenhängen. Man weiß, dass es nicht aus einem Guss ist. Man tut zwar immer so, als sei es so (wie wir ihn kennen) niedergeschrieben worden, aber es ist ein Konstrukt mit verschiedenen Einflüssen, und der Ashtānga-Yoga ist vielleicht erst durch buddhistische Tradition hineingekommen. Eine gewisse Distanz ist gut. Also sich nicht nur zu verneigen und zu sagen: »Da steht nur die Wahrheit drin, und wenn ich sie auswendig kenne, dann habe ich sie für mich gepachtet!« Eine solche Einstellung halte ich für gefährlich. Dennoch halte ich das Yoga-Sūtra für einen ganz großen Text.

Vermittelst du diese ambivalente Einstellung auch als Yogalehrer und Referent?

Martin: Beim Lehren versuche ich so einen sokratischen Dialog. Manchmal komme ich durch die Dialogsituation zu Erkenntnissen, die ich vorher nicht hatte. Ich versuche, mit einer gewissen Offenheit in den Dialog hineinzugehen. Mit der Einstellung: Mal schauen, was dabei herauskommt. Natürlich braucht es *basic facts*, die braucht man einfach. Und die stelle ich auch in den Raum, aber ich versuche, den Dialog offen zu halten.

Welchen Stellenwert misst du yama *und* niyama *bei, und wie lässt sich dies vermitteln?*

Martin: Die Vermittlung geschieht nicht alleine durch ein Vorbild. Ich denke, dass man eine gewisse Authentizität auch in der Unterrichtspraxis vermitteln kann. In der Yogalehrer-Ausbildung spreche ich auch über *yama* und *niyama,* in den sonstigen Kursen jedoch nicht. Ich möchte da nicht mit moralischen Regeln ankommen. Oft wird es so verstanden, als seien es moralische Vorschriften, und wenn wir sie nicht beachten, sind wir vom Yogaweg abgekommen. Ich verstehe *yama* und *niyama* als Übungskonzepte, als Achtsamkeitsübungskonzepte. Und so versuche ich, über die Schulung der Achtsamkeit dorthin zu lenken: Schaut doch mal, was ihr gerade so macht. Zum Beispiel bei einem Āsana: Schaue ich genau hin oder versuche ich, mir etwas vorzulügen, indem ich mich weiter hineindehne, als ich im Grunde fähig bin? Das hat etwas mit *satya* zu tun. Oder wie ist es, wenn ich die Grenzen meines Körpers missachte? Übertrete ich da nicht *ahimsā*? Man könnte doch auch sagen: Ja, ich bin jetzt da, wo ich bin. Ich will nicht mehr, aber auch nicht weniger sein. Das wäre *samtosha* – Zufriedenheit. So in der Art versuche ich es zu vermitteln. Ich sage den Leuten aber nicht: »Beachtet *ahimsā*!« oder »Beachtet *satya*!«, sondern ich versuche, sie durch die Praxis dahinzuführen.

Bei ganz praktischen Aspekten, wie bei der Ernährung, gibst du dort auch konkrete Empfehlungen?

Martin: Ich gebe Empfehlungen. Aber im Grunde ist es nur eine Empfehlung, und sie lautet: Versucht, eure eigenen

Gefühle für die Nahrung zu schulen. Versucht, die Wahrnehmung und Achtsamkeit zu schulen. Ich gebe nicht so viel auf mentale Regeln. Ganz einfach, weil es zu Konflikten führen kann. Wenn ich zum Beispiel sage: »Fleisch zu essen ist nicht gut«, stellt sich die Frage: Aus welcher Perspektive ist es nicht gut? Natürlich: aus der *ahimsā*-Perspektive. Nur: Verletze ich nicht auch eine gewisse Form von Wahrhaftigkeit, wenn ich mir sage, ich bin kein Fleischesser mehr, und drücke es mir als Regel auf? Verletze ich nicht eine andere Form von *ahimsā,* wenn ich andere belehre und sie – auf gut Deutsch – nerve mit meinem Reinheitsgebot? Ich denke, es ist wichtiger zu beobachten, was die Nahrung für Auswirkungen auf mich hat. Wie ist es, wenn ich fünf Tassen Kaffee trinke? Fühle ich mich anders, wenn ich stattdessen Kräutertee trinke? Wie wirkt das Essen, wenn es zu fettig und zu fleischlastig ist? Wie wirkt sich das auf mein Befinden und meine Praxis aus?

Welche Zielaspekte des Yoga sind dir wichtig? Strebst du für dich nach samādhi?

Martin: *Samādhi* ist mir gar nicht so wichtig. Jedenfalls im klassischen Sinne, wie es bei Patañjali beschrieben wird: also der Stufenweg und oben als Krönung *samādhi,* dann habe ich es geschafft und genieße die Aussicht. Was Yoga den Menschen heute bieten kann, ist doch eher etwas anderes. Ich nenne das einmal, die integrale Fülle des Lebens erleben zu können, wie Aurobindo sagt. Das heißt, das Leben anzunehmen, wie es ist, seine Fülle und Reichhaltigkeit erleben zu können, ohne im Verhalten zwanghaft zu sein. Wenn man in den Schriften liest, man solle sein Ego verlieren, so erschreckt das viele Leute. Sie stellen sich dann einen gefühls- und gedankenlosen, tranceartigen Zustand vor. Ich glaube, dass Yoga zum Leben hin- und nicht vom Leben wegführt. Und ich glaube, dass Yoga das Leben reicher und nicht ärmer macht. Loslassen soll man die Sachen, die einen von dieser Reichhaltigkeit fernhalten.

Diese Nichtfixierung auf samādhi *ist etwas, das mir auch bei Desikachar aufgefallen ist, der viel häufiger von* kaivalya *spricht.*

Martin: Den Stellenwert des Begriffes *samādhi* kann man ganz gut in der Yogalehrer-Ausbildung feststellen. Es ist ein Begriff, der für viele letztendlich vollkommen abstrakt ist. Sie versprechen sich davon etwas, das, weil es so oft wiederholt wird, als eine Garantie für ewige Glückseligkeit erscheint. Ein Rundumsorglospaket. Und sie sagen dann immer ganz demütig: »Ach ja, es ist noch ganz weit weg.« Aber irgendwie erhoffen sie sich etwas. Und sie glauben, natürlich, wie wir alle, die wir geplagt sind von verschiedenen Sorgen und Problemen, dass all das von einem abfällt, wenn man diesen Zustand erreicht hat. Das ist es, was auch viele wollen. Ich glaube, man sollte davor warnen, Yoga als so eine Wolke der Glückseligkeit zu sehen. Yoga hilft dabei, freier zu werden; aber nicht frei vom Leben, sondern frei zum Leben, um das Leben richtig kosten zu können. Deswegen finde ich, man sollte über diesen Begriff *samādhi* und dessen Bedeutung zumindest einmal geredet haben. Der Begriff Freiheit gefällt mir da auch besser.

Wobei ich mit der Interpretation des samādhi-*Begriffs als Integration durchaus auch etwas anfangen kann.*

Martin: Integration und Freiheit, ja. Man könnte auch Balance sagen. Integration der verschiedenen Ebenen des Daseins. Etwas, was mir in dieser Formulierung weitaus mehr hilft als der Begriff *samādhi.* Es ist gar nicht mein Ziel, diesen abgehobenen Zustand zu erreichen oder mich stundenlang auf eine Kerze zu konzentrieren. Das ist nicht das Ziel des Yoga. Es kann ja gut sein, dass es zu einem Gefühl von Glück führt, aber es ist für mich nicht das Ziel des Yoga.

Wenn du diese Lebenszugewandtheit lebst und im Kontext des Yoga vermittelst, wie bringst du das in Einklang mit einem Begriff wie abhinivesha, *der eher das Gegenteil ausdrückt?*

Martin: Ich verstehe *abhinivesha* in dem Sinne, dass mit der Angst vor dem Tod und dem Haften am Leben viele andere Ängste verbunden sind. Wenn die Tibeter meditieren, meditieren sie bewusst auf den Tod. Das Tibetische Totenbuch[21] handelt ja auch davon. Und sie tun es nicht, weil sie den Tod ersehnen, sondern weil sie offenen Auges in den Tod gehen, weil sie ihn nicht ignorieren wollen. Ich glaube, durch das verkrampfte Anhaften am Leben folgen alle anderen Ängste. Und diese Ängste verdrängen wir, wenn wir unsere Todesangst verdrängen.

Ein Spruch des Dalai Lama lautet: »Man muss dem Tod den Stachel nehmen, um die Frucht des Lebens umso mehr genießen zu können.« Es klingt jetzt nach einem James-Bond-Film, aber ich glaube in der Tat, dass es sich im Angesicht des Todes besser leben lässt. Viele unserer Neurosen kommen daher, dass wir versuchen, dem Tod ein Schnippchen zu schlagen. Daraus resultieren Unsterblichkeitsprodukte aller Art. Geld und Macht sind ja letztlich nichts anderes.

Und ich glaube, wenn wir uns nicht klarmachen, dass wir sterben werden und wir unser Leben loslassen müssen, werden wir all das, was wir lieben, krampfhaft festhalten und dadurch leiden. Ich glaube, nur dann können wir das Leben richtig genießen. Wenn wir alles annehmen, so wie es ist. Dann kann man es auch wieder loslassen. Das Leiden folgt eher aus dem Anhaften. Denn wenn wir am Leben so anhaften, dass wir uns vollkommen verkrampfen, dann glaube ich, können wir das Leben nicht genießen. Ich glaube, durch *abhinivesha* wird nichts Negatives ausgedrückt, sondern im Gegenteil, es ist eine positive Sicht.

21 Eigentlich »Die Befreiung durch Hören im Zwischenzustand«, geht auf den großen indischen Heiligen Padmasambhava (skrt; tib: Guru Rinpoche) zurück, der den – damals noch indischen – Buddhismus im achten Jahrhundert in Tibet verbreitete.

In der Fixierung auf diesen Aspekt des Nichtanhaftens am Leben und an der Todesfurcht liegt darin nicht die Gefahr, dass sich eine gewisse Gleichgültigkeit etabliert, ein Fatalismus, wie ich ihm in Indien oft begegnet bin?

Martin: Ja, hier muss ich durchaus anmerken, dass in einigen Yoga-Sūtras diese negativ bezeichneten Dinge überbetont werden. Ich glaube schon, dass es absolut fundamental ist, die *kleshas* zu benennen. Die Analyse, wo wir stehen und was der Mensch ist, ist unverzichtbar. Doch es gibt auch Tendenzen einer gewissen Lebensverachtung, vielleicht auch Gleichgültigkeit, die ich für bedenklich halte. Das Ganze mit einer tantrischen Brille zu lesen würde es sinnvoll ergänzen, denn eine Lebenszugewandtheit widerspricht den *kleshas* ja nicht. Aber ein übertriebenes Beharren auf den *kleshas* kann durchaus zu einer negativen Weltsicht und zu einer Gleichgültigkeitseinstellung führen.

Es gibt das berühmte Zitat »*samatvam yoga ucyate*«: »Yoga ist Handeln aus dem Gleichmut heraus.«[22] Das klingt für mich optimistischer. Nicht: Es ist egal, sondern nur: Ich tue, was ich kann. Und die Ergebnisse, so wie sie dann kommen, nehme ich so an.

Ich denke, dass man mit Patañjali als Grundlage gut bedient ist. Dennoch kann man das Tantrische mit hineinnehmen. Und dennoch treten Konflikte in der Auseinandersetzung mit dem Yoga-Sūtra auf. Manche Aspekte, wo man auch Anna Boskamp zitieren könnte, sind eben aus männlicher Sicht beschrieben. Für Männer, die mit Frauen nichts mehr zu tun haben wollen.

Du hattest zu Beginn unseres Gesprächs von der charismatischen Ausstrahlung Leopoldo Chariases gesprochen. Was zeichnet ihn sonst als Menschen und spirituellen Lehrer aus?

Martin: Es ist, finde ich, schon beeindruckend, was bei ihm so zusammenkommt. Er ist ein Wanderer zwischen den

22 *Bhagavad Gītā*, 2.48

Kulturen. Er ist Peruaner, hat zudem andalusische und auch deutsche Vorfahren. Er war, bevor er nach Deutschland kam, auch in anderen Ländern, hat die Kulturen und die Sprachen dort kennengelernt. Spanien, Italien, Frankreich. Und er war schon früh mit der indischen Kultur vertraut. Er ist auch musisch sehr begabt, im Bereich Musik und Poesie. Er kann das Yogische auch in anderen Traditionen sehen. Etwas, das er mir eröffnet hat. Mit »yogisch« meine ich die Fülle des Lebens. Und die lässt sich auch in der Musik und in der Kunst erleben. Yoga bedeutet nicht nur, Āsanas auf der Matte zu machen. Das ist etwas, das er sehr gut vermittelt hat. Er mag zwar im kaschmirischen Shivaismus stehen, aber im Laufe seines Lebens ist er mit vielen anderen Traditionen bekannt geworden.

Und er ist der Begründer der GGF?

Martin: Er ist der Begründer der GGF mit Frau Seidel zusammen. Das war vor 28 Jahren. Und ich meine, es war eine der ersten Yogalehrer-Ausbildungen in Deutschland mit folgender Arbeitsteilung: Frau Seidel kümmert sich um das Geschäftliche und die Inspiration, und die pädagogische Leitung macht Chariase.

Welchen Stellenwert hatte Dr. Gharote in dieser Einrichtung, und wie kam es zu diesem Kontakt?

Martin: Die Beziehung zu Gharote gab es von Anfang an. Sie lernten sich bei einem Kongress in Madras kennen. Und er beeindruckte sie sehr. Da gab es auch einen typischen yogischen Disput, und die Haltung von Dr. Gharote gefiel den beiden. Sie hatten ihn damals schon gefragt, ob er sich beteiligen würde an der Ausbildung an der GGF. Dr. Gharote hatte einmal versucht, an der Sportuniversität Köln zu studieren, was ihm aber nicht gelang. Durch die GGF fand er dann doch noch den Weg nach Deutschland und wirkte von Anfang an mit. Er war der Bewahrer der Tradition in der Anwendung, Leopoldo

Chariase dagegen eher der Künstlermensch mit vielen Freiheiten. Gharote war hingegen der, der gesagt hat: »Das ist unsere Grundlage: das Yoga-Sūtra, die *Hatha-Yoga-Pradīpikā* und die *Gheranda-Samhitā*.« Dadurch, dass er damals zweimal pro Jahr kam, war die Kontinuität gegeben. Er blieb bis zu seinem Tod die Autorität in strittigen Fragen. Wenn wir fragten: »Wie ist das jetzt zu verstehen? Wie ist das zu interpretieren?«, dann war er die Instanz, die den Ausschlag gab.

Von den Dozenten hier in Düsseldorf scheint mir Ingrid Kohlhöfer sehr stark von Dr. Gharote geprägt zu sein. Welchen Eindruck hat er bei dir hinterlassen? Inwiefern hat er dich beeinflusst?

Martin: Ich denke, auf mich hat er in vielerlei Hinsicht einen starken Einfluss gehabt. Aber ich würde ihn nicht als meinen Hauptlehrer bezeichnen. Das lag unter anderem an der Didaktik und an der Art und Weise, wie er an Āsanas heranging. Er beeindruckte mich eher mit seiner Authentizität, mit seiner Aufrichtigkeit und Freundlichkeit. Sein Yogastil behagte mir nicht, mir fehlte der westliche Zugang. Bei ihm wurde in traditioneller Weise praktiziert, also: »*Next:* Sarvāngāsana[23]. *Go in, breath deeply, go out and relax*«. Wir Yogalehrer im Westen sind nicht gut bedient, es nur so zu machen. Wir brauchen, denke ich, aufbauende Übungen, wir brauchen Hinführung und Ausgleich. Ich bin nicht Anhänger von Desikachar, aber die Prinzipien, die er benennt, halte ich für wichtig. Ich würde sie anders nennen, ich würde sie anders aufbauen, aber die Grundaussage stimmt: Kein Mensch ist gleich. Man kann nicht jedem Menschen das gleiche Āsana aufstülpen. Und es braucht Heranführung und den Ausgleich.

Es gibt in der jüngeren Yoga-Entwicklung einen Yogalehrer, der von sich behauptet, den Power-Yoga erfunden zu haben, und dieser Yoga-

23 Schulterstand

lehrer namens Brian Kest sagt in einem Interview[24]*, dass er das Yoga-Sūtra »streckenweise gelesen hat, aber dass ihn das irgendwie gelangweilt hat«, und er sei kein Mensch, der über alte Schriften lernt. Was hältst du von dieser Einstellung?*

Martin: Das sehe ich durchaus kritisch. Ich war auch schon einmal bei Brian Kest, und der Unterricht hat mir durchaus gefallen, aber dieser unkonventionelle, amerikanische Umgangston ist auch irritierend. Diese Tendenz sehe ich aus verschiedenen Gründen kritisch und mit Sorge. Aber ich möchte auch nicht wie ein Traditionalist rüberkommen. Ich sehe die Yogatexte als Fahrplan oder besser: als Schatzkarte, die uns von den Pionieren des Bewusstseins hinterlassen wurde. Wenn wir diesen Weg gehen, können wir den Schatz finden. Wird ein Weg verschüttet, muss man eben einen neuen finden. Aber wenn wir die Schatzkarte verlieren, verlieren wir den Schatz. Und wofür machen wir dann Yoga?

Glücklich und erfolgreich zu sein ist ja gut und schön. Aber im Yoga geht es darum, und da sind sich alle Quellentexte einig, herauszufinden, wer wir wirklich sind. Und ich glaube, wenn wir diese Frage nach der Selbsterkenntnis verlieren, machen wir keinen Yoga. Natürlich ist es schön, einen gesunden Körper zu haben, und man kann besser praktizieren, wenn der Körper nicht ständig kollabiert. Aber Yoga ist kein Modesport. Ich hoffe, dass Brian Kest seine Anmerkungen polemisch gemeint hat. Wenn er es ernst meint, dann ist es besorgniserregend. Es gab auf dem Yoga-Kongress in Köln auch einen Streit über Vegetarismus, und da sagte Kest: »Wenn ich ein großes Rind sehe, läuft mir das Wasser im Mund zusammen.« Er hat so eine provokante Art. Aber er ist auch smart.

Nach jenem Kölner Kongress 2006 erhielt ich Post von einer Teilnehmerin, die mit der vulgären Art von Kest gar nicht einverstanden

24 *Yoga aktuell* Nr. 34, Okt./Nov. 2005

war. Sie zitierte Formulierungen wie »Beating the shit out of the body«, erwähnte Kests laute Rülpser ins Mikro sowie dessen mehrfach geäußerten Wunsch, er würde die Teilnehmerinnen gern umfallen sehen. Was hat Takt- und Respektlosigkeit mit Yoga zu tun? Und was ist an einem solchen Verhalten smart?

Martin: Na ja, das war schon hollywoodmäßig. Aber Kest ist auch sehr professionell. Ich denke, dass er sein Handwerk versteht. Er ist kein Scharlatan. Aber es gab so ein Stargebaren, und manche Sachen fand ich abstoßend. Wenn man Yoga praktiziert, sollte man wissen, wofür diese Technik ist. Man kann sich auch in der Technik verlieren.

Da wir gerade bei Starallüren und Yogatrends sind … Siehst du die Schwemme von Yoga-Events und Trademarks als Bereicherung oder als Trivialisierung?

Martin: Es wird mir langsam zu viel. Ich bin 2006 extra nach Amerika geflogen, weil ich mir das anschauen wollte. Ich war ganz schön entsetzt, was es da alles gibt. Es gab einmal Meinungsverschiedenheiten mit Ingrid Kohlhöfer, weil sie sehr traditionell ausgerichtet ist. Und da habe ich gesagt: Sei doch offen! Aber in den USA musste ich feststellen, dass es mit Yoga oft wenig zu tun hat.

Ich denke schon, dass man offen sein sollte. Aber wie in dem schönen Gleichnis von Mahatma Gandhi muss das nach allen Seiten offene Haus auf einem stabilen Fundament stehen! Sonst bläst es der Wind um. Und ich denke, das Fundament sind die Schriften. Wir sollten schon wissen, wohin die Reise geht.

Ich erkenne, dass da eine Herausforderung entsteht – auch für den BDY, der dem nicht gewachsen ist. Dabei sind die Vitalität und die Lebensfreude der neuen Yogaszene durchaus begrüßenswert. Und da denkt man, lasst sie doch, denn: Wie hab' ich denn mit Yoga angefangen? Ich habe ja auch nicht angefangen, weil ich mich selbst oder Gott erkennen wollte. Ich wollte, dass es mir guttut. Ich wollte ganz egoistische Sachen.

Also sollte man sie auch tun lassen, was sie für richtig halten. Denn sie machen ja nichts Böses. Aber man sollte andererseits auch nicht so tun, als gäbe es die philosophischen und spirituellen Aspekte nicht.

Ich war kurze Zeit Öffentlichkeitssprecher des BDY und habe so eine kleine Rede gehalten. Ich dachte über unseren Standort nach: Wir sind ja hier in Europa und somit auch geografisch zwischen Amerika und Indien. Wenn ich es überspitzt sagen darf: Die USA stehen für den Yoga an der Oberfläche, wohingegen Indien für den traditionellen Weg steht. Warum geht man also nicht den Weg mit dem Fundament der Schriften und lässt auch das Neue rein, wenn es weiterhilft, Wahrheiten zu erfahren?

Es sollte keine Hindernisse geben, um tiefer zu gehen. Wenn man sich vierzig Jahre mit extremsten Āsanas abplagt und ist dann einfach nur gelenkiger geworden oder auch nicht, weil die Gelenke ruiniert sind, oder wenn man rein egozentrische Motive pflegt, na, dann war Yoga für die Katz!

Noch einmal zur GGF. Wie wird es weitergehen, was ist in Planung?

Martin: Wir sind in der Umbruchphase. Da gibt es zurzeit einige Konflikte über den Zeitraum eines Wechsels in der Leitung. Die Alternative zur Einigung wäre, etwas Eigenes zu machen. Das wäre dann durchaus vergleichbar mit der damaligen Situation von Uwe Bräutigam. Ich glaube gar nicht, dass wir, also Leopoldo Chariase und ich, inhaltlich so weit auseinander sind.

Und gibt es persönliche Pläne, die über das Unterrichten und Referieren hinausgehen?

Martin: Ich habe schon so ein Bedürfnis, denn ich habe es studiert. Ich würde also gern auch akademisch forschen und im Übersetzungsbereich arbeiten. Ich habe das große Glück, Michael von Brück kennengelernt zu haben, der sich meiner angenommen hat. Mich interessieren auch die dravidischen Ursprünge[25] des Yoga, die ja auch in deinem *Stammbaum des Yoga*[26] thematisiert werden.

Sprachlich bin ich gut geschult, weil ich beide Seiten kenne. Ich habe Tamil wie auch Sanskrit studiert. Und meine Doktorarbeit bezieht sich teilweise auch auf solche Fragen, wobei ich einige Hinweise dir zu verdanken habe. Also: In diesem Bereich möchte ich gern weiterarbeiten, weil ich glaube, dass man Yogaforschung auf eine seriöse Ebene stellen sollte. Und dabei geht es um die vedische und die dravidische Kultur. Und um die Verbindungen. Es wird eine *Upanishaden*-Übersetzung geben, aber auch das sogenannte *Thirumandiram*, ein Text aus der tamilischen Tradition, der viele Techniken vorwegnimmt, die später im Hatha-Yoga bekannt geworden sind. Ich erhoffe mir viele neue Erkenntnisse durch die Erschließung des *Thirumandirams*[27]. Meine Meinung ist, dass vieles aus der dravidischen, und nicht aus der vedischen Kultur kommt. Ich glaube nicht, dass man in den Veden alles findet, wie die Orthodoxen sagen. Die Veden haben wunderschöne Mantras und Hinweise auf den Yoga, aber die dravidische Tradition ist total vernachlässigt, fast eine ideologische Abspaltung. Warum können nicht aus beiden Richtungen wichtige Aspekte kommen?

25 Die ersten Indizien für Yoga-Praxis finden sich in der Induskultur (ca. 2800 v. Chr. bis ca. 1800 v. Chr.), die dravidisch geprägt war.

26 Theseus Verlag, Stuttgart 2007

27 Hauptwerk des Mystikers Thirumoolar aka Sundara Natha (vermutlich 1. Jh.), eine spirituelle Enzyklopädie in 3047 Versen. Das dritte der insgesamt neun Kapitel bezieht sich primär auf Yoga.

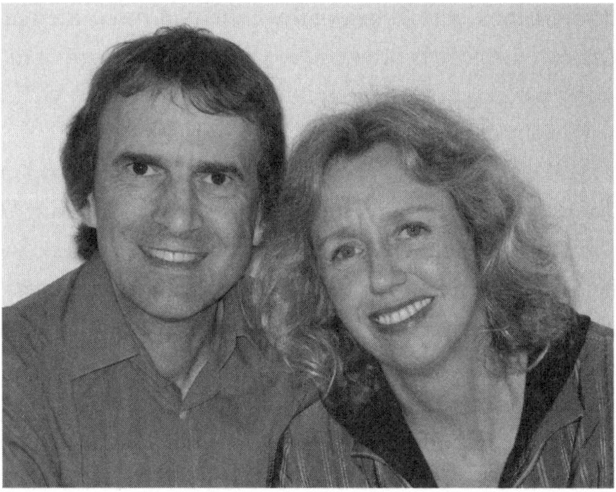

© Privat

KATRIN HOFMANN-UNGER
UND CARSTEN UNGER,

Himalaya Institut für Yogawissenschaft und Philosophie,
Hamburg & Ahrensburg

Yoga ist für uns in erster Linie ein Weg in die Freiheit.

Katrin Hofmann-Unger wurde 1960 in Kiel geboren; Diplom-Psychologin und Yogalehrerin (BDY/EYU); seit 1985 im Leitungsteam und im Vorstand des Himalaya Instituts für Yogawissenschaft und Philosophie e.V. tätig, seit 1987 in der Leitung der dortigen Yogalehrer-Ausbildungsschule.

Psychotherapeutische Beratung, Krisenbegleitung, Biografiearbeit und Coaching in eigener Praxis sowie Seminar- und Vortragstätigkeit; ein besonderer Schwerpunkt liegt auf der psychologisch ausgerichteten Yoga-Einzelarbeit und der Supervision von Yogalehrenden.

Veröffentlichungen: *Yoga und Psychologie – Persönliches Wachstum und Risiken auf dem Übungsweg* (1999); *Effekte des Yoga aus psychologischer Sicht; Entspannungsverfahren* (1999); *Der Blick nach innen, Yoga und Psychologie* (2000)

Carsten Unger wurde 1958 in Bremen geboren; Diplom-Psychologe und Yogalehrer (BDY/EYU); psychologischer Sachverständiger an Familiengerichten und Leitung des Instituts für Gerichtspsychologische Gutachten (IGG); Konfliktberater für Paare und Familien; Seminar- und Vortragstätigkeiten zu psychologischen Aspekten von Yoga und Meditation an verschiedenen Ausbildungsschulen des BDY. Von 1985 bis 2000 Erster Vorsitzender des Himalaya Instituts für Yogawissenschaft und Philosophie e. V.

Veröffentlichungen: *Yoga und Psychologie – Persönliches Wachstum und Risiken auf dem Übungsweg* (1999); *Der Blick nach innen, Yoga und Psychologie* (2000)

Katrin Hofmann-Unger und Carsten Unger sind verheiratet und haben eine Tochter

Was war zuerst da in eurem Leben, der Yoga oder die Psychologie?

Katrin: Bei mir war tatsächlich der Yoga zuerst da. Ich suchte als Jugendliche nach dem, was hinter allem steht, und fing ziemlich früh an, mich mit Anthroposophie zu beschäftigen. Das anthroposophische Menschenbild faszinierte mich. Fast gleichzeitig hatte ich jedoch auch die ersten Kontakte mit Yoga. Nach dem Abitur fing ich an, Psychologie zu studieren, weil ich am Menschen Interesse hatte: Wie funktioniert der Mensch; warum macht er, was er macht; wie denkt er und was denkt er? Von Beginn des Studiums an hatte ich die Idee, diesem naturwissenschaftlichen Ansatz noch eine geisteswissenschaftliche Ebene hinzuzufügen. Ich wollte mich nicht nur eingleisig mit Psychologie beschäftigen, sondern auch den Blick offenhalten für das, was vielleicht darüber hinausgeht. In diesem Zusammenhang kam ich mit dem Yoga in Berührung. Die erste Begegnung war eine Art Extremsport in einer Turnhalle. Das schreckte mich eher ab. Im Studium lernte ich jemanden kennen, der mir ein paar Meditationsübungen und Āsanas zeigte.

Nach dem Vordiplom machten Carsten und ich eine lange Reise: Ein halbes Jahr ging es mit dem Fahrrad durch Kanada und Amerika. Das hatte etwas von einer Pilgerreise: Wir fuhren jeden Tag weiter, waren in ständiger gleichmäßiger Bewegung, so dass der Geist immer ruhiger wurde. Wir hatten viele intensive Erlebnisse, bei denen ich das Gefühl hatte, dass wir auf irgendeine Art geführt würden. Es gab oft gefährliche Situationen, und immer kam irgendwie Hilfe. Ich war 22 Jahre alt, meditierte auf dieser Reise oft und war sicher, dass hinter dem, was ich von Yoga und Meditation kennengelernt hatte, für mich wirklich etwas Bedeutsames verborgen liegen könnte. Auf dieser Reise beschloss ich, nach einem spirituellen Weg zu suchen, um solche Erfahrungen, wie ich sie unterwegs hatte, öfter machen zu können. Ich beschloss, jemanden zu suchen, der mir Yoga und Meditation von der Pike auf beibringen könnte.

Carsten: Mein Weg war ein völlig anderer. Mir waren diese damals noch nicht so bekannten spirituellen Wege ein wenig obskur. Ich kam von einem mathematisch-naturwissenschaftlichen Gymnasium und fing auch an, Psychologie zu studieren. Mein Weg in eine transpersonale, spirituelle Dimension ging tatsächlich über die Naturwissenschaften. Ich hatte damals viel Interesse an Quantenphysik und an Astronomie. Zu der Zeit war ungeheuer viel los in dem Bereich. Es wurde auch viel auf einer Ebene publiziert, die man auch als Laie verstehen konnte. Die Bücher von Hoimar von Ditfurth habe ich alle verschlungen. Evolutionstheorie interessiert mich auch. Und in der Beschäftigung mit diesen Themen ahnte ich schon, dass man, wenn man das richtig ernsthaft betreibt, an eine Grenze kommt, an der ein Dimensionswechsel stattfindet. Ich las mit Begeisterung Briefe und Biografien von Physikern, die das erlebt und plötzlich gespürt hatten. Dann gingen wir auf diese Reise, und anders als Katrin hatte ich zuvor noch keinen Kontakt mit Yoga gehabt. Auf dieser Reise ging ich sehr stark in der Naturerfahrung der Rocky Mountains auf, wenn ich nachts in die Sterne schaute. Es wurde diese Einheitserfahrung noch einmal sehr angeregt. Danach war wieder Alltag. Wir mussten unser Studium fortsetzen und zogen von Kiel nach Hamburg.

Katrin: Ich war gerade von der Reise zurück und den ersten Tag an der neuen Uni, als ich die einzige Frau traf, die ich dort überhaupt kannte. Ich erzählte ihr, dass ich jemanden suche, der mich in Yoga und Meditation unterrichten könne, und dass ich außerdem einen Praktikumsplatz für das Psychologiestudium brauche. Darauf meinte sie: »Ich kenne einen Yogalehrer, bei dem ich gerade ein Praktikum gemacht habe.« Einen Tag später saß ich bei Wolfgang Bischoff. Das Himalaya-Institut war gerade ein Jahr alt, und er war dabei, eine psychologische Praxis aufzubauen. Ich fand das Ganze ein bisschen schräg und sehr »sponti-mäßig«. Aber gleichzeitig entstand in mir ein Bild von etwas, das ich »Spiritualität mit Bodenhaftung« nennen würde. Ich hatte den Eindruck, hier kann ich wirklich etwas lernen, und fing sofort damit an. Einerseits lernte ich, andererseits arbeitete ich mit. Das war eine gute Mischung und hatte schnell etwas Gleichberechtigtes.

Der primäre Lehrer für euch beide war Wolfgang Bischoff?

Katrin: Letztlich ja. Wobei dann schnell auch andere Lehrer dazukamen: Swami Veda kam zu Besuch, und ich war beeindruckt. Ich dachte, da sitzt ein Mensch vor mir, der das

Menschsein in sich entwickelt hat. Dann kamen andere Lehrer: Rajagopalan und Irina Tweedie sowie die beiden Ashtānga-Yogis Radha und Derek Ireland.

Carsten: Das Himalaya Institut war ein offenes Haus mit viel Kontaktsuche nach anderen Strömungen. Es gab auch eine intensive Kontaktpflege zwischen Yoga und Anthroposophie. Manche Anthroposophen fanden das allerdings ganz schrecklich und verwiesen immer wieder auf Rudolf Steiner, auf das, was er damals vor achtzig Jahren über den Yoga gesagt hat. Im Himalaya Institut aber war Weite, im Sinne von undogmatisch, und niemand sagte: »Wer nicht so und so ist, kommt nicht ins Haus.«

Katrin: Das war auch ein Kernsatz von Wolfgang, der mir gefiel: »Offene Weite, nichts von heilig«. Ich hatte das Gefühl, in spiritueller Hinsicht, zu Hause anzukommen. Es war ganz klar die Tradition, die dahinterstand und in der Wolfgang selbst gelernt hatte. Sie wurde zwar durch Swami Veda und Swami Rama verkörpert, aber gleichzeitig entwickelten wir ganz unabhängig von ihnen unsere eigene Arbeit.

Carsten: Ich weiß noch, dass wir damals in der Kneipe an der Uni saßen und Katrin wieder ganz begeistert von den philosophischen Konzepten erzählte, von der *Sāmkhya*-Philosophie[28], und ich dachte: »Was ist das für ein Murks, und wie kriegt man das belegt und bewiesen? Da kann man ja viel erzählen.« Ich fand das fremd und abgehoben und machte mir schon Gedanken, in welchen Kreis meine Freundin da hineingeraten war. Dann signalisierte Wolfgang aber große Offenheit, dass ich dazukommen könne. Es gebe viele Arbeitsgruppen und das könnte ich mir doch einmal anhören. Das wollte ich

28 Eines der ältesten philosophischen Systeme indischen Ursprungs. Der Sanskrit-Begriff *sāmkhya* bedeutet wörtlich »Zahl«, »Aufzählung« oder »das, was etwas in allen Einzelheiten beschreibt«, und bezieht sich auf die im *Samkhya* postulierten wirklichkeitsbestimmenden Elemente, die dort einer umfassenden Analyse unterzogen werden.

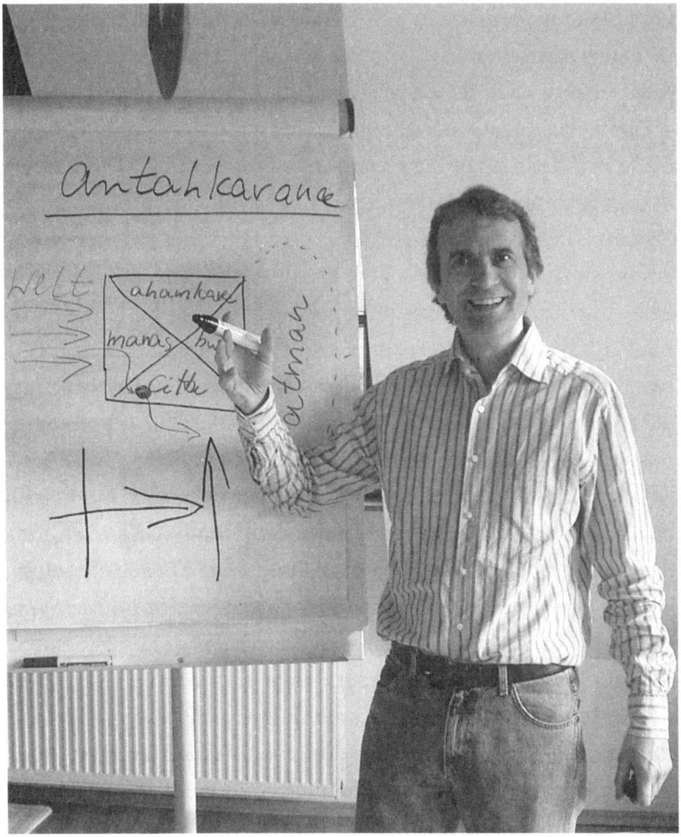

auch. Ich erlebte eine ganz interessante Reibung, mit diesen völlig fremden Konzepten konfrontiert zu sein, zu denen ich intellektuell gar keinen Zugang hatte. Ich trat heran mit den Augen eines Wissenschaftlers: »Hey, zeig mir mal die Belege!« Dadurch wurden diese Gespräche sehr interessant, luden sich manchmal geradezu emotional auf. Vor allem Wolfgang und ich rieben uns hier.

Die Atmosphäre zog mich an. Den Stil, wie man um die Inhalte rang, fand ich gut. Das hatte ich an der Uni so nicht erlebt: Sich auf Augenhöhe mit Inhalten auseinanderzusetzen, wo es keine einfachen Antworten, sondern oft mehr Fragen als Antworten gab. Und was ich auch an der Uni nicht erlebt hatte, war, dass man in so einem direkten menschlichen Kontakt mit jemandem zusammen war, der etwas vertrat und der auch Fragen zuließ – als persönliche Begegnung und ohne große Distanz. Ich machte dort auch mein Praktikum, kam mehr noch mit der psychologischen Arbeit in Berührung, insbesondere mit der Erstellung gerichtspsychologischer Gutachten. Und da sah ich für mich einen enormen Entfaltungsraum. Das war meine Kompetenz, und ich merkte, dass ich diesen Raum auch bekam. Dann traten wir in eine Phase ein, in der wir zwischen dem Studium in Hamburg und dem Himalaya Institut in Ahrensburg hin- und herwechselten. Wir waren die eine Hälfte der Zeit in Ahrensburg, arbeiteten und lernten dort mit, und die andere Hälfte studierten wir in Hamburg. Aber das Studium hatte in der Endphase schon eine gewisse Ausrichtung: Wir wollten ins Institut, und zwar weil wir den Yoga richtig lernen, aber auch in die psychologische Arbeit einsteigen wollten. Das waren zwei große Zugpferde. Nachdem wir das Studium beendet hatten, begann eine intensive Zeit. Wir lebten zwei Jahre in dem Haus in Ahrensburg, zusammen in einem Zimmer …

Katrin: …, das wir sehr oft räumten, um im Yogasaal zu übernachten, wenn Besucher oder Klienten kamen.

Carsten: Wir hatten im Institut ein Aufenthaltsprogramm, so eine Art Selbsttransformationsprogramm. An dem nahmen Menschen teil, die sich stabilisieren wollten mit Hilfe von Yoga. Mit denen lebten und arbeiteten wir dann zusammen. Das hatte fast die Atmosphäre eines Ashrams.

Katrin: Über zwei Jahre erlebten wir eine ganz intensive Übungs- und Studienzeit, in der wir als Gruppe jeden Tag von morgens 6.00 bis mittags 12.00 Uhr intensiv meditierten und Āsana-Praxis machten, Textstudium und Gesprächsgruppen. Danach fingen wir an zu arbeiten, bis spät abends.

Carsten: Das war ein Ausbruch von Energie. Das würde ich heute nicht mehr durchhalten. Von 6.00 bis 12.00 Uhr Yogastudium, danach ein normaler Arbeitsalltag.

Katrin: Wir hatten alle ein Erkennungsmerkmal: aufgeschabte Nasenrücken, weil wir jeden Morgen zwölf bis vierundzwanzig Sonnengrüße zum Aufwärmen machten.

War diese emotionale Zeit vonseiten Wolfgang Bischoffs von Toleranz geprägt?

Carsten: Da gab es zwei Ebenen: Einerseits war Wolfgang ja selbst ein Lernender. Er war damals gerade ein Jahr von seiner Ausbildung in Honesdale[29] (USA) zurück, hatte sein erstes Jahr mit einer Yogaschule und einer psychologischen Praxis hinter sich und rang damit, sich mit diesen philosophischen Konzepten auseinanderzusetzen. Es war oft so, dass wir in unseren Textstudien nicht weiterwussten. Da rief er Swami Veda an und fragte: »Was ist das? Wir verstehen das nicht.« Dann mussten wir weiterlesen, andere Textquellen zu Rate ziehen. Wenn es aber um den Stil der Auseinandersetzung ging, verstand sich Wolfgang Bischoff als ein Lehrer, der mir Manieren beibrachte. Wenn ich mit meiner studentischen Infragestellung kam, sagte er: »Weißt du, wir haben hier ein Konzept, und das lassen wir als solches erst einmal stehen. Wir versuchen das zu verstehen, aber du kannst kein neues Konzept daraus machen. Da bin ich erst einmal an deiner Meinung nicht so interessiert.« Oder einmal sagte er auch: »Du weißt das jetzt alles besser. Ich denke, du gehst erst einmal den Rasen mähen, anstatt zu philosophieren.« Das kränkte mich einerseits, andererseits hielt es mich. Denn da war einmal jemand, der sich mit mir persönlich auseinandersetzte. Das erlebte ich an der Uni nicht. Daraus entwickelte sich eine sehr fruchtbare Arbeitsbeziehung und später Freundschaft. In der ersten Zeit arbeitete er richtig mit mir.

29 In Honesdale, Pennsylvania, USA, befindet sich das von Swami Rama gegründete *Himalaya International Institute of Yoga-Science and Philosophy*.

Wann war das?

Katrin: 1982, als Yoga häufig noch als esoterischer Spinnerei galt. Damals war es noch schwierig, in der Gesellschaft damit zu bestehen.

Was hat euch am Yoga so sehr beeindruckt, dass ihr dabei geblieben seid und zudem auf die Idee kamt, dass man auch unterrichten kann?

Katrin: Für mich war es das, was ich immer gesucht hatte. Ich bin selbst völlig areligiös erzogen worden. Und trotzdem denke ich, habe ich eine gewisse Religiosität mitgebracht. Solange ich denken kann, betete ich – aber nur insgeheim, ohne Anleitung. Und später suchte ich nach dem, was das Eigentliche ist. In der Psychologie fand ich es nicht, ich hatte ja auch von Anfang an die Idee, dass es etwas ist, das darüber hinausgehen muss. Als ich erlebte, dass es so viele verschiedene Ansätze im Yoga gibt, fand ich das spannend. Ich entschied mich zwar dann für eine Richtung, hatte aber immer im Kopf, dass das nicht das Allheilmittel, nicht die einzige Möglichkeit ist, sondern dass es viele andere Wege gibt. Jeder hat seine Berechtigung, und so kann sich auch die Vielfalt der Menschen ausdrücken. Das fand ich beruhigend.

Habt ihr euch zwischendurch auch einmal auf eine andere Yogatradition oder Yogarichtung eingelassen?

Katrin: Natürlich besuchte ich viele andere Schulen und Seminare. Unter anderem war ich auf dem ersten Seminar, das Martin Soder und Imogen Dalmann im Rahmen des BDY gaben, und war sehr angetan. Ich bekam viele Anregungen, lernte viele interessante Ansätze kennen. Es war aber klar, dass mein Weg die Arbeit am Geist und an der inneren Haltung ist, wo Āsana- und Prānāyāma-Praxis eine große Rolle spielen, aber eben immer als Vorbereitung auf die Meditation und den Weg zu sich selbst. Das war die ideale Kombination für mich mit der Psychologie. Ich fühlte mich nicht verpflichtet, in dieser Tradition zu bleiben, aber es wurde zu meinem Weg. Allerdings hatte ich nie die Vorstellung, dass dies der einzig richtige Weg sei. Ich habe überhaupt nicht die Idee, dass es DEN richtigen Weg gibt. Mich interessiert, womit ich konkret etwas anfangen kann: So blieb ich neben dem Yoga auch immer mit der Anthroposophie in Kontakt – von beiden Weisheitslehren lerne ich viel, aber beiden stehe ich auch kritisch gegenüber und hinterfrage sie – ebenso wie mich selbst.

Carsten: Ich machte in dieser Ahrensburger Zeit zum ersten Mal in meinem Leben Dinge, die ich selbst rational gar nicht verstand: Ich saß morgens um 6.00 oder 7.00 Uhr da und zitierte Morgenmantras – und das immer und immer wieder. Ich ließ mich zum ersten Mal in meinem Leben auf etwas ein, das ich nicht vom Kopf her verstand. Und ich merkte in dieser Zeit, dass es eine Wirkung auf mich hatte. Es erschloss eine Ebene in mir, die in meinem Leben gefehlt hatte. Da war ich angedockt. Dann entdeckte ich, dass ich mit dem Werkzeug, das mir bisher weitergeholfen hatte, also mit dem Intellektuellen, dem naturwissenschaftlichen Zugang, auch an den Yoga herangehen und versuchen kann zu verstehen, was da passiert. Diese Art der Analyse war etwas, das mich befriedigte. Ich war derjenige in unserer Gruppe, der sich darum kümmerte, wie die Modelle und Konzepte des Ostens und des Westens zusammenhingen.

Katrin: Mich interessierte die Verbindung zwischen spiritueller und Persönlichkeitsentwicklung: also die Grundidee, dass eine spirituelle Entwicklung ohne Persönlichkeitsentwicklung nicht geht. Gerade in unserer Zeit und Kultur. Mich hat auch der Auftrag fasziniert, mit dem Swami Rama im Westen wirkte. Es ging nicht um die Frage: »Wie können wir jetzt dem Yoga entsprechen?«, sondern vielmehr darum: »Wie können wir den Yoga und das, was essenziell für uns Bedeutung hat am Yoga, anpassen an den heutigen westlichen Menschen mit all seinen Bedürfnissen, Beschränkungen und Eigenheiten? Was brauchen die Leute hier, heute bei uns?« Denn die persönlichen Muster, die jemand ausgeprägt hat, die prägen auch seine Art, Yoga zu üben. Wer zum Beispiel sehr rigide mit sich umgeht, ein Workaholic ist oder ein ausgeprägtes Kontrollbedürfnis hat, der neigt dazu, den Yoga zu missbrauchen und dasselbe Muster in anderem Gewand fortzuführen. Hier zu schauen, wie man den Yoga so für eine bestimmte Person aufbereiten kann, dass sie das lernt, was ihr schwerfällt; dass sie gerade das andere entdeckt, die andere Seite leben kann, die sie nie gelebt oder zugelassen hat.

Du meinst, es wird mit den Möglichkeiten des Yoga ein Ausgleich geschaffen?

Katrin: Mehr noch: persönliches Wachstum und eine Erweiterung des eigenen Selbstbildes. Wenn du immer mehr von demselben machst, kannst du nicht wachsen. Dann bildest du nur eine Seite von dir aus, verstärkst sie immer mehr und fixierst dich darauf.

Carsten: Das Ziel ist ja, mehr man selbst sein zu können. Wir fanden es eine spannende Entdeckung, dass die Rezeption des Yoga für die Yogaübenden sehr unterschiedlich sein kann – genau wie bei jemandem, der in der Bibel liest. Die Interpretation ist ziemlich offen, weil es ein Angebot ist, das in das Bewertungssystem des Lesenden hineinkommt. Da fällt es auf, dass der Yoga unterschiedliche Strukturen anbietet. Eine Seite des Yoga ist das Disziplinierende und Kontrollierende, das Strukturgebende, die andere Seite das Loslassen, das Entspannende, Hingebende.

Wenn sich jetzt eine bestimmte Persönlichkeitsstruktur mit dem Yoga konfrontiert, dann entsteht eine selektive Wahrnehmung: »Oh, das spricht mich besonders an, das kann ich schon ganz gut, das mache ich noch mehr.« Und dann beobachteten wir häufig, dass Männer, die schon ihren ganzen Alltag darum kämpften, Kontrolle auszuüben, mit dem Yoga ein super Instrument bekamen, sich sozusagen noch mehr an die Kandare zu nehmen. Und es gab andere, die unstrukturiert waren, die sagten: »Da kann ich mich noch mehr hingeben in die universelle Seite meines Seins.« Beides ist keine balancierte Auseinandersetzung mit Yoga. So versuchten wir dann, den Yoga als ein System aufzufassen, in dem der Einzelne sich in spezieller Weise damit konfrontieren kann, um Wachstumsprozesse anzuregen.

Das Himalaya Institut hat den Ruf, sehr psychologisch ausgerichtet zu sein, und ihr habt ja auch ein Buch verfasst mit dem Titel Yoga und Psychologie[30]*. Heißt das, es wird mehr über Yoga gesprochen als praktiziert, und wenn praktiziert wird, wie sieht das konkret aus?*

Katrin: Im Institut steht die Praxis, bestehend aus Āsana, Prānāyāma, systematischen Entspannungsübungen und Meditation, eindeutig im Vordergrund. Unsere Āsana-Praxis ist eher meditativ. Uns geht es nicht darum, dass ein Übender ein Āsana exakt so beherrscht, wie es in den Schriften dargestellt ist, sondern darum, zu schauen, wie jemand ein Āsana so für sich üben und damit einen Weg finden kann, dass es ihm auf seiner Reise zu sich selbst hilft. In der Āsana-Praxis steht die Atem-Achtsamkeit im Mittelpunkt. Denn ein freier, feiner Atem bildet die Vorraussetzung dafür, dass ein Āsana wirken kann und der Geist zur Ruhe kommt. So wird Meditation möglich. Die immer feinere Wahrnehmung des Atems ist außerdem die Basis für einfache, unspektakuläre Prānāyāma-Übungen.

Carsten: Es geht vor allem darum, WIE ein Āsana, WIE Prānāyāma geübt wird, und weniger darum, welches. Zum Beispiel *Nādī-Shodhana,* die wechselseitige Nasenatmung: Das ist so eine simple Übung und dennoch eine sehr wichtige in unserer Tradition. Für uns ist das eine anspruchsvolle Prānāyāma-Übung. Jeder von uns beschäftigt sich damit seit zehn, zwanzig Jahren. Es geht ja darum, die Übungen zu verfeinern, die wir

30 Verlag Ganzheitlich Leben, Ahrensburg 1999

machen. Der Geist beobachtet den Körper, den Atem. Der Geist beobachtet den Geist. Sich selbst ein Zeuge zu werden, ohne sich selbst zu bespitzeln, sondern ein wohlwollender liebevoller Begleiter zu werden, dafür sind die Übungen in unserem Ansatz letztlich das Arbeitsmaterial. Auch bei den Āsanas kommt es für uns weniger auf die äußere Form an als vielmehr darauf, wie und in welcher inneren Haltung der Einzelne diese Übung macht.

Was sind das für Menschen, die zu euch kommen? Hat sich das in den vergangenen Jahren spürbar verändert?

Carsten: Es sind sehr unterschiedliche Menschen, und das hat sich auch nicht wesentlich verändert, weil wir im Kursprogramm unterschiedliche Zielgruppen ansprechen. Da gibt es eher philosophisch ausgerichtete Gesprächsgruppen, daneben aber auch ganz normale Āsana-Kursprogramme für Anfänger, Mittelstufe und Fortgeschrittene. Und es kommen mehr junge Leute in das Hamburger Zentrum als in das Ahrensburger.

Katrin: Wir bemühen uns schon, die Leute dort abzuholen, wo sie stehen, ohne von dem Weg abzugehen, hinter dem wir stehen.

Ihr passt euch den Trends nicht an?

Katrin: Nein, weil die Trends oft nicht viel mit dem zu tun haben, was für uns den Yoga ausmacht. Ich meine, du kannst nie allen gerecht werden. Ich denke da an meinen ersten VHS-Kurs, den ich gegeben habe. Ich fragte am Anfang in der Runde: »Was erwartest du hier?« Da sagten einige: »Also ich habe Rückenschmerzen«, eine meinte: »Ich habe so viel Stress«, und die Letzte sagte: »Ich suche Gott.« Es bleibt eine Gratwanderung. Für uns geht es im Yoga nicht um ein Anti-Aging-Fitnessprogramm zum Abnehmen, sondern für uns steht mehr dahinter. Diese Ausrichtung wird natürlich besonders deutlich in den Yogalehrer-Ausbildungsgruppen.

Zu uns in die Ausbildung kommen die Menschen, die diese Ausrichtung ebenfalls anspricht. Es geht um persönliches und spirituelles Wachstum. Der Schwerpunkt liegt zum einen bei der Meditation, zum anderen bei der individuellen Entwicklung auf dem Yogaübungsweg. Ein wichtiges Thema, das die Ausbildung wie einen roten Faden durchzieht, ist beispielsweise der Umgang mit Emotionen und Denkmustern, das Lösen von sogenannten falschen Identifikationen und die Fähigkeit, innerlich einen Schritt zurückzutreten von der subjektiven Wahrnehmung. Wir üben, uns mit dem innersten Zentrum unseres Bewusstseins zu verbinden, zu unterscheiden, was wesentlich und was unwesentlich ist, und auf diese Weise nicht nur zu reagieren, sondern bewusst agieren zu können. Das sind wichtige Grundlagen, mit eigenen Lebenskrisen umzugehen oder andere darin zu begleiten. Wenn du dich auf einen spirituellen Übungsweg wie den Yoga begibst, hören ja die Krisen nicht einfach auf. Sie gehören zur biografischen Entwicklung des Menschen und geben uns wichtige Wachstumsimpulse. Die innere Haltung jedoch, mit der du dir selbst in einer Krise begegnest, kann sich durch die Auseinandersetzung mit der Yogaphilosophie und das Üben von innerer Achtsamkeit im alltäglichen Handeln entscheidend verändern und so den Übergang in eine neue Lebensphase konstruktiv gestalten. Das Motto unserer Schule, das auf Sanskrit im Logo steht, lautet: »Yoga ist Meditation in Aktion.« Das heißt: Was immer du tust, tue es mit größtmöglicher Achtsamkeit, Liebe und Hingabe, so dass du jedem Lebensaugenblick Würde verleihst. Das ist eine der Definitionen von Yoga in unserer Schule.

Wo seht ihr die Gemeinsamkeiten zwischen Yoga und Psychologie, wo die deutlichen Unterschiede?

Katrin: Zunächst einmal enthält ja auch der Yoga eine Psychologie. Ich denke allein an das Modell des Geistes, *antahkarana.* Das hat sehr viel mit Psychologie zu tun. In meiner psychologischen Praxis arbeite ich mit der Verbindung von östlicher und westlicher Psychologie. Für mich weist der Yoga weit über das hinaus, was die westliche Psychologie an Erklärungsmodellen, an Behandlungsmethoden und Ansätzen bietet, um den Menschen verstehen zu können.

Carsten: Sowohl Yoga als auch Psychologie haben das Erleben des Menschen, sein Verhalten und auch seinen Geist zum Gegenstand des Studiums. Das ist der gleiche Ausgangspunkt. Die Methoden, dies zu tun, sind allerdings unterschiedlich. Deshalb sind auch die Ergebnisse unterschiedlich. Das Faszinierende ist aber: Wenn der Gegenstand der Untersuchung, eben der Mensch und sein Geist, derselbe ist, sind teilweise auch die Ergebnisse parallel. Wenn du zum Beispiel die Arbeit an Gewohnheiten nimmst – im Yoga immer ein großes Thema –, dann hat die Lernpsychologie ähnliche, durchaus vergleichbare Ergebnisse gefunden. Ich glaube, dass da eine gegenseitige Befruchtung stattfinden kann.

Katrin: Yoga entstand vor einem anderen Hintergrund, in einer anderen Kultur und Zeit. Ich denke, was wir heute brauchen, besonders im Zuge der zunehmenden Individualisierung des Menschen im Westen, ist die Einsicht, dass eben nicht jeder all das mitbringt, was er für die spirituelle Entwicklung braucht, sondern vielleicht erst andere Schritte vollziehen muss.

Carsten: Das ist im Yogasystem etwas in den Hintergrund getreten. Da geht es sehr um die spirituelle Entwicklung, und es wird vorausgesetzt, dass auf der Persönlichkeitsebene eine gewisse Stabilität vorhanden ist. Ich finde die Stellungnahme von Jack Kornfield[31] unübertroffen, der in etwa sagt: »Nach meinem eigenen spirituellen Erleuchtungserlebnis musste ich feststellen, das meine Macken und Neurosen, mein Umgang

31 US-amerikanischer Lehrer (geb. 1945) für die buddhistische Vipassanā-Meditation. Im deutschsprachigen Raum wurde Kornfield vor allem durch sein Buch »Frag den Buddha und geh den Weg des Herzens« (Ullstein Verlag, Berlin, 2004) bekannt.

mit dem Alltag eigentlich wenig verändert waren.« Oder er sagt: »Nimm einen spirituellen Lehrer aus dem Osten und setze ihn in die amerikanische Landschaft mit drei Kindern, zwei Autos, Lebensversicherung und gib ihm einen normalen Job. Jeder hätte da Schwierigkeiten.« Und das finde ich wichtig, dass man nicht annimmt, dass der Versuch, sich auf der spirituellen Ebene fortzubewegen, einen gleichzeitig und automatisch in der Persönlichkeitsstruktur berührt, die man nun einmal hat. Und es wird kritisch, wenn man sich als Lehrer immunisiert gegenüber Kritik, indem man ausstrahlt: »Ich habe mich da auf einer bestimmten Ebene entwickelt, und um den anderen Kram muss ich mich nicht mehr kümmern.« Das wäre fatal.

Katrin: Jedes Āsana wirkt auch ganz für sich allein. Das Āsana braucht nicht die westliche Psychologie, um wirken zu können. Das ist klar. Der Yoga kann vollkommen verzichten auf die westliche Psychologie. Aber es ist interessant zu fragen, wie können wir das, was im Āsana vielleicht wirksam werden kann, in uns nutzen auf dieser Selbsterforschungsreise, die es ja letztlich ist. Wie kann ich das durch die Atmosphäre des Yogaunterrichts oder durch die Haltung, die ich als Lehrende transportiere, einfach noch erleichtern, verstärken? Für uns Yogalehrende im Westen ist es bedeutsam, kein Gefälle entstehen zu lassen nach der Art: Ich stehe da oben auf dem Thron und sage meinen KursteilnehmerInnen, wo es langgeht und was für sie gut und richtig und was falsch ist. Ich habe den Durchblick. Sondern im Gegenteil deutlich zu machen: Wir sind alle in diesem Entwicklungsprozess begriffen, egal ob wir gerade die Rolle des Lernenden oder des Lehrenden einnehmen. Wir alle sind Übende. Dies verhindert auch die Tendenz, in eine Abhängigkeitshaltung zu gehen oder in eine Idealisierung von einzelnen Lehrern.

Carsten: Die Psychologie kann uns natürlich auch helfen, bestimmte Inhalte, die aus dem Yoga kommen, gleichsam in eine Sprache zu übersetzen, mit der wir vertrauter sind. Eine

Sprache, die aus unserer Kultur und Zeit kommt. Das erleichtert es vielleicht in einigen Bereichen, etwas zu transportieren, das früher nicht verstanden wurde und jetzt, in ein anderes Begriffssystem gekleidet, wie zum Beispiel das der Psychologie, nachvollziehbar wird. Wenn ich von Swami Rama die Aussage höre: »Wir sind die Schöpfer unserer Welt«, dann fasziniert mich das. Aber das in die Erfahrung, in das konkrete Verstehen zu bringen ist nicht so einfach. Hier können Ergebnisse der Psychologie oder anderer westlicher Wissenschaften hilfreich sein.

Ein weiteres Merkmal des Himalaya Instituts ist die Mantra-Einweihung. Ist dazu jeder Mitarbeiter des Himalaya Instituts befugt oder autorisiert? Und welche Art von Mantra wird da übertragen?

Katrin: Das Himalaya Institut ist eine Mantra-Meditationsschule, in der diejenigen, die es möchten, sich initiieren lassen können. Es gibt nur sieben Lehrer in der Tradition, die autorisiert sind, die Initiation vorzunehmen, die die entsprechende Schulung haben. Wolfgang Bischoff ist einer von ihnen.

Carsten: Die Mantra-Initiation funktioniert so, wie sie jahrtausendelang funktioniert hat, nämlich so, dass sich Lehrer und Schüler nach einem Vorbereitungsritual schweigend gegenübersitzen. Derjenige, der initiiert, verbindet sich geistig mit der Gurukraft, mit dem, was letztlich die Intuition hervorbringen kann. Er hört intuitiv einen Klang, der zu diesem Menschen zu passen scheint. Dieser Klang ist ein Klang aus einer Palette überlieferter feststehender Mantras. Aus den Mantras wird eines für diesen speziellen Schüler ausgewählt. Es ist ein Mantra, das den Geist desjenigen, der damit übt, in eine bestimmte Schwingung versetzen soll, die passt und ihm hilft, diesen Weg zu gehen, ihn schützt. Dieses Mantra wird dann dem Schüler oder der Schülerin übermittelt, und dann wird erklärt, wie geübt werden kann. Das Mantra unterliegt der Schweigepraxis.

Ist die Mantra-Einweihung ein kostenpflichtiger Vorgang, bei dem für das Mantra ein bestimmter Betrag zu zahlen ist?

Katrin: Es ist üblich, eine Spende zu geben für ein soziales Projekt in Indien, das vom Institut unterstützt wird. In Orissa, in einer der ärmsten Gegenden Indiens, wird beispielsweise eine Schule aufgebaut für Mädchen.

Auf welche Quellentexte bezieht ihr euch primär?

Katrin: In erster Linie auf das Yoga-Sūtra, jedoch auch auf die *Bhagavad Gītā*, die *Sāmkhya*-Philosophie und die *Upanishaden*. Immer vor dem Hintergrund der Frage: »Wie kann ich dieses Menschenweisheitswissen, wovon es ja nicht nur in der östlichen Kultur, sondern auch in unserer westlichen Kultur etwas gibt, wie kann ich das für mich selbst verstehen und weitervermitteln, so dass es hier in unserem alltäglichen Leben ankommt, so dass jeder etwas damit anfangen kann?«

Carsten: Jedem dieser Basistexte widmen wir uns in der Yogalehrer-Ausbildung mindestens eine Woche ganz intensiv.

Wie stark ist die Anlehnung an den Hinduismus beziehungsweise an die indische Tradition beim Himalaya Institut?

Carsten: Es ist so, dass sich diese Bereiche mitunter in der Yoga-Praxis miteinander vermischen. Ohne Frage haben wir Elemente von Swami Rama und Swami Veda übernommen, die man weniger dem Yoga, sondern eher der hinduistischen Tradition zuordnet. Beispielsweise das Singen und Rezitieren bestimmter Mantras. Ansonsten gibt es in Bezug auf Hinduismus keine Verknüpfung.

Katrin: Ich wüsste nicht, warum ich mich dem Hinduismus zuwenden sollte. Wir sehen den Yoga eher als eine Möglichkeit, die eigene Religion, sofern man denn eine hat, noch bewusster und intensiver zu leben und zu praktizieren, aber nicht in dem Sinne, dass Yoga mit einer Religion verbunden werden muss.

Carsten: Viele Christen sagen: »Ich bin so oft in die Kirche gegangen, aber ich habe nicht wirklich Kontakt gehabt mit einem religiösen Erleben. Erst durch den Yoga weiß ich, was die bisher gemeint haben. Weil ich mit einer anderen Ebene in Berührung gekommen bin, da spüre ich etwas.«

Nach der Veröffentlichung des Stammbaum des Yoga *bekam ich mehrere Anfragen aus dem Hamburger Raum, ob die von mir im Buch erwähnten Missbrauchsfälle durch Swami Rama gesicherte Tatsachen seien und ob meine Informationsquellen wie das amerikanische* Yoga Journal *seriös seien. Wie ist eure Meinung zu diesen Vorwürfen und weshalb wird über diese aktenkundigen Vorfälle am Himalaya Institut nicht informiert?*

Carsten: Ich finde gut, dass du das ansprichst. Vielleicht erst einmal vorweg: Wir sprechen intern durchaus über dieses Thema, etwa in den Ausbildungsgruppen. Wir haben jedoch keine offizielle Institutsmeinung, die wir kundtun, sondern einen ganz vehementen und kontroversen Diskussionsprozess darüber im Institut. In einem sind wir jedoch alle einig: Sexueller Missbrauch in einer Lehrer-Schüler-Beziehung ist absolut abzulehnen. Es ist schädlich und vergleichbar mit solchen Geschehen in der Psychotherapie oder einer anderen Abhängigkeitsbeziehung.

Ihr geht davon aus, dass die gegen Swami Rama erhobenen Vorwürfe stimmen?

Carsten: Das wird unterschiedlich bewertet. Wir beide sind nie in eine tiefe emotionale Bindung zu Swami Rama eingetreten, und das macht einen großen Unterschied in der Beurteilung der Vorwürfe, ob das der Fall ist oder nicht. Wir wollen nicht arrogant sein und sagen: »Wir wissen jetzt, wie es gewesen ist, und die anderen spinnen.« Das ist eine Struktur, die in Übungsgemeinschaften häufig auftritt. Dann kommt es zu Ausgrenzungen. Da gibt es eine Wahrheit, und wer die nicht teilt, muss sozusagen raus. Aber ich kann für mich nach den Informationen, die ich habe, sagen, dass es solche Vorkommnisse gegeben hat. Konkret konnte ich mit einer Frau sprechen, die es betraf, es aber nicht als sexuellen Missbrauch etikettierte. Ich fand es beeindruckend, von Jack Kornfield zu lesen, er habe eine Untersuchung über den Umgang von Gurus mit Sexualität gemacht, und das Ergebnis sei relativ simpel …

Katrin: … Die Bienen machen es, die Vögel machen es und die meisten Gurus machen es auch …

Carsten: … Also, die Bandbreite von sexuellen Beziehungen, die sonst in der Bevölkerung durchaus auch vorhanden ist. Das ist jedoch keine Entschuldigung, wenn man sich anders inszeniert und darstellt. Selbst wenn Swami Rama nicht explizit über *brahmacharya* gesprochen hat, hat er sich doch als Mönch dargestellt, als ein spirituell erhobenes Wesen, das sich ganz dieser Lebensweise widmet und das auch mit seiner Kleidung deutlich gemacht. Damit wird zum Beispiel Frauen die Möglichkeit eröffnet, sich in einer ganz besonderen Weise einem Menschen, dem man vertraut, anzunähern. Und dann plötzlich die Rolle zu wechseln, halte ich für unverantwortlich.

Worauf sollten Schülerinnen und Schüler im Umgang mit einem spirituellen Lehrer achten?

Katrin: Ihn weder zu idealisieren noch sich in völlige Abhängigkeit zu begeben. Besonders aber, nicht davon auszugehen, dass jemand, der spirituell erleuchtet ist, wirklich in allen Lebensbereichen ein vollkommener Mensch ist.

Carsten: Man kann jedem Verhalten einen spirituellen Anstrich geben. Ich bin kein Freund davon. Man kann alles spiritualisieren. Diese Immunisierungstendenz ist so weit verbreitet, dass man sich die tollsten Geschichten ausdenkt, um das eigene Bild von einem idealisierten Menschen nicht ändern zu müssen – ein perfektes Bild mit verzerrten Wahrnehmungen.

Das ist ein bedenkliches Vorgehen, weil es ideologie-spezifisch ist. Wir schaffen in unserer Vorstellung einen Übermenschen. Das ist immer gefährlich, weil ihm übermenschliche Fähigkeiten zugeschrieben werden und sein Handeln praktisch nicht mehr kritisierbar ist: »Ich weiß ja nicht, auf welcher Ebene er Erkenntnisse hat und weshalb das so sein muss.« Das schafft eine enorme Abhängigkeit, das schafft Herdenverhalten. Ich schalte meinen Menschenverstand aus, und das ist die Eingangspforte für totalitäre Systeme. Wenn du fragst: »Warum macht ihr dann weiter unter dem Dach der Schule?«, so ist zu sagen, dass es schon eine ziemliche Auseinandersetzung bei uns gegeben hat und immer noch gibt. Und die Antwort lautet, dass unsere 25-jährige Arbeit hier keine Swami-Rama-Verehrungsveranstaltung, sondern unsere Arbeit ist, hinter der wir inhaltlich in vollem Umfang stehen. Deshalb ist die kritische Auseinandersetzung mit dem Verhalten eines Lehrers kein Weltuntergang. Es zeigt, dass wir Lehrer auch als Menschen ansehen müssen und nicht als Übermenschen.

Katrin: Wir bemühen uns, durch unsere Art der Unterrichtung die Eigenverantwortlichkeit der Menschen und die Schulung der Unterscheidungsfähigkeit zu fördern. Dadurch kann der Übende den Kontakt zu dem, was wir den inneren Lehrer nennen, immer stärker entwickeln und so immer unabhängiger werden von äußeren Lehrern. Uns liegt auch nichts daran, einfach nur feststehende Lehrmeinungen weiterzutragen, sondern wir verbinden den Yoga der Himalaya-Tradition mit den Werten der westlichen Aufklärung und der humanistischen Psychologie, um das Menschsein in uns zu studieren. Wir fordern jeden Menschen auf, der zu uns in die Kurse oder die Ausbildung kommt, das, was wir unterrichten, vor dem Hintergrund eigener Erfahrungen zu überprüfen und nichts unkritisch zu übernehmen. Erst durch eine eigenständige Entwicklung in der Auseinandersetzung mit den Inhalten kann der Yoga in jedem Einzelnen auf individuelle Weise lebendig werden. Yoga ist für uns in erster Linie ein Weg in die Freiheit.

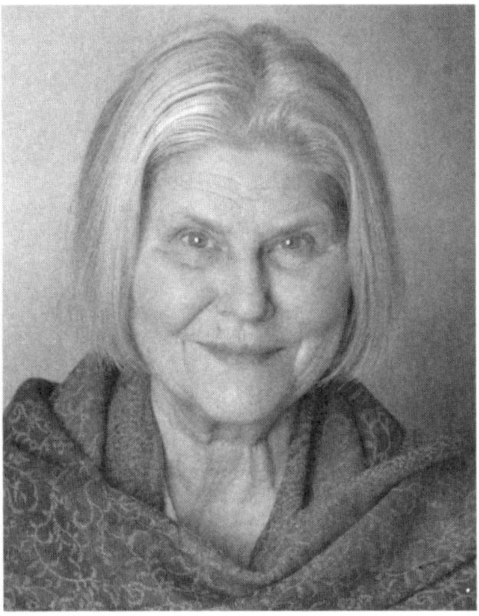
© Privat

ROSWITHA MARIA GERWIN,

Integrale Yogaschule, Dießen am Ammersee

Es geht darum,
ein menschlicherer Mensch zu werden.

Roswitha Maria Gerwin, geboren 1943 in Arnsberg-Herdringen (Westfalen); dreifache Mutter; Kulturreferentin; Leiterin und Referentin der Integralen Yogaschule für Aus- und Weiterbildung und Meditationslehrerin für Yoga, Zen und Kontemplation (nach Willigis Jäger); Ausbildung in Therapeutischer Bewegungsschulung, Theater, meditativem und sakralem Tanz, Philosophie, Theologie und Gesellschaftswissenschaften sowie langjährig in Yoga und Zen; Entwicklung der Integralen-Yoga-Praxis mit Yoga Dance im Geist der Integralen Spiritualität; Mitglied der FKA (Fachkonferenz Ausbildung des BDY); Kulturprojekte in freier Regie mit Musik und literarischen Lesungen; 1983–1989 Integrale Yogaschule für Aus- und Weiterbildung in Mülheim an der Ruhr; 1994 Umzug mit der Ausbildungsschule nach Dießen an den Ammersee.

Veröffentlichung: *Das Yoga-Jahr. Übungen im Wandel der Jahreszeiten* (2007)

Erinnerst du dich an deine erste Begegnung mit Yoga und welchen Eindruck du dabei von Yoga gewonnen hast?

Roswitha: Daran erinnere ich mich noch sehr gut. Das war ungefähr 1975. Eine Freundin hat mich zum Yoga mitgenommen und gesagt, da sei eine Gärtnerin, die immer eine Schürze trage, aber die mache das ganz wunderbar, und wir wollten doch schon immer mal Yoga kennenlernen.

Da bin ich mitgegangen und fand tatsächlich eine Gärtnerin mit einer Schürze und einem großen Dutt vor. Jedes Mal kam sie mit einer Nachttischlampe an. Alle anderen Lichter wurden ausgemacht, und nur die Nachttischlampe brannte. Sie hatte ein Buch dabei, darin blätterte sie dann und sagte: »Heute müssen wir diese Übung machen, das ist eine ganz fiese Übung, aber die müssen wir machen, die steht in allen Büchern!« Das war der Kopfstand, und in den zog sie uns rein. So habe ich Yoga kennengelernt, auch wenn das nach meinem heutigen Verständnis nicht viel mit Yoga zu tun hatte. Sie machte jedoch stets eine schöne Entspannung und war in ihrer ganzen Art so eine richtige Großmutter, sehr mütterlich, was mir guttat, weil ich damals gerade durch meine Ehe eine psychische Krise durchlief. Da brauchte ich Entspannung.

Ich bin dann etwa ein Jahr lang immer mitgegangen, und eines Tages sagte diese Freundin: »Ich habe jetzt in Duisburg eine andere Yogalehrerin.« So kam ich in Duisburg zu Helga Peters, die den deutschen Berufsverband der Yogalehrenden mitgegründet hat. Sie war eine Koryphäe. Da habe ich sofort gesagt: »Hier bin richtig. Hier bin ich im Yoga.« Wir haben uns schnell angefreundet, und sie nahm mich überall hin mit, zu allen kulturellen Veranstaltungen, also nicht nur zu den damaligen Yogaveranstaltungen. Ich war sozusagen ihre geistige Tochter. Sie war es auch, die mich dann in die Yogalehrer-Ausbildung nach Marl gebracht hat. Das war damals die erste Yogalehrer-Ausbildung, die mit Pädagogik zu tun hatte. Lothar Kempe-Walt, der erste Referent, unterrichtete dort das »Lehren lernen« für den Yogaunterricht. Und diese Ausbildung habe ich mitgemacht. Helga Peters gehörte ebenfalls zu den Referenten, aber sie starb während dieser Zeit. Ich habe sie noch gepflegt in Duisburg, habe sie bekocht. Es hat mir gutgetan, ihr zum Lebensende noch helfen zu können. Vor dieser Zeit habe ich sie auch in ihren Kursen vertreten, wenn es ihr nicht gut ging. Ich war damals Sportlehrerin in einer Mülheimer Grundschule, Ehefrau und dreifache Mutter. Die Kinder nahm ich dann mit zum Yoga.

Was genau hat dich am Yoga angesprochen?

Roswitha: Ich fühlte mich sehr angesprochen, weil wir beide, Helga Peters und ich, von der Bewegungserziehung, vom Tanz und vom Sport her kamen. Sie liebte den Tanz sehr, und weil ich darin berufliche Erfahrung hatte, kamen wir sofort ins Gespräch. Ihre Lenkung in den Āsanas war von ihrem großen eutonischen Wissen geprägt und beseelte mich sehr. Was Helga Peters nicht so sehr vermittelt hat, war Meditation, die mich jedoch stark interessierte. Ich ging zur gleichen Zeit nach Essen-Werden, wo Pater Kopp, Assistent von Pater Lassalle[32], Zen-Meditation vermittelte. Und weil er wusste, dass ich in der Yogalehrer-Ausbildung und Schülerin bei Helga Peters war, wurde ich sofort für die Körperbildung der Zen-Übenden ein-

32 Hugo Makibi Enomiya-Lassalle (1898 bis 1990) war ein deutscher Jesuit und Zen-Meister. Lassalle gilt als wichtiger Wegbereiter der Verständigung zwischen Zen-Buddhismus und Christentum.

gespannt. Und Pater Lassalle wurde dann wiederum mein Lehrer. Da Pater Kopp ständig nach Japan flog, weil er dort in der Ausbildung war, wurde ich recht bald Assistentin von Pater Lassalle und bin mit ihm zwei Jahre lang im Ruhrgebiet von einem Kloster zum anderen gereist, immer wenn er von Japan nach Deutschland kam. Das war meine größte Lehrzeit bei diesem besonderen Menschen, in seiner ganzen Bescheidenheit und seiner Präsenz.

Diese Gleichzeitigkeit von Yoga-Bewegung und Zen-Meditation war es, die mir den Weg zum ganzheitlichen Yoga bahnte. Ohne längere Yogastudien bei anderen Lehrern öffneten sich mir innere Welten. Klassische Yogatexte spiegelten sich in meinen Erfahrungen und brachten Klarheit und Licht in mein Leben.

Es ist ja nicht selbstverständlich, dass man sich solchen Dingen so intensiv zuwendet. Woher kam der Impuls für dieses Interesse und diese Orientierung?

Roswitha: Kaum hatte ich meine tiefen Erfahrungen im Yoga bei Helga Peters gemacht, da wurde alles, was ich über Meditation gelesen hatte, spannend. Es war ganz wichtig für mich, dass dieser Aspekt dazu kam. Ich bin ja sehr katholisch erzogen worden und war auf eine andere Dimension, auf Gott, ausgerichtet. Ich hatte schon als kleines Kind intensive Erfahrungen mit Engeln gehabt, und so war das sogenannte Numinose etwas ganz Normales für mich. Ich komme ja vom Bauernhof aus einer ländlichen Gegend. Da wurde nicht viel geredet. Man lebte, trotz der vielen Arbeit, mehr in der Stille.

Als du dich in diesem ländlichen, konservativ-christlichen Umfeld immer mehr dem Zen und dem Yoga zugewandt hast, gab es da auch Konflikte mit deiner Familie?

Roswitha: Da war ich ja schon verheiratet, hatte drei Kinder und wohnte in der Stadt. Probleme damit hatten eher mein damaliger Mann und seine protestantische Familie. Ich dachte damals: Egal, ob Besuch kommt oder nicht, ich mache meine Übungen, wozu natürlich der Kopfstand gehörte, den ich jedoch seit Jahren nicht mehr lehre.

Meiner Verwandtschaft auf dem Dorf habe ich das erst einmal gar nicht gesagt, denn ich war froh, wenn man dort Joghurt nicht mit Yoga verwechselte. Ich war ja sowieso das schwarze Schaf, das evangelisch geheiratet und unter anderem eine brotlose Kunst studiert hatte, war schon immer eine Außenseiterin mit meinen Ideen. Wenn ich zu Hause mal etwas vom Yoga erzählte, dann sagte man: »Bist wohl in einer Sekte.« Sie wussten nicht viel von mir.

Hast du dich in jener Zeit vom Christentum distanziert?

Roswitha: Das brauchte ich gar nicht. Von Kindheit an hatte ich ein inneres religiöses Verständnis, mich interessierte die Amtskirche weniger, bei mir kam etwas von innen heraus. Das war selbstverständlich, so dass ich mit dem Christentum keine Probleme hatte. Für mich zählte Kontemplation, die christliche Mystik sprach mich mehr an. So konnte ich mit Pater Lassalle sprechen und mit einigen Mönchen. Wunderbar! Die Mönche, die dogmatisch redeten, interessierten mich gar nicht. Ich hatte eine Weltansicht, die war gleich mit der Welt des Yoga und gleich mit der Welt des Zen. Sie war integral. Und Sri Aurobindo, der ja den Integralen Yoga benannt hat, ist »mir geschehen«. Ich war nie in Indien, nie in Auroville[33]. Aber ich hatte immer mit Menschen Kontakt, die in Auroville waren, die »die Mutter«[34] noch gekannt haben und auch Sri Aurobindo noch. Mit denen habe ich meditiert, und mit ihnen war ich im Gespräch.

33 Auroville ist eine internationale Gemeinschaft in Südostindien, die im Jahr 1968 gegründet wurde. Sie liegt 130 km südlich von Chennai (früher Madras) in der Nähe von Pondicherry.

34 Mira Alfassa (1878–1973), Sri Aurobindos spirituelle Partnerin im Integralen Yoga

Wann und wodurch kam es zu der Entscheidung, Yoga zu unterrichten, also dies als Beruf auszuüben?

Roswitha: Nur durch Helga Peters. Die sagte sofort: »Du wirst Yogalehrerin!« Ich unterrichtete inzwischen in der Grundschule auch haltungsschwache Kinder, durch eine Weiterbildung an der Akademie Remscheid und mit Referenten der Sporthochschule Köln. Und dann bin ich nach Marl in die Yogalehr-Ausbildung gekommen. Man nannte sie die erste Yogaakademie Deutschlands. Danach begann es erst mit den Ausbildungsbausteinen. Als die Ausbildung einige Jahre zurücklag, leitete ich dann die vierte Baustein-Ausbildung des BDY. Gleichzeitig unterrichtete ich in vielen Bildungseinrichtungen und Klöstern des Ruhrgebiets und des Niederrheins.

Warst du zu Beginn dieser Periode bereits klar fokussiert auf den Integralen Yoga, oder entwickelte sich das erst später?

Roswitha: Sofort. Das Integrative war bereits da, durch die Berührung mit Zen und christlicher Mystik. Aber diese neue Ausbildungsschule, die ich gründete – das war während der vierten Baustein-Ausbildung –, das geschah mir wirklich über eine Intuition. Die Schule sollte Integrale Yogaschule heißen. Ich habe mit Werner Vogel darüber gesprochen, und er sagte: »Ja, das ist für dich genau richtig. Deine Yogaschule kann doch nur ›Integrale Yogaschule‹ heißen.« Zuerst hatte ich noch »Devayana« davor gesetzt. Heute heißt sie: »Integrale Yogaschule für Aus- und Weiterbildung«, weil ich besonders im Bereich Meditation Weiterbildungen anbiete.

Welchen Bezug hattest du zu Werner Vogel? Und wie hast du ihn kennengelernt? Ich kenne ihn nur als Leiter des Verlages Via Nova.

Roswitha: Ich lernte ihn zuerst auf den anfänglichen deutschen Yogakongressen kennen, die damals, etwa 1978, noch im hochsauerländischen Willingen stattfanden, und durch das Buch *Yoga mit Heilwirkungen*[35]. Außerdem war er auch Referent

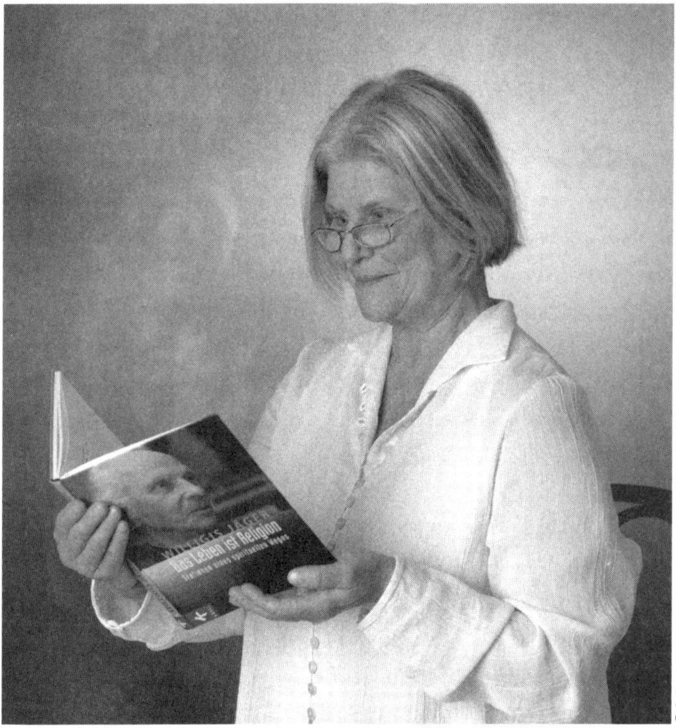

© Privat

in Marl und zeigte uns dort eine innige Verbindung zwischen Yoga und Christentum. Später holte ich ihn auch als Referenten zum Baustein vier. Er hat mich irgendwann angerufen, weil er Meditationsschüler werden wollte. Er wusste, dass ich Verbindung zu Zen-Lehrer Pater Lassalle und zum gerade neu ernannten Lehrer für Kontemplation und Zen, Pater Willigis Jäger, hatte und seine Schülerin war. Pater Willigis, meinen spirituellen Lehrer, holte ich später auch in den Berufsverband und in meine Schule. Werner Vogel war schon Referent bei

35 Schnitzer Verlag, Marktoberdorf 1995 (zusammen mit Marlies Dorschner verfasst)

mir und hat auch bei meiner Schuleinweihung die Laudatio gehalten. Unsere Treffen in Fulda, beim Ausbildungsbeirat, waren von ihm wunderbar vorbereitet, in einem fürstlichen Hotel.

Was genau verstehst du unter »Integralem Yoga«?

Roswitha: Mir ist er ganz selbstverständlich geworden, so wie es selbstverständlich ist, dass zum ganzen Menschen die Integration von Körper, Geist und Seele gehört. Jedes Abweichen vom Ganzen im einen oder anderen Bereich ist schmerzlich. Wichtig ist dabei zu erkennen, dass ich nicht das eine bevorzuge und das andere verabscheue, sondern um die Wechselwirkungen weiß und mich immer wieder auf Veränderungen einlasse, bis alle Bereiche meiner Existenz integriert sind. Im Grunde braucht man nur in den Yoga hineinzugehen und sich für das Geistige zu öffnen. Das leuchtet auch in unsere Abgründe und in unsere Unwissenheit. Da beginnt dann die Arbeit zur Integration, um heil zu werden.

Sri Aurobindo unterscheidet seinen Integralen Yoga von anderen Systemen, indem er die übergeistige Kraft jenes göttlichen Bewusstseins in die Unwissenheit von Geist, Leben und Körper herabbringt, diese umwandelt, das Göttliche hier offenbart und ein göttliches Leben in der Materie schaffen möchte. Mir hat einer seiner Aussprüche immer geholfen: »Wenn dein Ziel groß ist und deine Mittel klein, handle trotzdem, denn durch dein Handeln allein wachsen auch deine Mittel.«

So war es auch, als sich wieder neue Herausforderungen ergaben, wie zum Beispiel das späte Frauenstudium an der Dortmunder Universität im Fachbereich Gesellschaftswissenschaften, Philosophie und Theologie mit den Schwerpunkten in Psychologie und Pädagogik. Ich konnte dort sogar Indische Philosophie belegen.

Mir war es wichtig, in allen Bereichen geschult zu sein, wenn ich eine Yogalehrer-Ausbildung leite. Deswegen habe ich alles belegt, was man belegen kann. Nach sechs Semestern habe ich dann das Examen gemacht. Ich habe immer deutlicher gemerkt, wie wichtig es ist, dass ein Mensch in seiner Ganzheit angeschaut wird. Dass ich nicht nur aus einer Richtung etwas lehre, sondern die ganze Spannbreite von Yoga kennenlerne und dass ich das Wichtigste an die Teilnehmer weitergebe. Die ganze Bandbreite war mir wichtig. Nicht das Moderne, wie zum Beispiel der Power-Yoga, das interessiert mich nicht. Mir ging und geht es eher um Feinfühligkeit, dass sich der Körper, der Geist und die Seele angesprochen fühlen. Dass jeder immer etwas mitnimmt und sich etwas heiler fühlt als vorher. Die eigene Erfahrung stärken, damit er wirklich weiß, wovon er spricht.

Man hat mir dann in der Essener Aurobindo-Gruppe, in der ich oft Gast war, auch Kassetten von Sri Aurobindo und der Mutter gegeben. Das hat mich unwahrscheinlich angesprochen. Jedes Mal wurde ein Abschnitt aus *Savitri*[36] gelesen. Als ich *Savitri* ganz gelesen hatte, das wichtigste Werk von Aurobindo, da habe ich Pater Lassalle gefragt, ob er es kennt. »Jedes Wort ein Mantra«, hat er gesagt.

Ist Aurobindos Ansatz durchweg universell oder doch auch stark mit dem Hinduismus verknüpft?

Roswitha: Bei Sri Aurobindo steht das Universelle, das Spirituelle im Mittelpunkt. Für mich im Grunde nichts Neues, denn ich habe die Kontemplation, die christliche Mystik, den Yoga und den Zen bereits als eins gesehen. Da konnte ich nie einen Unterschied finden. Was ich in dem einen gefunden habe, fand ich auch in dem anderen. Und bei Sri Aurobindo fand ich das gebündelt. Es hat mich auch stark beeindruckt, dass er Deutsch gelernt hat, nur um Goethe besser zu lesen. Er ist ja im Westen groß geworden und hat den Yoga und das Spirituelle erst kennengelernt, als er von England nach Indien zurückkam.

36 Verlag Hinder & Deelmann, Gladenbach 1992

Zuallererst war er jedoch Widerstandskämpfer und verbrachte eine Zeit im Gefängnis. Dort erlebte er die große Erleuchtung, die sein ganzes Leben veränderte.

Kann man den Integralen Yoga nach Aurobindo auch so verstehen, dass es dabei vor allem um das Geistige und das Philosophische geht, weniger um Körpererfahrung, also kaum um Āsana- und Prānāyāma-Praxis?

Roswitha: Āsana und Prānāyāma hat Aurobindo nie gelehrt. Ihm ging es immer nur darum, das Supramentale herabzubringen, durch Meditation und bewusstes Leben. Pater Lassalle ist etwa zehn Mal in Auroville, in der sogenannten Zukunftsstadt, gewesen, und er hat gesagt: »Ich wollte mal gucken, ob die weiter sind als die anderen Menschen in der Welt. Also: Die sind auch nicht weiter.« Sri Aurobindo hat im Grunde das Gleiche gesagt: »Mir sind eine Handvoll wirklicher Menschen lieber als 100 000 Halbherzige.« Er hat das echte Leben gelehrt und Briefe an seine suchenden Schüler geschrieben. Es ging ihm immer um Menschlichkeit und das menschliche Leben. Einem Schüler, der vieles zu eng sah, schrieb er: »Schwimmen Sie heraus aus Ihrem Bassin und hinein in die offene See. Tanzen Sie Walzer an den Horizonten.«

In Auroville wurde besonders am Anfang viel Sport getrieben. Die Mutter hat Tennisspielen eingeführt, weil sie gemerkt hat, dass die Inder in Bewegung kommen mussten – nicht nur sitzen, sie sollten erst einmal lebendig werden. Wir Westler dagegen mussten erst mal ruhiger werden. Aber bei allem ging es eigentlich immer um den menschlichen Menschen. Und das ist es, was mich bei der ganzen Spiritualität und auch bei Sri Aurobindo anspricht.

Eine Formulierung wie »menschlicher Mensch« scheint mir doch sehr unscharf oder ungenau, denn aus Lust oder mit Kalkül zu töten ist auch spezifisch menschlich. Wovon du sprichst, scheint mir eher eine

Idealisierung des Menschen an sich zu sein. So, wie er sein sollte und wohin es sich unter günstigen äußeren Bedingungen entwickeln könnte. Eine Wunschvorstellung aus der Sicht des Humanismus …

Roswitha: So ist es: Der menschlichere Mensch vom Humanistischen aus gesehen ist gemeint, der sich – auch durch eine intensive Yoga-Praxis – bereits im Bewusstsein geändert hat. Das ist es auch, was mir bei dem Zen-Meister Willigis Jäger so gut gefällt, wenn er sagt: Es geht darum, ein menschlicherer Mensch zu werden. Und das ist etwas, was sich auch finden lässt, wenn einer Yoga übt. Das gibt auch Patañjali in seinen Sūtras an, wenn von einer neuen Geistesausrichtung die Rede ist.

Ich finde es zum Beispiel sehr erfrischend, wenn eine große Heilige wie Teresa von Avila sagt: »Wenn du es im Kuhstall nicht hast und in der Küche nicht wahrnimmst, dann brauchst du es in der Kirche nicht zu suchen.« So sehe auch ich Menschen, die lebendig sind, die normal sind und aus einer selbstverständlichen Spiritualität leben. Menschen, die nicht eingebildet sind, die nichts aufoktroyieren wollen. Ich glaube, da komme ich von der Scholle her. Das Natürliche, das Wahrhaftige, das hat mich immer sehr angesprochen, und das zieht mich auch bei Sri Aurobindo an. Da ist eine Spur, die er geradlinig verfolgt hat.

Ein Artikel in seinem Buch *Integraler Yoga*[37] hat mich stets besonders beeindruckt. Er beschreibt darin, wie er diese große Erleuchtung im Gefängnis gehabt hat, spürbar bis in die tiefste Körperzelle. Wenn ich das lese, kriege ich jedes Mal eine Gänsehaut. Im Zen habe ich das auch wiedergefunden: Die Erfahrung soll sich im Körper und im Leben ausdrücken können.

Gibt es neben den Büchern von Sri Aurobindo auch Quellentexte des Yoga, die dich beeindruckt und beeinflusst haben?

37 *Handbuch des Integralen Yoga*, Mirapuri Verlag, Gauting 1991

Roswitha: Ja, besonders Patañjali und die *Upanishaden*, auch im Vergleich zur christlichen Mystik, wie sie von einigen französischen Benediktinermönchen beschrieben wurde. Die Sūtren des Patañjali habe ich wie Mantras erlebt, über die ich in früheren Jahren meditiert habe, ehe ich darüber unterrichtete. Das Yoga-Sūtra ist das wichtigste. Ich finde es vor allem auch das »Lehrbarste«. Aurobindo ist so speziell, da muss man schon sehr viele Vorkenntnisse haben. Früher war ich Referentin im Fach Yoga-Sūtra des Patañjali für den Berufsverband der Yogalehrenden. Da hatte man noch keinen Uwe Bräutigam, keinen Dr. Eckart Wolz-Gottwald, und die Interpretationen von Desikachar und Sriram lagen auch noch nicht vor. Bei Patañjali finde ich alles. Ich schreibe jeden Monat einen umfangreichen Lehrbrief über ein bestimmtes Thema und füge angehängte Textauszüge aus Büchern hinzu für die Gruppenarbeit in meiner Ausbildungsklasse, und Patañjali ist fast immer dabei.

Gibt es ein Sūtra, das dich besonders anspricht oder das dir besonders wichtig ist?

Roswitha: Es ist der ganze Abschnitt über den Ashtānga-Yoga, die Achtblättrige Blüte, die als Zeichen auch auf meinem Briefkopf zu finden ist. Das ist der so wichtige achtgliedrige Yoga, den wir weitergeben »müssen«. Und natürlich das, was den Yoga in seiner Essenz ausmacht: *yoga citta vritti nirodha*[38]. Wer wird davon nicht angesprochen? Und ganz klar: *ishvarapranidhāna* das letzte *niyama* ist mir ganz wichtig. Und da bin ich auch gleich bei Sri Aurobindos Thesen und kann mir Wesentliches herausnehmen, um ihn zu erklären. Ich finde auch Erklärbares bei meinem Lehrer Willigis Jäger, der sagt: »Wir sitzen eigentlich nur all die Jahrzehnte, um uns zu überlassen und loszulassen.« Wie *abhyāsa* und *vairāgya*, Übung und Loslösung,

38 »Yoga ist die Stilllegung der Bewegungen des Geistes«, Yoga-Sūtra 1.2 (nach Maldoner, Raja Verlag, Stuttgart, 2002)

gleichzeitig. So sind es immer wieder die Zusammenhänge, die mich freuen. Ich sehe dann keinen Unterschied.

Als ich Dr. Gharote aus Lonavla, der inzwischen schon gestorben ist, in die Ausbildung holte, sagte er, der Hatha-Yoga sei nur die unterste Stufe des Rāja-Yoga. Er beschrieb ihn als eine Leiter und Hatha-Yoga als eine Sprosse. Er sagte: »Du kannst genauso gut die Leiter herumdrehen, dann ist die Hatha-Yoga-Sprosse oben.« Das gefiel mir sehr. Dr. Gharote hat sich immer geärgert, wenn jemand sagte, Hatha-Yoga sei das eine, aber der Rāja-Yoga etwas ganz anderes. Der Hatha-Yoga war für ihn immer Teil des Rāja-Yoga, so wie es auch in der *Hatha-Yoga-Pradīpikā* heißt: »Allein wegen des Rāja-Yoga üben wir den Hatha-Yoga.«

Auf welche Weise vermittelst du so etwas?

Roswitha: Ich vermittle den Hatha-Yoga sehr meditativ, aber fließend im vorbereitenden Yoga Dance, den ich vor zirka 30 Jahren entwickelt habe; auf eine Art und Weise, dass sich die Bewegung leicht nach dem Atem ausrichten kann. Dazu sagte mal jemand zu mir: »Wenn man zu dir käme, um den Kopfstand zu machen, dann würde man wahrscheinlich gar nicht bemerken, dass man plötzlich drin ist.« Die klassischen Āsanas werden jedoch so vorbereitet, dass man auch länger darin bleiben kann, mit der Intention: »Jedes Āsana ist Meditation.« Dazu gilt Folgendes: Der Atem und die Energielenkung gestalten die Haltung, wobei das Nachgeben in der Dehnung vom inneren Impuls ausgeht, bis im Augenblick der Stille nach dem Ausatmen die Begrenzung sich zur Grenzenlosigkeit erweitert. Dazu sollen möglichst die fünf Kriterien nach Patañjali verinnerlicht sein: Die Haltung soll gleichzeitig stabil und angenehm sein; eine Zeit lang gehalten werden; der Atem ist lang und fein; der Geist ausgerichtet; und der innere Blick ist so ausgerichtet, als schautest du in die Unendlichkeit.

Du erwähntest vorhin bereits Indra Devi, die dir sehr nahe war. Kanntet ihr euch persönlich, und hattet ihr regelmäßig Kontakt?

Roswitha: Ja, Indra Devi stand mir persönlich sehr nahe. Oft schrieb sie mir richtige Liebesbriefe. Sie hat bei mir in Essen-Kettwig gewohnt, wenn sie in meiner Yogaschule in Mülheim unterrichtete. Ich bin auch jedes Mal nach Frankfurt gefahren, wenn sie von Argentinien kam, um nach Russland oder nach Frankreich weiterzufliegen. Wir hatten eine Freundin in Frankfurt, dort durfte Indra Devi bei Ihren Zwischenstopps immer wohnen. Oft war ihr kalt, und dann sagte sie: »Kommen Sie doch in mein Bett, Kindchen. Zum Aufwärmen.« Später habe ich Mataji – so wurde sie genannt – an Willi Massa in die Neumühle vermittelt. Dann bin ich stets zu ihr ins Saarland gefahren. Dabei hat sie mir dann weitere, auch spezielle fließende Übungen von Krishnamacharya gezeigt und von ihm erzählt. Sie war die erste Frau, die er ausgebildet hat. Später wollte Sai Baba sie gerne bei sich haben als eine Art Vorstelldame, wie sie sagte.

War Indra Devi denn eine Anhängerin von Sai Baba?

Roswitha: Es war wohl eher anders herum: Sai Baba war ihr Anhänger! Er wollte sie wegen ihrer Ausstrahlung haben. Er hat ihr Ringe »herbeigezaubert«, wenn ich das so salopp sagen darf. Sie hat schon an seine Fähigkeiten geglaubt, aber dann sagte sie einmal: »Ich geh' doch da nicht hin, Kindchen!« Das Gleiche ist Mataji bei dem viel jüngeren Premananda passiert. Er hat ihr sogar eine wundervolle Göttin aus der Asche geholt, die sie immer bei sich trug. Aber auch bei ihm wollte sie nicht bleiben.

Wodurch ist dein Kontakt zu ihr eigentlich zustande gekommen?

Roswitha: Durch den europäischen Yogakongress in Zinal habe ich sie kennengelernt. Ich bin ja schon ganz früh als Referentin nach Zinal gekommen. Damals schickte mich der

BDY über mehrere Jahre auch nach Dießen, dahin, wo ich seit fast 15 Jahren wohne, ins Haus auf der Lichtung nach Riederau. Erst war Helga Peters da, dann Willi Massa und dann ich. Zum Dreikönigsseminar. Jedes Jahr. Und dort habe ich auch vom Zen erzählt und wie es meinen Yoga bereichert. Deswegen haben sie mich wahrscheinlich nach Zinal eingeladen. Und wohl auch deswegen, weil einige Leute erzählt haben, dass man bei mir sogar Patañjali verstehen kann. Ich habe immer nur das weitergegeben, was ich selbst verstanden habe. Schon 1985 hat man mich nach Zinal geholt. Dort habe ich viele bekannte Yogalehrer und -lehrerinnen und auch die verschiedensten Yogarichtungen kennengelernt. Eine von ihnen gehörte ebenfalls zu meinen Lehrerinnen. Es war die auch in Deutschland bekannte Schweizerin Anne Lenz-Brugger. Indra Devi war mehrmals dort als Referentin. Da haben wir uns näher kennengelernt. Dabei habe ich ihr erzählt, dass ich im Jahr 1989 eine Yogaausbildungsschule eröffnen würde, und sie hat gesagt: »Da komme ich.« Sie war damals schon 90 Jahre alt!

Was hat dich an ihr besonders beeindruckt?

Roswitha: Dass sie Russin war, hat mich angezogen. Dass sie Künstlerin beim »Blauen Vogel« in Berlin war und dass sie getanzt hat. Und dann ihre Wandlung vom Künstlerischen zum Spirituellen, das hat mich beeindruckt. Sie wurde eine richtige *Grande Dame* des Yoga, die gerne Vorträge hielt und sich in sechs Sprachen perfekt ausdrücken konnte. Sie sprach auch gern Lustiges aus neben Yoga- und privaten Themen, zum Beispiel: »Ich küsse den ganzen Saal, und ich frage niemanden nach seinem Gesundheitszeugnis.« Und sie küsste die Menschen wirklich überall auf der Welt, wo sie von Yogagruppen eingeladen wurde. Die Zuhörer kamen alle am Ende ihres Vortrags zu ihr, und sie küsste und umarmte wirklich jeden. Dazu sangen alle das »*OM Namah Shivaya*«. Das war schon charismatisch.

Wie hat sie über Krishnamacharya gesprochen?

Roswitha: Mataji war unglaublich stolz, dass sie die ganze Ausbildung bei ihm geschafft hatte. Unglaublich stolz auch deshalb, weil er gesagt hatte, sie werde es nicht schaffen, nein, sie werde das nicht schaffen … Er hat ihr vorgeschrieben, was sie essen soll, und hat nicht geglaubt, dass sie durchhalten werde. Aber sie hielt alles ein, und er war sehr verwundert, dass sie diese Ausdauer hatte. Darauf war sie sehr stolz. Auch darauf, dass er sie schon bald nach Indonesien zum Yogalehren schickte. Auch später hat er sie immer wieder zu sich eingeladen. Ich glaube, dass sich beide verehrten.

Lässt sich die Welt zum Besseren verändern dadurch, dass man meditiert? Oder braucht es einen weiteren, anders gearteten Schritt?

Roswitha: Da würde ich wieder vom integralen Gedanken ausgehen und sagen, dass immer etwas durch Meditation bewirkt wird, denn die Veränderung geht ja vom Einzelnen aus, der seine Veränderung in die Welt trägt.

Wenn der Meditierende im Alltag nicht bemerkt, was »dran« ist, zum Beispiel, dass die Trennung des Mülls genauso wichtig ist wie das Essen, das auf den Tisch kommt; wenn die Meditation nicht bewirkt, dass man ein menschlicherer Mensch wird, dann kann man es gleich sein lassen. Oder das Ego bläht sich auf, wie Patañjali bei den *siddhis* vermerkt. Aber im Grunde genommen, wenn man es ernst meint, kommt dabei heraus, dass man aufmerksamer wird für das, was im Alltag und im Miteinander wirklich zu tun ist.

Wenn du zurückblickst auf die letzten drei Jahrzehnte: Wie hat sich der Yoga in Deutschland aus deiner Sicht verändert?

Roswitha: Vor allem durch den Einfluss von Krishnamacharya und dessen Sohn Desikachar sowie durch Menschen, die einen meditativen Weg gehen, hat sich das Verständnis von Yoga sehr verändert. Viele Yogaübende ließen sich zudem von

Zen- und Vipassanā-Lehrern schulen und wurden sensibler und zugleich körperbewusster. Es gibt einfach mehr Konzepte als nur die Rishikesh-Reihe von Sivananda, die überall und immerzu gelehrt wurde. Es wird inzwischen sehr darauf geachtet, wenn ein Mensch Schwierigkeiten mit der Wirbelsäule hat oder andere körperliche Probleme, um genau dort anzusetzen. Früher hieß es: »Na, dann kann er eben keinen Yoga machen.« Jetzt kann praktisch jeder mit Yoga anfangen, da, wo er gerade steht. Es gibt natürlich auch Yogaschulen, die völlig amerikanisiert sind und aus dem Yoga gern ein sportliches Programm machen möchten, aber grundlegend merke ich, dass die Leute sich angesprochen fühlen, wenn man ihnen eher einen meditativen Yoga beibringt, der das vegetative Nervensystem auf Ruhe schalten lässt. Dazu gehört der stufenweise Aufbau und das individuelle Eingehen auf die Person. Das ergibt Sinn für weitere Entwicklungen.

Wohin wird sich deiner Meinung nach der Yoga im Westen entwickeln: Noch mehr in Richtung Kommerzialisierung und Wettbewerb oder eher in Richtung Substanz und Vertiefung?

Roswitha: Ich persönlich glaube, in Richtung Vertiefung und in Richtung Spiritualität, obwohl mich der starke Wettbewerb auch betroffen macht. Aber was ich zum Beispiel im Benediktushof in Holzkirchen bei Würzburg erlebe, lässt hoffen. Da sind ja oft Hunderte meditierender Menschen. Daran merke ich, dass die Spiritualisierung zunimmt. Natürlich sehe ich auch, dass in gleicher Weise Vermarktung und Kommerzialisierung zunehmen. Wenn aber immer mehr Menschen spirituelle Erfahrungen machen, dann können sie nicht mehr so sehr vom Kommerz geblendet werden. Ich bin da zuversichtlich. Und je mehr Yoga im Geist des Yoga gelehrt wird, desto mehr entwickelt sich das Bewusstsein, wodurch die Welt zum Besseren verändert werden kann.

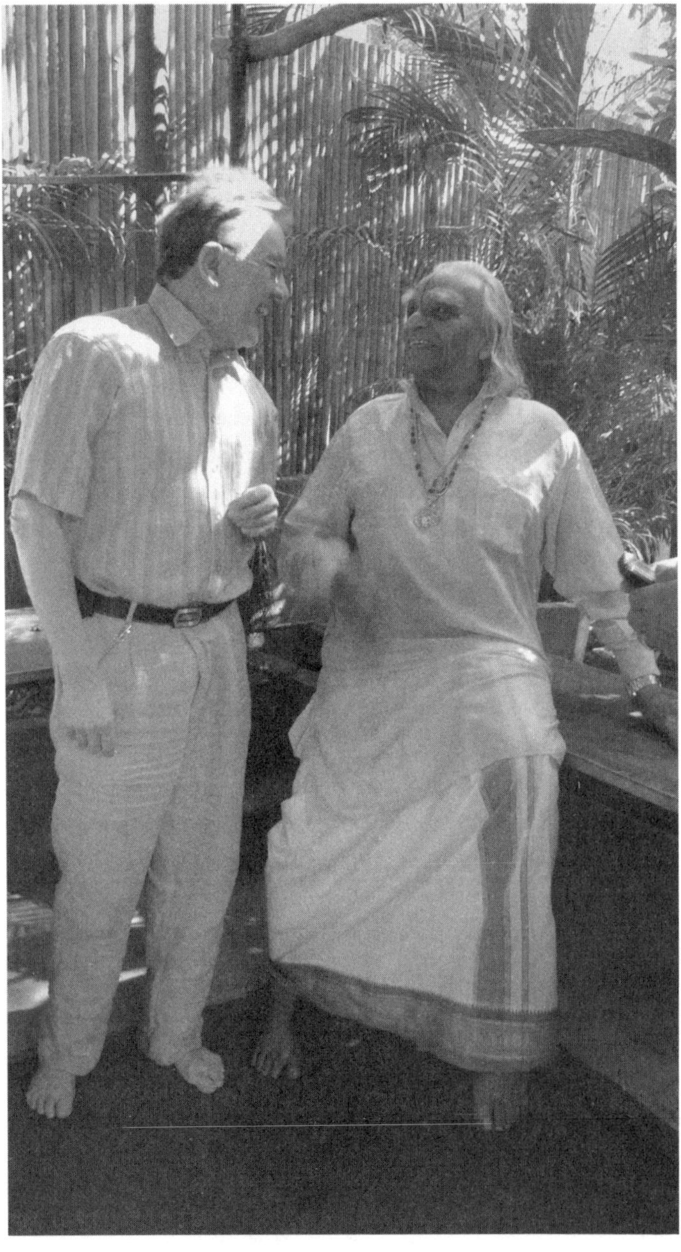

◂ Ralf Schütt (links) mit
B. K. S. Iyengar

RALF SCHÜTT,

Jivana-Raum für Iyengar-Yoga, Peine,
& Iyengar-Yoga-Center, Hannover

Es ist diese exakte, differenziert ausgerichtete Übungsweise der Āsanas, die Iyengar-Yoga ausmacht.

Ralf Schütt, 1950 in Peine geboren; seit 1980 Yoga-Praxis; 1986 Gründung des Yoga-Zentrums Jivana-Raum für Yoga und ganzheitliche Erfahrung; freiberufliche Lehrtätigkeit; 1988 erste Kontakte mit Iyengar-Yoga in Pune/Indien; 1992 Zertifizierung mit dem *Introductionary Level* II nach der Yogalehrer-Ausbildung am Iyengar-Yoga Institut in Amsterdam; Januar 2000 *Teacher Guidance Class* mit B. K. S. Iyengar; Mai 2000 amtsärztliche Prüfung zum Heilpraktiker (Psychotherapie); 2002 Prüfung zum *Junior Intermediate* I Zertifikat; 2003 Prüfung zum *Junior Intermediate* II Zertifikat; 2004 Prüfung zum *Junior Intermediate* III Zertifikat; seit 2005 Ausbilder der privaten Iyengar-Yogalehrer/-innen Ausbildung/Training im IYCH (Iyengar Yoga Center Hannover) in Hannover und im Jivana in Peine; regelmäßige Fortbildungen im Iyengar-Yoga bei internationalen *Senior Teachers* sowie am Iyengar-Yoga Institut in Pune/Indien.

Wann und wo hast du mit dem Yoga begonnen?

Ralf: Das hat 1980 angefangen, aus einer Umorientierungsphase heraus. Ich war in einer Phase, in der ich mich beruflich und körperlich nicht wohlfühlte. Zu dieser Zeit bekam ich eine Zeitschrift von einem Gesundheitsverein aus Braunschweig, und dieser bot Yoga an. Und da lernte ich dann meinen ersten Yogalehrer kennen, der mir schon nach einem halben Jahr eine Yogalehrer-Ausbildung anbot. Dort lernte ich auch Bernd Bachmeier[39] kennen. Wir beide machten bei diesem Yogalehrer dann die Ausbildung.

Wer war dieser Yogalehrer?

Ralf: Sein Name war Hans David. Zu jener Zeit war er in Braunschweig und Umgebung recht bekannt. Während der Ausbildung merkte ich aber auch schon, dass ich noch nach etwas anderem suchte. Hans David vermischte damals Yoga mit den Meditationstechniken von Bhagwan, später unter dem Namen Osho bekannt. Ich war diesen Techniken nicht abgeneigt, wollte aber erst einmal den reinen Yoga erlernen.

Ich erinnere mich an einen Beitrag von Hans David im Sonderheft Yoga *des Hamburger* DAO-Magazins *von 1995. Darin ging es um die Entwicklung der* koshas, *und er wurde als Leiter des Arkanum-Yoga-Zentrums Braunschweig vorgestellt: Ein vollbärtiger Mann, nur mit Shorts bekleidet, und neben Hans David war als zweiter Name Dyan Paramananda angegeben.*

Ralf: Ich habe ihn wohl das letzte Mal vor mehr als zwanzig Jahren gesehen und erinnere mich nicht mehr genau, ob er einen Bart trug oder nicht. Auf jeden Fall brachte er mich auf

39 Yogalehrer sowie Berater und Coach für Selbständige, Geschäftsführer der Yogaschule Braunschweig, lebt in Vechelde

den Yogaweg. Zu jener Zeit kam ich auch mit anderen Yogarichtungen in Kontakt und suchte eigentlich immer noch nach einer etwas anderen, effektiveren Yoga-Art.

Meine Ausbildung schloss ich 1983 ab, und so begann ich, an der VHS Peine zu unterrichten. Ich gab bis zu dreizehn Kurse pro Woche – ausschließlich an der VHS, privat noch gar nicht. Wegen Yoga gab ich meinen Beruf als technischer Zeichner auf. Ich arbeitete nämlich bei einer Firma, und jener erwähnte Hans David bot damals Yoga noch als Bildungsurlaub an. Also konnte ich Yoga als Bildungsurlaub in Anspruch nehmen und setzte dies auch bei meiner Firma durch. Daraufhin kündigte mir die Firma, ich klagte auf Wiedereinstellung, und es kam schließlich zu einem Vergleich. Ich war raus aus der Firma, und so entwickelte sich alles in Richtung Yoga, therapeutisches Arbeiten und Politik. Im Grunde parallel: Körperarbeit und Psychotherapie und politisches Engagement.

Welche Art von Körperarbeit und Psychotherapie kam da zur Anwendung?

Ralf: Es waren Gespräche, Bioenergetik, Hakomi, Focusing Encounter und zum Teil auch Rebirthing. Ich arbeitete sehr viel damit. Hinzu kam eine Mischung aus Yoga und Therapie beziehungsweise Selbsterfahrungstechniken. Therapie durfte ich das damals nicht nennen. Und dann machte ich nochmals eine Ausbildung beim Landesverband der VHS, bei Rocque Lobo. Es war keine vollständige IPSG[40]-Ausbildung, sondern eine Fortbildung des Landesverbandes der Volkshochschulen Niedersachsen. Sie dauerte ein Dreivierteljahr. 1988 bekam ich einen Flyer von jemandem, der vorübergehend in meinem Haus wohnte. Auf dem Flyer war eine Ankündigung: »Yogameister B. K. S. Iyengar – 70. Geburtstag.« Da buchte ich sofort einen Flug und fuhr das erste Mal nach Indien.

40 Yoga als Integriertes Psychosomatisches Gesundheitstraining nach Dr. Rocque Lobo

Du bist nach Indien gereist, ohne genau zu wissen, was dich bei Iyengar erwartet?

Ralf: Ja, genau so. Ich bekam dort auch keine *General-Yoga-Class*, irrte in Poona quasi nur herum und nahm in dieser einen Woche an Geburtstags-Feierlichkeiten teil. Wobei die Feierlichkeiten eigentlich nur Schüler von Iyengar mitmachen durften. Da ich noch kein Schüler war, flog ich dann auch am Sonntag gemeinerweise raus. Heute habe ich ein gutes Verhältnis zu Pandu, der immer noch da ist. Ich bekam eine Adresse in Goa und ging dort zu Sharat, der ebenso bekannt wie umstritten ist. Für mich war es der Einstieg in den Iyengar-Yoga. Bei Sharat machte ich zwei Wochen lang zwei Touristenkurse mit, und dann bot er ein Intensiv-Seminar über vier Wochen an.

Hast du den Intensiv-Kurs ebenfalls mitgemacht?

Ralf: Ich verlängerte meinen Aufenthalt, war fast ein Vierteljahr in Indien, besuchte den Intensivkurs, und dann stand für mich fest: »Jawohl, Iyengar-Yoga, das ist es.« Ich habe ja vorher diese Therapieformen mitgemacht und angeboten. Diese waren zuletzt sehr weich und fließend geworden. Mein maskuliner Teil kam zu kurz. Zu diesem Zeitpunkt wie auch heute noch war und ist Iyengar-Yoga genau das Richtige für mich. In ihm kann ich meine männliche Energie spüren und nicht nur dieses sanfte Dahinfließen und »Eiapopeia« und »Störungen haben immer Vorrang« wie bei anderen Yogarichtungen. Hier hatten Störungen keinen Vorrang. Da hieß es weitermachen und dranbleiben. 1990 fing ich eine Iyengar-Yoga-Lehrerausbildung im Iyengar-Zentrum in Amsterdam an, die ich 1993 beendete. Danach ging es weiter mit Aus- und Fortbildungen. Iyengar-Yoga hat verschiedene Levels und Schwierigkeitsgrade beziehungsweise Qualifikationen. Ich schloss die Lehrerausbildung mit *Introductory Level* II ab und zertizifierte mich dann mit den Jahren immer weiter. 1986 baute ich mein Haus hier in Peine um und fing an, privat zu unterrichten.

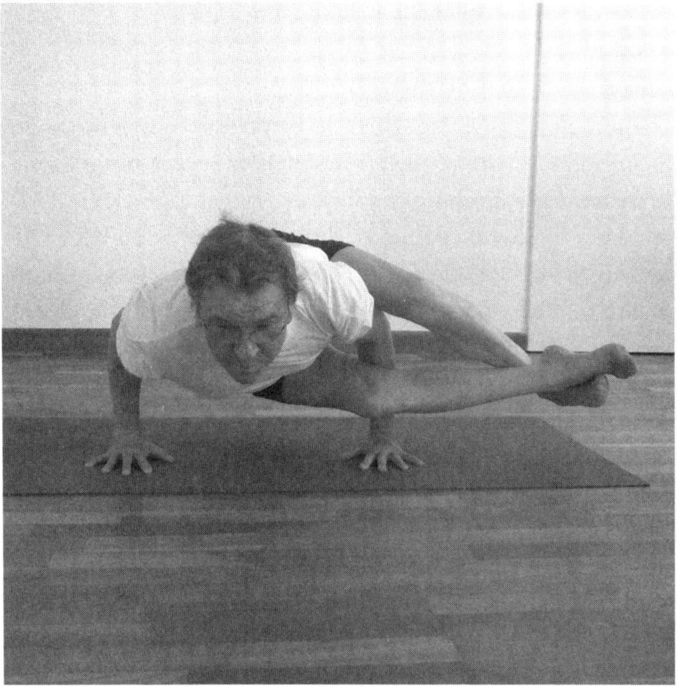

Unterrichtest du auch in anderen Einrichtungen Iyengar-Yoga, beispielsweise für den Berufsverband der Yogalehrenden?

Ralf: Eigentlich nur in der Yogaschule Braunschweig bei Bernd Bachmeier. 1989 lernte ich Michael Forbes[41] aus München kennen, wir freundeten uns an und riefen Anfang der 1990er Jahre einen Arbeitskreis Iyengar-Yoga ins Leben. 1994 gründeten wir dann die Iyengar-Yoga-Vereinigung Deutschland. In ihr war ich vier Jahre im Vorstand. Ansonsten verantwortete ich immer wieder die Fortbildung und Zertifizierung mit.

41 Jg. 1955, aus Kalifornien stammender Yogalehrer, der in München das Iyengar-Yoga-Studio leitet, das er 1991 gründete

Sind diese Fortbildungen und Zertifizierungen primär ein Wirtschaftsfaktor oder ist das auch etwas, das wichtig ist, um sich selbst zu entwickeln oder zu qualifizieren?

Ralf: In erster Linie musst du bestimmte Āsanas üben und dich mit bestimmten Bereichen der Philosophie beschäftigen, um eine solche Prüfung bestehen zu können. Du bleibst nicht an einer Stelle stehen, an der du sagst: »Okay, ich habe jetzt einen Schein, ein Yoga-Zertifikat, und bin jetzt fertig.« Nein, an dieser Stelle fängt es erst richtig an! Das heißt, die Āsanas werden immer schwieriger. Es sind neue Schwierigkeitsgrade, und auch die Ausführungen sowie das Unterrichten der Āsanas werden differenzierter – und tiefer und feiner. So bleibt deine Yoga-Praxis eine konstante, lebendige Herausforderung. In zweiter, dritter und vierter Hinsicht ist es dann auch ein wirtschaftlicher Faktor.

Gibt es einen festen Rahmen und entsprechende Anhaltspunkte für jedes Level?

Ralf: In jedem Syllabus[42] sind je nach Level dreißig bis vierzig neue Āsanas, wobei die vorangegangenen Haltungen auch noch einmal schwerpunktmäßig abgefragt werden. Was die Prüfer sehen wollen, ist dein Verständnis vom Āsana, deine Genauigkeit in der Ausführung. Je nach Level werden auch bestimmte Formen des Unterrichtens von den Prüfern beurteilt. Alle Prüfungskriterien sind in unserem Zertifikationshandbuch vom B.I.Y.V.D[43] festgelegt. Zertifizierte Iyengar-Yogalehrer haben auch die Verpflichtung, regelmäßig an Fortbildungen beim Berufsverband, am RIMYI[44] in Poona oder bei einem höher zertifizierten Iyengar-Yogalehrer teilzunehmen. Ich fahre zu einem der Iyengar-Senior-Teacher all over the world,

42 Verzeichnis

43 Berufsverband der Iyengar-Yoga-Vereinigung Deutschland e. V.

44 Ramamani Iyengar Memorial Yoga Institute

bei dem ich mich weiter fortbilde und lerne, die Āsanas in der Tiefe noch mehr zu verstehen.

Du bist demnach noch ein Junior Teacher*?*

Ralf: Ich halte das *Junior Intermediate* III Zertifikat. Das berechtigt mich, auszubilden. Ich bin jetzt ordentlicher Prüfer in unserem Berufsverband. Diese Tätigkeit ist ehrenamtlich, ich verdiene nichts daran. Jetzt im Herbst bin ich wieder eingeladen, Prüfungen abzunehmen. Ich biete ja selbst auch Ausbildungen an, etwas, das ich privatisiert habe. Vorher hatte der Berufsverband das in der Hand. Ich plädiere dafür, dass die privaten Schulen die Ausbildung machen und der Berufsverband die Prüfungen abnimmt.

Was ist denn insgesamt möglich an Zertifikaten?

Ralf: *Introductory* I, *Introductory* II, *Junior Intermediate* I, *Junior Intermediate* II, *Junior Intermediate* III, *Senior Intermediate* I–III, *Junior Advanced* I–III und *Senior Advanced* I–II. Die Inhalte dieser Levels sind detailliert in unserem Zertifikationshandbuch nachzulesen.

Da hast du ja ein Leben lang mit zu tun!

Ralf: Ja, ganz sicher. Vor ein paar Jahren wurden die Abstände reduziert, in denen du die Zertifikate machen kannst. Vorher waren es fünf Jahre, jetzt liegt ein Jahr dazwischen. Wenn du die Grundlage erreicht hast, nach der du unterrichten darfst, also mindestens *Introductory* II, musst du zwei Jahre warten. Dann kannst du den Junior machen und anschließend jedes Jahr upgraden.

Was macht aus deiner Sicht den Iyengar-Yoga unverwechselbar, was unterscheidet ihn von anderen Richtungen?

Ralf: B. K. S. Iyengar hat die Āsanas sehr präzise definiert – sowohl in der Ausführung der äußeren und inneren Bewegungen als auch in der Ausrichtung. Das ist herausragend gegenüber anderen Yogastilen oder -schulen. Mit zunehmender Übung und zunehmendem Schwierigkeitsgrad geht es tiefer und tiefer in den Körper und den Geist. Die Impulse, von denen aus Bewegungen ausgeführt werden, werden immer subtiler. Ein Beispiel: Einem Anfänger sage ich: »Drück deine Füße gleichmäßig in den Boden, zieh die Kniescheiben hoch, spann die Quadrizeps an, richte das Becken auf.« Mit zunehmender Übung und zunehmender Kenntnis gibst du weitergehende Impulse. Dann sagst du nicht nur: »Drück den Fuß in den Boden«, sondern: »Drück besonders den Großzehballen oder die Innenkante der Ferse. Hebe das Fußgewölbe an. Bring die obere Kante des Schienbeins diagonal zur Ferse.« Diese Impulse, die dann wirklich real werden, die spürst du auch. Das geht immer tiefer und wird immer feiner, und das macht den Iyengar-Yoga-Weg von der Technik her aus. Denn am Anfang geht es um Technik, ganz klar. Und die Technik ist notwendig, um etwas zu bewirken. Mit zunehmender Übung tritt die Technik in den Hintergrund. Iyengar-Yoga bleibt nicht bei der Technik stehen, sondern es geht darum, durch Technik in den Āsanas den Körper und Geist zu kultivieren, zur Einheit zu bringen.

Zu Beginn soll man den Körper kennenlernen, also: jedes Körperteil auseinandernehmen und dann wieder zusammensetzen. Das ist ja letztlich Yoga: verbinden, vereinigen. Ich kann aber nichts verbinden, wenn mir der kleine Zeh nicht bewusst ist. Dann kann ich nicht von der Harmonie, von einem Verbinden im Yoga sprechen. Es ist diese exakte, differenziert ausgerichtete Übungsweise der Āsanas, die Iyengar-Yoga ausmacht.

Das Üben mit Yogaübungsmitteln ist eine weitere Besonderheit des Iyengar-Yoga. Ein ganz wichtiger Aspekt bei den Hilfsmitteln ist, dass sie nicht nur einen unterstützenden Aspekt haben – der wird von sehr vielen anderen Yogaschulen inzwischen auch genutzt –, sondern vielmehr einen lehrenden: Dass sie deine Lehrer sein können, um bestimmte Bewegungen im

Körper umzusetzen, ist ganz wichtig. Dieses Üben mit den Yogaübungshilfsmitteln ermöglicht es jedem, egal in welchem Zustand er ist, die Haltung auszuführen. Deswegen eignet sich Iyengar-Yoga so hervorragend als Therapie. Ich kann einen MS-Kranken oder alle, die Gleichgewichtsstörungen haben, nicht einfach in die Ecke stellen und sagen: »Nun mach mal!«

Weshalb ist eigentlich die Beinarbeit so wichtig im Iyengar-Yoga?

Ralf: Weil sie das Fundament ist, um die Wirbelsäule aufzurichten. Es geht letztendlich um Energie, worüber wir jedoch nicht so viel sprechen. Durch die Impulse in den Beinen bekommt die Wirbelsäule einen Energieschub und richtet sich auf, ohne dass ich im Oberkörper großartig die Muskeln anspannen muss. Deswegen ist die Beinarbeit so wichtig. Und durch das Arbeiten mit den Oberschenkeln wird die Oberschenkelmuskulatur aktiviert, rote Blutkörperchen zu bilden.

Weshalb wird Prānāyāma im Iyengar-Yoga erst viel später vermittelt?

Ralf: Weil die Atemmuskeln im Oberkörper der Haltungsmuskulatur im Oberkörper entsprechen. Das hat Iyengar gut in seinem Buch »Licht auf Prānāyāma«[45] dargestellt. Bin ich mir dieser Haltungsmuskeln im Oberkörper nicht bewusst, wie will ich dann differenziert oder abgekoppelt davon die Atemmuskeln benutzen? Ich kann doch die Atemmuskeln nicht feinfühlig benutzen, wenn ich nicht gelernt habe, den Oberkörper durch den Impuls des Beckens aufrecht zu halten.

Kann man den Zeitpunkt in etwa festlegen, wann mit Prānāyāma zu beginnen Sinn hat? Wann beginnst du, Prānāyāma zu unterrichten?

Ralf: Etwa nach einem Dreiviertel- bis einem Jahr Übungspraxis, aber erst einmal nur im Liegen. Zum Beispiel mit dem

45 O. W. Barth Verlag, München 1998

Rücken auf den Rollen-Kissen liegend, damit der Brustkorb Weite erfährt.

Wer kommt zu deinem Unterricht was Alter, Geschlecht und soziale Struktur betrifft?

Ralf: Da muss ich differenzieren zwischen Hannover und Peine. In Hannover kommen viele Studenten, Ärzte, Professoren, Rechtsanwälte und andere Akademiker. Aber auch Tänzer. Und einen Tänzer habe ich jetzt sogar in meiner Ausbildung. Sie sind so bis Mitte fünfzig. Und in Peine kommen eben die, die in Peine wohnen. (lacht) Das ist sehr gemischt.

Kommen durch den anhaltenden Boom und die zahlreichen positiven Darstellungen in den Medien inzwischen mehr jüngere Teilnehmer?

Ralf: Es kommen seit Jahren überwiegend jüngere Teilnehmer. Ältere meinen oft, es lohne sich nicht mehr, noch mit Yoga zu beginnen. Oder sie sind der Auffassung, Iyengar-Yoga sei nichts für Ältere, er sei ungeeignet für Senioren. Wenn es in Zeitschriften darum geht, die Yogaschulen zu bewerten, steht da oft, Iyengar-Yoga sei sehr intensiv und nicht für Senioren geeignet, er sei mehr für Fortgeschrittene, was einfach falsch ist.

Das entspricht allerdings auch meiner Erfahrung. Als ich mit zwei Anfängern eine Iyengar-Klasse in Berlin-Mitte besuchte, hieß es gleich zu Beginn der Yogastunde: »Wir beginnen mit dem Handstand. Wer Unterstützung braucht, sagt Bescheid.«

Ralf: Das mag sein, dass auch einige Iyengar-Yogalehrende nicht wissen, was ein Yogaschüler gerade braucht. Bei aller Forderung und Förderung des Schülers ist eine gewisse Feinfühligkeit notwendig. Unterrichten ist eine Kunst. Das ist etwas, das mit der Zeit wachsen muss. Der Lehrer sollte merken, was die Teilnehmerinnen und Teilnehmer brauchen, womit du sie förderst und womit du sie überforderst. Ich habe meine Kurse in Levels aufgeteilt. Am Mittwochabend können die Teilnehmer einen höheren Standard erwarten. Dieser Kurs richtet sich an geübtere Schüler oder an jene, die den Anspruch haben, weiterzukommen. *Shirshāsana*, der Kopfstand, *Adho Mukha Vrksāsana*, der Handstand, aber auch der Schulterstand sowie der Ellenbogenstand gehören zu den Standardhaltungen. Und die Teilnehmer wissen, was sie erwartet. Montags dagegen ist ein Anfängerkurs, da wird keiner überfordert. Wir üben intensiv, aber in abgewandelten Haltungen. Da mache ich keinen Handstand, keinen Kopfstand, beim Schulterstand nur den Anfang und diesen mit Hilfe einer Wand. Entscheidend ist, wie etwas unterrichtet wird und wie sensibel ich auf die Teilnehmer eingehe. Ich weiß, wie es ist, wenn jemand neu kommt, eine Probestunde macht, und ich sage: »So, nun zeig mal ordentlich was!« Der kommt doch nie wieder! Und dann etabliert sich dieses Vorurteil: »Iyengar–Yoga? Also, für Anfänger ist das nichts.« Es ist ganz wichtig, mit den Grundlagen zu beginnen. Ganz einfach *Tadāsana,* die Berghaltung. Und diese ist nun einmal die Grundlage sowohl für Standstellungen als auch für Umkehrstellungen. Teile von *Tadāsana* kehren in jedem Āsana wieder. Wenn ich die Bewegung in Tadāsana mit den Armen nach oben gestreckt verstanden habe, fällt mir der Handstand nicht mehr schwer. Wichtig ist, die Grundlagen zu vermitteln, diese ziehen sich durch bis hin zu vielen anspruchsvollen Haltungen.

Es gibt die Aussage zum Yogaüben: »99 Prozent Praxis, 1 Prozent Theorie.« Ist das ein Konzept, das du nachvollziehen kannst? Welchen Stellenwert hat die Theorie bei dir?

Ralf: Ich lasse die Theorie in das Āsana-Üben einfließen. Ich halte keine großen Vorträge. Aber mein Unterricht ist so gestaltet, dass ich philosophische, lebenspsychologische und anatomische Themen aufgreife und mit in diese Āsanas hineinnehme. So macht es auch Iyengar. Wenn jemand Fragen zur Yogaphilosophie hat, beantworte ich sie. Ich mache manchmal auch Sonderveranstaltungen zur Yogaphilosophie.

Auf welche Quellentexte beziehst du dich?

Ralf: Auf Patañjali. Auf das Yoga-Sūtra. Hier den Ashtānga-Yoga, wie ihn Patañjali beschreibt. Dann natürlich auf die Klassiker wie *Licht auf Yoga*[46] und *Licht auf Prānāyāma* von B. K. S. Iyengar sowie auf die *Bhagavad Gītā* und auf die *Hatha-Yoga-Pradīpikā* von Svātmārāma.

»Schmerz sei dein Meister« ist ein Ausspruch von Iyengar, und auch in seinem letzten Buch Licht aufs Leben[47] *wird die Schmerzfixierung thematisiert. Ist das etwas, wofür du Verständnis hast, oder eine Eigenart, die dich stört?*

Ralf: Dafür habe ich Verständnis. Es braucht aber auch Erfahrung, das heißt, diese Aussagen gelten nicht für Anfänger. Anfänger können nicht zwischen verschiedenen Schmerzempfindungen differenzieren. Der Anfänger weiß nicht, ist es ein gesunder Schmerz, kann ich hier noch weitergehen oder zerstört der Schmerz mich. Ich war im Januar erst in Poona und habe dort in der Medical-Class assistiert. Da schreit eben hier einmal einer und da einmal einer.

Iyengars Einstellung zum Schmerz ist durch seine Entwicklung bedingt. Er war als Kind sehr krank und hat hart an sich gearbeitet. Deshalb kann ich verstehen, dass er als Lehrer sehr intensiv und auch strikt ist und keine Kompromisse macht. Ich habe selbst bei ihm einen »Intensiv-Kurs« gemacht, stand im Kopfstand und irgendwann war ich weggedriftet. Plötzlich bekam ich einen Klaps an die Füße. Ich konnte mich gerade noch so halten. Da war ich aber hellwach. Manche sagen, Iyengar schlägt. Ja, aber es ist keine Bestrafung, sondern er will deine Aufmerksamkeit wecken. Wie ein Zen-Meister, der dir auf die Schulter schlägt. Dann bist du wach. Und Iyengars Art als Lehrer ist sehr intensiv. Die Tonart in Poona ist aber schon gewöhnungsbedürftig.

46 O.W. Barth Verlag, München 1993

47 O.W. Barth Verlag, Frankfurt a. M. 2007

Ist dieser Umgangston auch etwas, was Iyengar-Lehrer übernehmen?

Ralf: Das ist die Gefahr. Da differenzieren viele nicht. Mir ist es auch passiert, wenn ich früher aus Poona zurückkam, dass meine Schüler sagten: »Oh, oh; der kommt aus Poona zurück!« Ich hatte einen anderen Drive und eine andere Tonart. Das legte sich dann wieder. Es gibt nur einen B. K. S. Iyengar, den man nicht imitieren kann und nicht nachahmen sollte. Aber ich kann seine Methode benutzen.

In Rishikesh habe ich beide Arten von Iyengar-Yoga erlebt. Im Omkarananda-Ashram *eher militärischen Drill mit entsprechenden Kommandos und einem Kasernenhof-Ton und im Yoga Study Center einen disziplinierten Unterricht, aber einen herzlichen und freundlichen Umgang. Der Ton macht doch die Musik, auch im Yoga.*

Ralf: Dem kann ich nur zustimmen. Die Herzlichkeit darf nicht verloren gehen. Wenn ich intensiv lehre, ohne Pausen übe und auch wenn ich mal jemanden zurechtweise, so kann dies auch herzlich geschehen. Ich fühle mich verantwortlich für den Schüler. Und wenn er mit seiner Achtsamkeit woanders ist, bin ich etwas lauter. Das heißt aber nicht, dass ich ihn kritisiere. Ich richte mich da nach meiner Erfahrung, meinem Empfinden. Wer braucht was? Einen Workaholic muss ich »zurückpfeifen« und anders unterrichten als jemanden, der so ein *tamas*-Typ ist und nicht in Gang kommt, der fünf Minuten braucht, um seine Decke zu holen. Wenn ich immer nur das lehre, was dem jetzigen Stand des Schülers entspricht, wo bleibt da die Weiterentwicklung? Wenn ich einem, der nicht in Gang kommt, sage: »Mach das einmal ganz in Ruhe und alles schön sachte!«, dann bleibt der so und verändert sich nicht. Ich sehe Yoga schon als einen Weg der Veränderung!

Bist du all die ganzen Jahre dem Iyengar-Yoga »treu« geblieben oder hast du auch einmal überlegt, in einer anderen Richtung weiterzumachen?

Ralf: Nein. Seit 1988, seit ich das erste Mal mit Iyengar-Yoga in Berührung kam, mache ich nur Iyengar-Yoga. Ich hatte vorher genug ausprobiert, Yogarichtungen fast aller Schulen.

Es gibt kaum Yogawitze, und einer der wenigen bezieht sich auf die vielen Hilfsmittel, die im Iyengar-Yoga eine gewichtige Rolle spielen. Weshalb sind diese props[48] *so wichtig beim Iyengar-Yoga?*

Ralf: Obwohl ich die *props* auch per Versand verkaufe und weiterhin verkaufen möchte, behaupte ich, auch ohne *props* üben zu können. Wenn du irgendwo unterwegs bist, findest du doch überall *props* – ob im Hotelzimmer oder im Wald. Da findest du einen Stuhl oder einen Baumstumpf, auf den du dein Bein legen kannst. Gerade für die regenerativen Posen sind die *props* unheimlich wichtig, aber auch als lehrendes Medium. Allerdings sollte man sich davon nicht abhängig machen! Eine rutschfeste Matte ist schon notwendig, um so zu üben, wie wir üben, um die Impulse im Körper umsetzen zu können. Rutschst du mit deinen Füßen oder Händen weg, musst du die Muskeln anspannen und dafür benutzen, dass du eben nicht wegrutschst. Dann kannst du innerlich keine Bewegung ausführen. Eine *sticky mat*[49], wie sie oft genannt wird, ist selbst beim Sitzen sinnvoll, um Körperbereiche wie Gesäß und Schultern zu fixieren. Also, eine rutschfeste Matte kann man fast schon philosophisch definieren.

Lass uns vom Grobstofflichen zum Feinstoffliche wechseln. Welchen Stellenwert misst du der Meditation bei, zum einen persönlich und zum anderen im Unterricht?

Ralf: Da muss ich Iyengar zitieren: »*Yoga is meditation in action.*« Wir haben im Iyengar-Yoga nicht nur die Sitzhaltung, wie Patañjali sie definiert, sondern wir beziehen dies auf jede

48 Wörtlich: »Stütze«, »Requisit« (engl.)

49 Wörtlich: »klebrige (rutschfeste) Matte« (engl.)

Haltung. Wenn ich Hilfsmittel nehme und regenerative Haltungen übe, brauche ich fast keinen Kraftaufwand. Also: In jeder Haltung kann Meditation stattfinden, wenn du die Einheit von Körper, Geist und Gefühl erreicht hast.

Gibt es dennoch spezielle Angebote, in denen es dann nur um Meditation im klassischen Sinn geht?

Ralf: Nein, nicht direkt, das integriere ich ins Üben der Āsanas. Es kommt schon mal vor, dass wir in Stille sitzen. Ich merke, was die Teilnehmer brauchen. Ihr Körper ist steif, und es gehen ihnen viele Gedanken durch den Kopf. Durch diese Aktion des Übens und die Hinweise, den Geist, die Aufmerksamkeit auf bestimmte Körperstellen zu richten, wird der Geist ruhiger und bekommt eine andere Qualität. Je intensiver das geschieht, desto mehr wirkt es. Da können Leute mit einem Kopf voller Probleme ankommen. Wenn ich sie in die Haltung bringe und sie darin arbeiten und voll konzentriert sind, denken sie nicht mehr an ihre Probleme. Und hinterher hat der Geist eine andere Qualität. Die Gedanken haben sich beruhigt, und die Probleme haben sich vielleicht aufgelöst oder sind nicht mehr so wichtig.

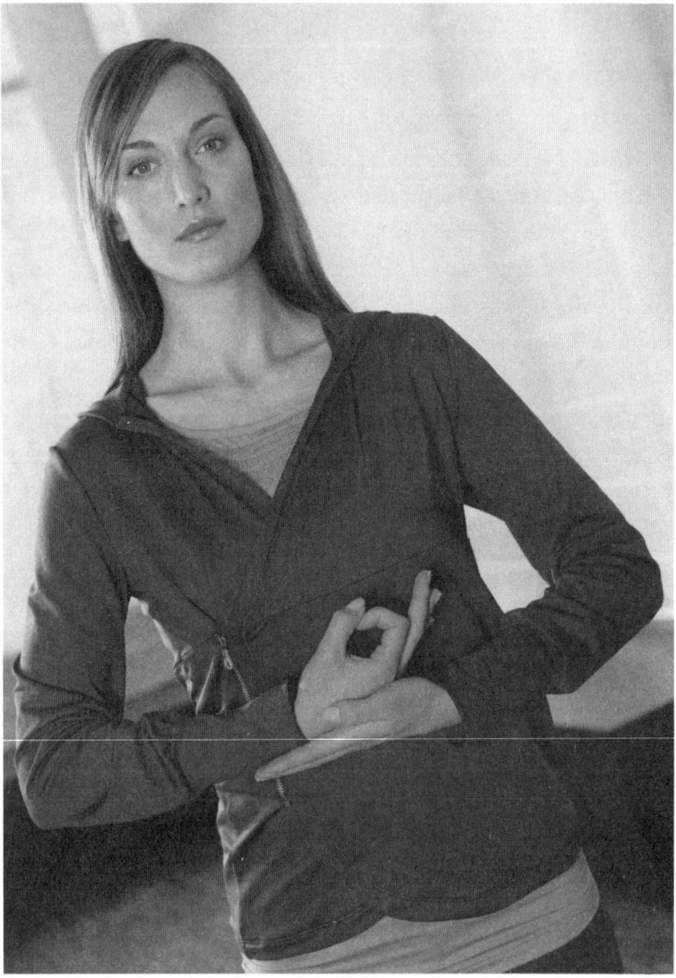

STEPH JAKSCH,

Jivamukti-Yoga-Center, München,
& Home Yoga sowie Spirit Yoga, Berlin

Yoga hört nicht auf, wenn ich meine Matte zusammenrolle und aus dem Raum gehe.

Steph (Stephanie) Jaksch wurde 1977 in Berlin-Tempelhof geboren. Mit 15 Jahren begann sie, als Fotomodell zu arbeiten, mit 18 Jahren machte sie ihr Abitur. Sie lebte mehrere Jahre in London, Sidney und New York, wo sie mit Jivamukti-Yoga™ in Berührung kam. 2003 absolvierte sie eine vierwöchige Intensiv-Ausbildung zur Jivamukti-Yogalehrerin, unterrichtete anschließend zwei Jahre am Jivamukti-Yoga-Center in München und erhielt 2005 ihr Zertifikat als *Jivamukti-Advanced-Teacher.* Seit Sommer 2005 ist sie zurück in Berlin und gibt dort in verschiedenen Yogazentren Unterricht, gelegentlich aber auch in Miami, in London oder als Gastlehrerin auf dem Berliner Yogafestival. Neben ihrer Tätigkeit als Yogalehrerin arbeitete sie vier Jahre in der Redaktion eines Lifestyle-Magazins und entwickelt gerade eine eigene Bekleidungslinie.

Du unterrichtest in verschiedenen Yogazentren Berlins Jivamukti-Yoga, hast aber auch andere Stile kennen- und schätzen gelernt. Wie sieht deine Yoga-Praxis zu Hause aus? Stehst du um fünf Uhr auf, rollst die rutschfeste Matte aus und übst bis zum Frühstück?

Steph: (lacht) Für mich gilt: »*You have to practise what you teach!*« Auch wenn man mich äußerst selten um fünf Uhr morgens auf der Matte finden wird, habe ich eine regelmäßige Praxis. Die Übungszeiten ändern sich. Also, ich bin jetzt drei Tage zum Beispiel tatsächlich um fünf Uhr aufgestanden. Dann gibt es wieder Zeiten, da stehe ich um zehn Uhr auf, denn ich unterrichte meistens abends. Manchmal übe ich gleich nach dem Aufstehen, am liebsten aber nachmittags vor meinem Unterricht. So gegen 16.00 Uhr. Die Praxis sieht meistens auch so aus, wie ich unterrichte.

Yoga-Praxis heißt in diesem Fall Āsana-Praxis? Oder gehören noch andere Elemente zu deinem Übungsprogramm?

Steph: Ganz praktisch heißt es: Atemübungen, Mantras rezitieren, eine Āsana-Abfolge und Meditation. Mein Verständnis von Yoga-Praxis umfasst aber tatsächlich die ganze Lebenseinstellung. Yoga hört nicht auf, wenn ich meine Matte zusammenrolle und aus dem Raum gehe. Und Āsana im übertragenen Sinne bedeutet Verbindung zur Erde …

Was chantest[50] du? Zur Einstimmung »Halleluja!«?

Steph: Das wechselt. Aber es ist in der Regel Sanskrit und kein Halleluja! (lacht) Wir haben in der Jivamukti-Ausbildung ein Chantbook, in dem verschiedene traditionelle Lieder stehen. Also das Ave Maria ist zum Beispiel auch drin.

50 Von engl. »chant« für singen

Wenn die Wahl dann aber doch auf Songs fällt, die in Sanskrit gechantet werden, sind dir die Inhalte der Songs vertraut und wichtig?

Steph: Man sagt ja, wenn du lange genug ein Mantra rezitierst, ohne zu wissen, was es bedeutet, dann erspürst du die Bedeutung. Der Klang wirkt so, dass eine Übersetzung nicht nötig ist. Nichtsdestotrotz sollte man schon wissen, was man singt, und vor allem, mit welcher Intention.

Kannst du dich damit identifizieren, wenn du Shiva oder Krishna anbetest oder dem vedischen Götterkreis mit einem Mantra huldigst?

Steph: Ich sehe das nicht so, dass es da um einen blauen Shiva mit Dreadlocks geht oder um den elefantenköpfigen Ganesha, sondern um verschiedene Aspekte unserer eigenen Persönlichkeit, mit denen man sich auseinandersetzt. Wenn man davon ausgeht, dass Gott nicht irgendwo da draußen ist, sondern in einem drin, dann singe ich zu Shiva, um Intuition und Weisheit in mir zu stärken.

Und dieses Chanten, das Anstimmen von bhajans, ist Teil deines regulären Unterrichts? Wie reagieren deine Schüler darauf?

Steph: Wir chanten so gut wie immer, wenn auch kurz. Das ist meist Bestandteil einer typischen fortgeschrittenen Stunde bei Jivamukti. Nur in den Anfängerstunden wird selten gesungen. Aber wir beginnen immer mit OM und enden immer mit OM. Wenn wir singen, wird automatisch die Aufmerksamkeit auf eine positive Intention gelenkt. Die Gedanken werden davon durchdrungen. Das ist es, was Mantra bedeutet.

Werden die Mantras einfach angestimmt, und die Schüler folgen, beziehungsweise folgen nicht, oder erklärst du auch den Sinn und die Bedeutung?

Steph: Ich lasse die Teilnehmer beispielsweise in *Adho Mukha Svanāsana*, in die Haltung des nach unten schauenden Hundes, gehen und erkläre, warum man singt und dass die ausgewählten Worte in Sanskrit reinigend und heilend sein können. Während sie sich in die Haltung begeben, erzähle ich, was wir gesungen haben. In unseren Chantbooks gibt es auch eine Übersetzung. Niemand, der dort sitzt, bekommt etwas aufgezwungen, was er singen muss, ohne dass er weiß, was es ist. Wenn wir zum Beispiel *»lokasamastāh sukhino bhavantu«* chanten, denke ich, ist jeder damit einverstanden zu singen, dass man sich wünscht, alle Wesen mögen überall glücklich, zufrieden und frei sein. Ja, und dann geht es los mit dem Unterricht. Wir haben aber auch *kīrtan*-Abende im Jivamukti-Center oder *satsang,* wo man sich trifft, singt, meditiert, über verschiedene Themen diskutiert. So hat man seine *sangha,* wo man sich austauschen kann. *Bhakti* ist eine der fünf Säulen, auf die sich der Jivamukti-Yoga stützt.

Es gab für kurze Zeit doch auch ein Jivamukti-Center in Berlin. Warum wurde es wieder geschlossen?

Steph: Ja, wir mussten leider aus den Räumen raus. Aber wir Jivamukti-Yogalehrer sind ja alle noch da. Tom Beyer hat *Home Yoga* in Berlin-Mitte eröffnet. Und gegen Ende des Jahres soll es ein neues Jivamukti-Center geben.

Du bist jung, du bist schön, du siehst gesund aus und bist aufgrund deines Alters vermutlich flexibel: Welchen Grund hast du, Yoga zu machen?

Steph: Flexibel bin ich von Natur aus gar nicht. Das ist harte Arbeit. Als ich anfing, kam ich in der Vorwärtsbeuge mit den Händen gerade mal bis zu meinen Unterschenkeln. Mein Rücken war durch meine Skoliose ziemlich unbeweglich. Erst durch die beständige Yoga-Praxis wurde ich etwas beweglicher.

Du wolltest also flexibel sein, und die Steifheit war der Grund, es mal mit Yoga zu probieren?

Steph: Ich wollte schon immer die Welt verändern, mei-

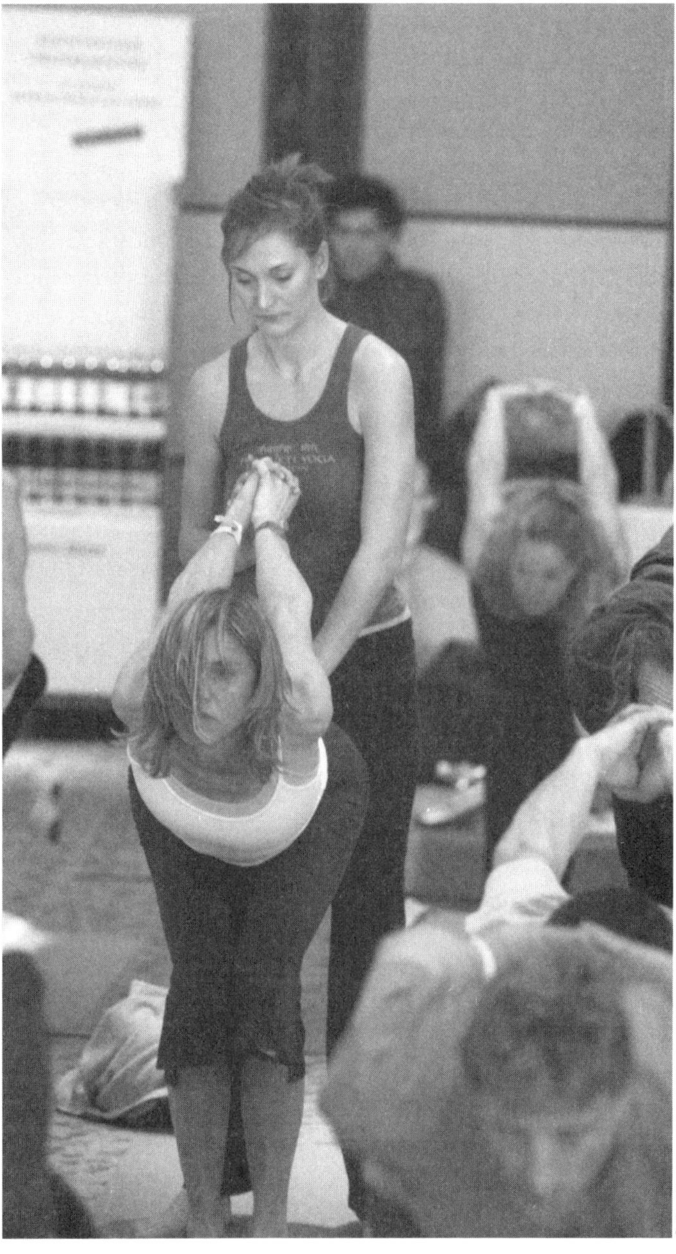

nen Beitrag zu mehr Gleichgewicht und Frieden bringen und einen Beruf haben, der sinnvoll ist. Aber das war damals nicht meine bewusste Intention, mit dem Yoga anzufangen. Unterbewusst war das jedoch auf jeden Fall die treibende Kraft. Damals ging es mir tatsächlich erst einmal um den sportlichen Aspekt, um einen Ausgleich. Früher habe ich Basketball und Tennis gespielt, habe Karate gemacht, aber nicht mit so einer wirklichen Leidenschaft. Das war halt nett. Auch diesen notwendigen Gewinnerdrang hatte ich nicht. Dann joggte ich lange Zeit, aber richtig Spaß machte es nicht. Ich fing mit den Fünf Tibetern[51] an, hatte irgendwo aufgeschnappt, dass man das nur zwanzig Minuten am Tag machen müsse und dann werde man fit und stark und gesund.

Doch nach einer gewissen Zeit vertrug ich diese Übungen nicht mehr, da sie stark auf den Energiekörper einwirken. Als ich dann in Australien war, machte jeder in meinem Umfeld Yoga, und alles war sehr spirituell. Das Buch *Gespräche mit Gott*[52] war gerade erschienen und auch *Die sieben geistigen Gesetze des Erfolgs*[53] von Deepak Chopra[54]. Das wurde mir ständig unter die Nase gehalten. Okay, habe ich gedacht, jetzt lese ich das einmal. Ich habe mir zudem ein Yoga-Video und ein Vini-Yoga-Buch gekauft und dachte, das mache ich zu Hause. Und so habe ich das tatsächlich für mich selbst geübt. Ein paar Mal bin ich in London ins *Life Center* von Godfrey Deveraux gegangen. Anschließend war ich in L.A. und habe mit Brian Kest Power-Yoga geübt. Ich fand es super. Zu dem Zeitpunkt gefiel

51 Der Name »Fünf Tibeter« steht für eine Abfolge von fünf Übungen, die Körper und Geist gesund halten sollen und die in einem Buch von Peter Kelder näher beschrieben werden. Angeblich werden sie seit Jahrhunderten von Mönchen in Tibet erfolgreich praktiziert.

52 Goldmann Verlag, München 1997

53 Heyne Verlag, München 1996

54 Jg. 1946, populärer, aus Neu-Delhi, Indien, stammender Bestseller-Autor von Büchern über Spiritualität, Erfolg, Ayurveda, lebt in Kalifornien.

es mir, dass es so ein Workout war, dass man die Muskeln stärkt und es pur ist. Es tat mir körperlich sehr gut, und das war alles, was ich damals wollte.

Power-Yoga ist ja noch nicht mit einem Trademark belegt, was vielleicht auch daran liegt, dass Beryl Bender-Birch bereits 1995 ein Buch mit dem Titel Power Yoga[55] *veröffentlichte. Warum wird Brian Kest immer wieder als Begründer des Power-Yoga bezeichnet?*

Steph: Da musst du Brian selber fragen, er kommt ja regelmäßig nach Berlin. Ich denke, es ist ihm egal, ob der Begriff jetzt überall benutzt wird. Meines Erachtens ist er der Erste, der seinen Yoga Power-Yoga nannte. Auf jeden Fall unterrichtete er schon vor 1995 Power-Yoga. Man kann Hatha-Yoga auch mit Power-Yoga übersetzen. *Hatha* bedeutet Kraft, also *force* oder *power*. Und von der Symbolik her wird es als Zusammenführung von Gegensätzen beschrieben.

Wie ging es weiter nach deinen schweißtreibenden Workout-Erfahrungen bei Brian Kest?

Steph: Von L.A. bin ich zurück nach London, wo ich auch Bikram[56]-Yoga geübt habe. Ich hatte sogar kurz überlegt, eine Bikram-Ausbildung zu machen. Man sah schnell Erfolge. Genau so argumentieren auch Freunde heute, die nicht zu mir in den Unterricht kommen, sondern zum Bikram-Yoga gehen. Na ja, letztlich habe ich mich aus unterschiedlichen Gründen gegen diese Ausbildung entschieden.

Wie kam es dann dazu, dass du deine Zertifikate bei Jivamukti gemacht hast?

Steph: Ich war in New York und da nahm mich eine Freundin mit zum Yoga ins Jivamukti-Center, in eine Stunde

55 Scherz Verlag, München

56 Nach Bikram Choudhury; siehe Personenverzeichnis

von David Life. Nach dieser Yogastunde war für mich klar: *That's it!* Erst dachte ich, was ist denn das für ein Typ mit seinem kurzen Höschen und den komischen Haaren? Dann haben wir gesungen, er hat etwas vorgelesen, und die Stunde war so stark und hat mich so beeindruckt, dass ich gesagt habe, das muss ich weitermachen. Und mir wird es jeden Tag neu klar: Genau die Sachen, die ich ausgrenzen wollte, die leider immer noch ausgegrenzt werden, machen in ihrer Gesamtheit den achtgliedrigen Pfad des Yoga aus. Und der Yoga beginnt tatsächlich schon mit den ersten beiden Gliedern[57] vor den Āsanas. Also: Wie gehe ich mit den anderen um, wie gehe ich mit mir selbst um? Dann erst kommt die Āsana-Praxis in Form von Körperübungen. Die wiederum ermöglichen es mir, den Frieden in mir selbst zu schaffen, den ich draußen haben möchte. Das geschieht, wenn ich mich von alten Konditionierungen befreie.

Angesichts der Stile, die dich geprägt haben, kann man schon feststellen, dass du auf amerikanisch geprägten Yoga fixiert bist, wo die Form oft wichtiger ist als die Funktion und wo seitens der Lehrer ein gewisses Maß an Selbstdarstellung dazugehört.

Steph: Na ja, es war einfach so, dass ich lange im Ausland gelebt und dort mit dem Yoga angefangen habe. Meine erste deutsche Yogastunde war erst 2003. Meine Lehrer Sharon und David haben wiederum drei indische Lehrer und stehen somit, wie ich, in deren Tradition. Des Weiteren hat mich die Arbeit mit dem Neuseeländer Mark Whitwell und meine Begegnung mit der Kundalini[58]-Yogalehrerin Gurmukh geprägt.

Was entgegnest du, wenn gesagt wird, dass es beim Jivamukti-Yoga vor allem auf die Form ankommt und Jivamukti-Yoga von Äußerlichkeiten geprägt ist?

57 Gemeint sind *yama* und *niyama*.

58 Mehr zu Kundalini-Yoga im Interview mit Satya Singh (S. 155 ff.)

Steph: Dass es ein absolutes Vorurteil ist. Āsana bedeutet für uns im Jivamukti-Yoga, die Verbindung zur Erde herzustellen. Das heißt, sich mit allem zu verbinden, was uns umgibt. Wie in der Natur bilden Form und Funktion eine Einheit. Verschiedene Formen unterstützen verschiedene Funktionen. Verschiedene Āsanas dienen als Werkzeug, um an verschiedenen Themen zu arbeiten. Im Unterricht von Sharon und David erkennt man schnell, dass es um die Verbindung zur Erde geht und nicht um die rein äußerliche Form der Āsana. David unterstreicht seine Worte mit Illustrationen, lockert sie mit Witzen auf, erzählt Geschichten, Der einzige Grund, sagt er, weshalb sie auf Yogakonferenzen gehen, ist, dass sie dort eine Plattform finden, um über Menschen- und Tierrechte und über Umweltschutz zu sprechen. Es geht ihnen also nicht ums Posen. Aber was wollen die Leute denn sehen, wenn sie die Yoga-Journale aufschlagen? Sie wollen spektakuläre Posen sehen! Und dann lesen sie den Artikel. In 99 Prozent der Fälle werden Sharon und David darin sagen: »*Take your yoga off the mat and start caring about the world around you*«. Oder: »*We are all in this together and it's not just about you.*« Sie sind beide sehr bescheidene Menschen. Sie sind manchmal provozierend in dem, was sie sagen, aber sie verfolgen das klare Ziel, Frieden auf diese Welt zu bringen. Sie haben die Āsana-Praxis mit ihrem künstlerischen Hintergrund kombiniert und erreichen damit eine breitere Masse, um dann über Vegetarismus zu reden. Die breite Masse kriegt man mit Praxis.

Gestern las ich noch einmal einen Artikel über Jivamukti-Yoga, der in *Yoga aktuell* stand. Ich finde es schade und weiß nicht, wo das herkommt, dass manche Deutsche so kritisch auf Sharon Gannon und David Life reagieren und denken: Überall Werbung und Äußerlichkeiten, das ist reiner Celebrity-Yoga. Dass Madonna und Sting mit den beiden geübt haben, das ist eben New York. Die beiden wohnen halt da! Und dass Madonna nicht ins Berliner Spirit-Yogazentrum kommt, liegt daran, dass sie nicht in Berlin wohnt. Und wenn sie einmal in Berlin ist, bringt sie ihren privaten Yogalehrer mit. Ich finde es absurd, wie Sharon und David einerseits dafür kritisiert werden, dass sie oberflächlich seien, und andererseits behauptet wird, sie seien zu radikal und philosophisch mit ihrer Meinung über Vegetarismus. Ich nehme an, das passiert, wenn man polarisiert.

Wenn in der Yogaszene Trademarks verwendet werden, gehen die Meinungen auch auseinander: Yoga als Ware, Yogafacetten als Patent. Wofür genau steht das Trademark bei Jivamukti-Yoga™? Was darf man nicht, ohne vorab bei Sharon Gannon und David Life um Erlaubnis gefragt zu haben?

Steph: Alle Jivamukti-Lehrer sind einheitlich fundiert ausgebildet und es gibt klare Richtlinien, an die wir uns halten. Wer nicht von Sharon und David zertifiziert ist, darf seine Stunden nicht Jivamukti-Yoga nennen. Und wenn du zertifiziert bist und deine Stunden nicht die Merkmale enthalten, die Jivamukti-Yoga ausmachen, dann solltest du die Stunde auch nicht so nennen. David sagt: »*Call it a Fred's yoga, but don't call it Jivamukti-Yoga!*« Wenn man Elemente übernimmt, wird sich niemand beschweren. Yoga ist doch Yoga, das kann keiner neu erfinden!

Welchen Stellenwert hat Prāṇāyāma im Unterrichtskonzept von Jivamukti-Yoga?

Steph: Wir arbeiten mit *bandhas*, wir arbeiten mit dem Atem. Und wir arbeiten mit den Energiekanälen. Jeder, der Yoga ausübt, arbeitet automatisch mit den Energiekanälen. Wenn ich Yoga übe, atme ich die ganze Zeit im *Ujjāyī*. Und *Ujjāyī* ist schon ein Prāṇāyāma. Wir beginnen die Stunde meistens mit *Kapalabathi*. Was ja auch ein *kriyā* oder Prāṇāyāma ist, je nachdem, ob man es mit *bandhas* übt oder ohne.

Dieser Umgang mit Prāṇāyāma, wie du ihn gerade beschreibst, unterscheidet sich doch erheblich von Iyengars Auffassung, wonach mit Prāṇāyāma-Übungen erst nach jahrelanger Āsana-Praxis begonnen werden soll …

Steph: Es ist ganz wichtig, dass du erst einmal deine Āsana-Praxis hast, bevor du dich Advanced-Prāṇāyāma-Übungen stellst. Also langsam, langsam. Unterrichten würde ich nur leichte Prāṇāyāma-Übungen. In verschiedenen Workshops, wie zum Beispiel bei Mark Whitwell, wo wir dann Prāṇāyāma geübt haben, habe ich gefragt: »Können wir jetzt ein bisschen Advanced-Prāṇāyāma üben?« Und da hat Mark gesagt: »Krieg erst mal den *Ujjāyī*-Atem richtig hin, dann sehen wir weiter.« Die Übungen sind so kraftvoll, davor habe ich wirklich Respekt. Da ist es wirklich das Beste, man macht eins nach dem anderen. Ich habe viel Zeit. In der *Hatha-Yoga-Pradīpikā* steht übrigens, dass man erst Prāṇāyāma üben soll, wenn man sich bereits längere Zeit vegetarisch ernährt hat und die Energiekanäle etwas gereinigt sind.

Sharon Gannon und David Life sind die beiden Lehrer, die dich am stärksten geprägt haben?

Steph: Ja. Als ich die beiden kennenlernte, war es für mich auf einmal ganz klar, dass ich Yogalehrerin werde. Kurz nach dem Anschlag auf die Twin-Towers am 11. September 2001 traf ich sie. Im Sommer 2002 war ich dann wieder in New York, und 2003 habe ich die Ausbildung absolviert. Die Intensivausbildung dauerte vier Wochen, jeden Tag von 7.00 Uhr morgens bis abends 23.00 Uhr Unterricht. Mit allen Facetten des Yoga. Eigentlich wollte ich die Ausbildung in New York machen, und zu diesem Zeitpunkt fingen sie gerade an, die Ausbildung auf vier Wochen zu komprimieren. Sie sagten, sie bilden auch in Österreich aus, und zwar in Obersdorf. Das fand im September statt, und es waren fast nur Amerikaner da. Wir waren acht Deutsche unter sechzig Teilnehmern. Und dort sagte Patrick Broome[59]: »Komm doch nach München und unterrichte in München.« Dort war ich dann zwei Jahre und habe auch von ihm viel gelernt. Und 2005 machte ich mein *Advanced-Teacher*-Zertifikat.

Was bedeutet Certified-Jivamukti™-Yogateacher *hinsichtlich der Lehrbefähigung? Ist es ein Learning by Doing?*

Steph: Die Ausbildung ist sehr kompakt. In diesen vier Wochen, nach denen man zertifizierter Yogalehrer ist, werden viele Samen gelegt, die langsam aufgehen. Und wenn man in einem Jivamukti-Zentrum arbeitet, muss man noch ein 500-stündiges Praktikum bei einem erfahrenen Lehrer absolvieren; ihm assistieren, kleine Aufgaben erfüllen und unterrichten. Es wird angeguckt und kritisiert. Es ist eine lange, begleitende Ausbildung.

Was zeichnet David und Sharon als Lehrer und Menschen aus? Was sind ihre Stärken, was sind ihre Schwächen?

Steph: Ich finde gut, wenn David sagt: »Es geht darum, nicht Ekanga, sondern Ashtānga zu üben!« Ganz im Sinne von Pattabhi Jois' Ashtānga-Vinyāsa-Yoga, bei dem beide lange geübt haben. Sie haben erst eine Sivananda-Ausbildung gemacht, dann mit Pattabhi Jois geübt und aufgrund ihres musikalischen und künstlerischen Backgrounds ihren Stil entwickelt. Musik ist so etwas Spirituelles. Sie hebt die Stimmung, wie David sagt. Lange waren sie bei Brahmananda Sarasvati, der ihnen viel über Sanskrit, die Yoga-Sūtras und Nāda-Yoga beigebracht hat. Wir singen, wir bringen alte Schriften mit in die Praxis, was in der westlichen, vor allem in der amerikanischen Yogawelt oft ausgeklammert wurde. Sharon und David haben auch viel Zeit mit Swami Nirmalananda verbracht. Der war ein veganer Aktivist,

59 Dr. Patrick Broome ist promovierter Psychologe, ärztlich geprüfter Yogalehrer und diplomierter Jivamukti-Yogalehrer. Er leitet das Jivamukti-Yoga-Center München.

saß in seinem Bergdorf und hat mit der ganzen Welt kommuniziert, um Frieden zu stiften, obwohl er eine Weile gar nicht gesprochen hat. Da haben sie sich gesagt: Ja, wir möchten die Leute daran erinnern, dass wir zusammen hier sind, dass es um alles geht, dass man sich nicht einzeln rausnehmen und sagen kann: »Ich übe Yoga für mich«, damit es mir besser geht und damit ich flexibler werde. Vielmehr praktiziere ich Yoga, damit ich ein besserer Mensch werde und die Welt verändern oder meinen kleinen Beitrag dazu leisten kann.

Was hat dich am Jivamukti-Yoga sonst noch überzeugt?

Steph: Ich war schon als Kind gegen Pelze und habe Unterschriften gesammelt, gegen Tiertransporte protestiert und mich für die Umwelt eingesetzt. Ich war schon immer daran interessiert, dass es allen gut geht. Irgendwann stumpfte ich aber ab, weil ich auf so viel Widerstand gestoßen bin. Immer wieder, wenn ich mit David und Sharon zusammen bin, erinnere ich mich: Ja, es geht doch. Man muss nur eine Plattform finden, wo man darüber sprechen und Leute erreichen kann. Wenn wir wirklich verstehen, dass alle und alles miteinander verbunden sind, können wir gar nicht anders, als uns für die Umwelt und unsere Mitmenschen und Tiere einzusetzen. Die Praxis hat mich auch überzeugt. Wir spielen Musik, die Stunden werden fließend unterrichtet. Sie sind fast schon tänzerisch. Das zog mich total an, weil es auch Spaß macht.

Welche Art von Musik wird gespielt? Und wer wählt sie aus?

Steph: Die Musikauswahl kann ich selbst bestimmen. Wir versuchen Titel zu nehmen, die spirituelle Texte haben und einen Rhythmus, der den gleichmäßigen Atemfluss unterstützt. Entweder spielen wir Musik von Krishna Das oder Jay Uttal. Auch Donna De Lory hat ein wunderschönes Album gemacht oder Deva Premal.

Also spirituelle Musik mit Bezug zu Indien ist die erste Wahl?

Steph: Ich spiele auch Moby, R. E. M., Madonna und Depeche Mode. Madonna hat ja auch drei Songs auf Sanskrit gesungen. Und ich nehme auch die Beatles. Shiva Rea hat sehr schöne Musik-CDs rausgebracht und ebenso Gabrielle Roth. Wenn ich Musik mit Text spiele, achte ich darauf, was gesungen wird. Wenn man anfängt, sich Musik wirklich anzuhören, merkt man, dass Leute, die singen, oft spirituell sind. Da kommt in vielen kommerziellen Songs eine entsprechende Botschaft rüber. In den ersten Stunden in New York bei David Life habe ich tolle Musik gehört, habe gesungen, meinen Körper zum Vibrieren gebracht, geschwitzt. Ich habe super fließend Āsanas geübt und habe gelernt, mit meinem Atem umzugehen. Dann sprachen sie auch noch das aus, was ich immer schon gefühlt habe: »Sorge dich um das Wohl der Allgemeinheit und versuche, einen Weg zu finden, das weiterzugeben!«

Bist du durch dein Elternhaus in dieser Richtung entsprechend geprägt worden?

Steph: Wir haben nie viel Fleisch gegessen. Aber wenn doch, dann habe ich mich schon früh gefragt, woher das kommt. Das ist doch ein Tier. Wieso soll ich das essen? Ich habe auch einmal eine Phase gehabt, in der ich wieder Fleisch gegessen habe, aber die war sehr kurz.

Gehörst du zu den gemäßigten Vegetariern oder ernährst du dich strickt vegan?

Steph: Ich versuche, mich vegan zu ernähren, aber das ist nicht so einfach. Zu Hause habe ich immer Sojamilch im Kühlschrank. Ich war eine Zeit lang sehr streng, weil es in der Jivamukti-Teachers-Ausbildung auch ein großes Thema ist. Ein Teil der Ausbildung besteht tatsächlich darin, sich Filme wie *»Meet your meat«* oder *»Earthlings«* anzuschauen. Nicht so schön. Und es gibt ein wundervolles Buch mit dem Titel *Ernährung für* *ein neues Jahrtausend.* Die Neuauflage heißt *Food Revolution*[60]. Es ist eins von vielen Büchern, die wir in der Ausbildung lesen mussten. Darin finden sich so triftige Gründe gegen die Milch- und Fleischindustrie, dass man wirklich kein Fleisch mehr essen möchte. Und wenn man es doch tut, wird man dafür nicht verurteilt. Für das, was wir unterrichten, passt es, kein Fleisch zu essen.

Demnach sind die ersten beiden Stufen des im Yoga-Sūtra beschriebenen Ashtānga-Pfades relevant für dich: yama *und* niyama*?*

Steph: Ja, absolut. Viele würden *ahimsā* mit »sich selbst nichts antun« übersetzen. Aber für mich ist schon klar, dass es nicht nur um mich geht, es geht um alle. Wir sind alle miteinander verbunden. Wenn ich anderen etwas antue, tue ich es auch mir selbst an. Möchten wir glücklich sein, dann ist der direkteste Weg, anderen Glück zu bescheren. Sharon und David ist es wichtig, über *ahimsā*, also über Gewaltlosigkeit, zu sprechen und sich damit auf Tierrechte und Umweltschutz zu beziehen.

Aber Sharon und David zeigen sich schon auch gern in akrobatischen Haltungen und schalten großformatige Anzeigen, wo sie ihre Flexibilität zeigen.

Steph: Ich finde einfach, es sind schöne, kunstvolle und auch spaßige Fotos, die viele Leute ansprechen. Wie Patañjali im Yoga-Sūtra sagt: *sthira sukham āsanam: »The connection to the earth should be always steady and joyful«*[61]. Das heißt, egal ob auf den Füßen oder Händen stehend: »Nimm es leicht und lächle!« Außerdem ist die Praxis auch kraftvoll und konzentriert. Sie ist physisch herausfordernd, aber auch intellektuell stimulierend. Ein großes Anliegen der Jivamukti-Yoga-Begründer ist der Versuch, die alten Weisheiten des *Vedānta* in eine den heutigen

60 Nietsch Verlag, Freiburg 2003

61 »Die Verbindung zur Erde sollte stets stabil und freudvoll sein.«

Großstadt-Menschen verständliche Sprache zu übersetzen. Dieser spirituell-traditionelle Aspekt der Schriften, den sie unterrichten, wird oft vernachlässigt. In vielen Yogazentren auf der ganzen Welt wird nicht einmal OM getönt und Meditation gar nicht unterrichtet.

In welcher Weise wird in deiner Tradition Meditation gelehrt? Bietest du Meditation auch separat an? Und wie bereitest du dies vor?

Steph: Während der Āsana-Praxis übst du, deine Konzentration auf den Atem auszurichten, so dass du ohne Unterbrechung bei deiner klaren Intention bleibst. Und das ist schon der erste Schritt in Richtung Meditation. Wenn wir auf die letzten Glieder des achtgliedrigen Pfades schauen, dann kommt da erst einmal Konzentration, danach das Verschmelzen mit der Konzentration, und dies wird zur Meditation. Das heißt, die Āsana-Praxis ist schon eine Art Vorbereitung, den Geist auszurichten. Gerade nach einer Āsana-Praxis kann man tatsächlich leicht sitzen und für ein paar Minuten in eine Meditation sinken. Wir bieten morgens separat Meditation an, aber Meditation ist immer Teil des Unterrichts, mit Vorliebe nach der Āsana-Praxis. Ich sage: »Findet einen bequemen Sitz, wo ihr still werden könnt. Schließt die Augen und konzentriert euch auf den Atem. Lasst den Atem kommen und gehen und folgt ihm mit der Konzentration. Lasst die Gedanken kommen und gehen und versucht, der stille Beobachter zu werden, ohne einzugreifen in die Gedankengänge oder aktiv zu atmen«.

Du schaffst also eine Basis, die als Voraussetzung für eine Meditation dienen kann.

Steph: Ja. Du kannst nicht sagen: »So, jetzt sitzt mal und meditiert!«

Gibt es weitere Einflüsse, also Yogalehrerinnen und Yogalehrer, die dich beeindruckt haben?

Steph: Lehrer, die mich zutiefst beeindruckt haben und deren Lehren ich in meine Praxis einfließen lasse, sind Brian Kest und auch Mark Whitwell, mit dem ich viel Zeit verbracht und ein *Teacher-Training* absolviert habe. Er hat mich viel gelehrt über den Atem. Ich habe John Scott getroffen, der mich in der kurzen Zeit, in der ich in seinen Stunden war, zutiefst beeindruckt hat, und gern mit Anna Trökes geübt. Und ich traf, wie gesagt, Gurmukh aus dem Kundalini-Yoga. Auch sie hat mich geprägt.

Hat diese zuletzt genannte Begegnung zum Aufsteigen der Kundalini *geführt?*

Steph: Ich glaube, das ist eher ein theoretisches Konzept, das nicht an einen Yogastil oder einen Lehrer gebunden ist. Zur Erleuchtung kann ich nichts sagen, bevor ich sie erlebt habe. Wir unterrichten auch Chakren-aktivierende Klassen. Hier geht es darum, dass die *granthis* durchbrochen werden können und man Freiheit erlangen kann. Oder, wo man anschließend merkt, dass sich festgefahrene Ansichten verändern.

Welche Rolle spielt Iyengar-Yoga für dich?

Steph: Ich gehe gern in Iyengar-Yogastunden, um ein tieferes und detaillierteres Verständnis für die Haltungen und das Arbeiten mit Hilfsmitteln zu bekommen. Auch im Jivamukti-Yoga verwenden wir Hilfsmittel: Decken, Klötze und Gurte. Ich gehe auch gern in Kundalini-Yogaunterricht, und oft übe ich die erste Serie des Ashtānga-Yoga.

Hast du einen Bezug zu Indien? Warst du schon einmal dort?

Steph: Ich war noch nie in Indien, aber ich habe eine große Sehnsucht und will schon lange hin. Ich weiß nicht, warum es sich noch nicht ergeben hat. Die Zeit war wohl nicht reif. Vielleicht klappt es ja in diesem Jahr.

Und welche Beziehung hast du zur indischen Kultur?

Steph: Ich finde diese Lebensweise in Indien faszinierend, wie sie mit *Karma* umgehen und mit ihrem *dharma*. Und wie sie annehmen, dass sie leben, wie sie leben. Dass sie sich nicht beschweren, dass sie ziemlich friedvoll sind, obwohl so viele Menschen dort leben. Das ist mein Eindruck, ohne je da gewesen zu sein. Ich interessiere mich für die Tradition, die alten Schriften, die wir auch im Unterricht lesen und diskutieren, und für die hinduistische Philosophie.

Interessiert dich das gesamte Spektrum, zu dem so unterschiedliche Systeme wie Vedānta, Sāmkhya, Advaita, Tantra, Bhakti- *und* Jñāna-Yoga *gehören?*

Steph: Ja, das alles ist Bestandteil unserer Ausbildung. Natürlich nur angerissen.

Es gibt einen Konsens dahin gehend, dass Yoga keine Religion ist. Dennoch werden in Yogazentren häufig religiöse Aspekte angesprochen.

Steph: Es gibt mitunter Diskussionsbedarf, und wir werden gefragt: »Warum singt ihr OM? Warum singt ihr Sanskrit-Mantras und warum wird über *māyā* und Karma und Gott geredet?« Yoga ist keine Religion, sondern eine Lebenseinstellung aus indischer Tradition. Deswegen Sanskritbegriffe. Ich persönlich glaube schon, dass es so etwas wie Gott gibt. Ich würde es nicht unbedingt Gott nennen, und ich brauche für mich auch keine großen Rituale oder Gebete. Es gibt eine Energie, die durch uns alle fließt. Du kannst sie Gott nennen oder *prāna* oder universelle Energie. Sie ist in mir, das ist es, was ich lebe und wirklich glaube.

Dein Gottesverständnis bezieht sich offenbar auf keinen persönlichen Schöpfergott, egal wie man ihn nennt.

Steph: Wenn ich zu Ganesha singe, dann singe ich zu der Skulptur, die auf meinem Altar steht, um mich daran zu erinnern, dass es diesen beschützenden Aspekt in mir und in meiner Umwelt gibt. Ich habe früher Religion in der Schule abgewählt, bin auch nicht getauft. Aber das hat nichts damit zu tun, dass ich nicht glaube.

»Denn sehet, das Reich Gottes ist inwendig in euch«, sagt Jesus[62] *ganz im Sinne des Yoga. Aber oft wird dieses »Reich Gottes« außerhalb gesucht, und dann wird darum gekämpft, wer den besseren Gott hat.*

Steph: Für mich ist es unverständlich, dass man sich über Gott streiten kann und Kriege deswegen geführt werden. Alle meinen eigentlich doch das Gleiche.

Worauf legst du während des Unterrichtens besonderen Wert?

Steph: Dass ich ganz für die Schüler da bin. Ich finde es wichtig, sich nicht vor die Klasse zu stellen, um zu belehren. Ich bin hier, um euch zu dienen, to serve you, und um euren Aktivismus zu unterstützen, mit all den Hilfsmitteln, die uns der Yoga zur Verfügung stellt. Und um euch daran zu erinnern, welches Potenzial in euch steckt. Deshalb übe ich meine Yoga-Praxis für mich. Und wenn ich unterrichte, bin ich für die Schüler da. Ich versuche, ihnen behilflich zu sein, und sei es auch nur, indem ich ihnen die Decke glatt streiche oder ihnen nach der Stunde eine Nackenmassage gebe. Außerdem finde ich es wichtig, dass man die Teilnehmer an ihre Grenzen begleitet. Oder sie ermutigt, ihre Grenzen zu sehen und sich damit anzufreunden, und dann zu beobachten, wie sich auf einmal die Grenzen verschieben. Ich finde es schon gut, so zu unterrichten, dass man die Leute ermuntert, mehr zu machen. Aber auch gleichzeitig auszusprechen, dass man die Grenzen akzeptieren und nicht über sie hinausgehen sollte. Das heißt, auch mal in *Bhekiāsana*, die Stellung des Kindes, zu gehen, auch

62 Lukas 17, 21

wenn alle anderen *Bakāsana,* die Kranichhaltung, üben. Es gibt ja verschiedene Arten von Schülern, die man einteilen kann in sattvig, rajasig, tamasig.[63] Es gibt Schüler, die verhätschelt werden wollen und sich nicht wirklich anstrengen, und es gibt welche, die wollen unbedingt alles sofort können. Sie werfen sich waghalsig in *Pincha Mayūrāsana*[64] und atmen viel zu stark. Ich, als Schülerin, gehe gern in einen Unterricht, in dem ich die Möglichkeit bekomme, mich mit mir und meinen Limitierungen auseinanderzusetzen. Seien sie im Geist oder im Körper. Dass ich mir eingestehen kann: »Bei mir sieht die Haltung so aus, bei ihm so.« Anstatt zu denken: »Ich will aber, dass meine Haltung aussieht wie bei ihm dort.« Es ist wichtig, seine körperliche Grenze anzuerkennen. Aber ich sollte auch motiviert werden, mich mit meinen geistigen Grenzen auseinanderzusetzen. Wenn ich sage »Nein, ich möchte nicht Handstand, Kopfstand oder Krähe üben. Das ist mir zu gefährlich«, dann ist das vielleicht nur die geistige Limitierung. Also sollte ich ermutigt werden zu sagen: »Jetzt probiere ich es einfach. Hier, wo ich mich sicher fühle.«

Dir geht es also darum, an die Schüler oder Teilnehmer zu vermitteln, dass Wachstum möglich ist.

Steph: Ja, ich versuche zu vermitteln, dass geistiges Wachstum und Transformation möglich sind. Mich hat an Sharon und David immer begeistert, dass sie ihre Schüler in Situationen bringen, in denen sie sich intensiv mit sich, ihren Ängsten und Gedanken auseinandersetzen müssen. Man kann dann die Probleme an der Wurzel anpacken. Denn alles fängt mit einem Gedanken an. Erfolge werden sichtbar sowohl in der Yoga-Praxis als auch im Leben. Jivamukti kommt ja von *jīvan-mukta,* was »befreite Seele« heißt. Es geht also wirklich darum, sich zu

63 Drei Energiequalitäten (*gunas*): rein (*sattva*), leidenschaftlich (*rajas*) , träge (*tamas*)

64 Unterarmstand, Variante der Pfau-Haltung (*Mayūrāsana*)

befreien, sei es von den Konditionierungen dieser Gesellschaft, der eigenen Engstirnigkeit oder von Altlasten und karmischen Prägungen, die man so mit sich herumträgt.

Wenn es zu diesem Moment der Befreiung im Unterricht kommt und jemand zu weinen beginnt, wie gehst du damit um?

Steph: Dann gehe ich darauf ein. Niemand soll allein gelassen werden mit seinen Emotionen. Tränen fließen tatsächlich öfter, zum Beispiel in *Shavāsana,* der Totenhaltung. Wenn jemand weint, finde ich es wichtig hinzugehen, die Person zu streicheln und ihr das Gefühl zu geben, dass das, was da gerade geschieht, in Ordnung ist. Wut und Trauer kommen auch gern mal in den Hüftöffnern hoch. Da gehe ich direkt darauf ein und sage: »Beobachtet eure Emotionen. Analysiert das Gefühl und lasst es gehen.« Es ist schon öfter vorgekommen, dass jemand nach der Stunde zu mir kam, mich umarmte und sagte: »Danke, ich fühle mich so befreit.

Glaubst du, dass Yoga zu unterrichten nur eine Etappe für dich ist, oder gehst du von einer langfristigen Arbeit als Yogalehrerin aus?

Steph: Ich bin davon überzeugt, das ist für immer! Ich habe auf verschiedenen Feldern gearbeitet und arbeite zum Teil auch immer noch dort. Wirkliche Erfüllung finde ich in meinem Leben als Yogalehrerin, und der Yoga wird mich auch nicht mehr verlassen.

Gibt es ungeachtet dieser Zuversicht einen Plan B?

Steph: Es wird in unserer Ausbildung darüber gesprochen, wie wichtig es ist, nicht darauf angewiesen zu sein, Yoga zu unterrichten, um damit sein tägliches Brot zu verdienen. David hat ganz klar gesagt, dass er es gut findet, wenn man einen anderen Job hat, der einem das Einkommen sichert. Dann kannst du mit Leidenschaft Yoga unterrichten. Ich finde es wichtig und bin froh, dass ich auch andere Jobs habe. Wenn man darauf angewiesen wäre, täglich acht Stunden Yoga zu geben, um den Lebensstandard zu halten, käme eventuell ein Automatismus hinein, der nicht mehr authentisch ist.

Welche Auswirkungen hat die Yoga-Praxis auf dein Leben als Fotomodel?

Steph: Seitdem ich Yogalehrerin bin, arbeite ich gar nicht mehr vollzeitig als Model. Dass ich keine Werbung für Pelze oder Fleischprodukte mache, war schon vorher klar. Bei so gut wie jedem Job kommt es zu Gesprächen oder Diskussionen über Yoga und Vegetarismus. Die Leute sind sehr interessiert und wollen mehr erfahren. Oft kommen sie dann auch in meine Stunden. Und natürlich ist es leichter für mich, unbequeme Posen länger zu halten. Vielleicht hat sich auch meine Ausstrahlung etwas verbessert. Ich glaube, darauf wolltest du hinaus, oder?

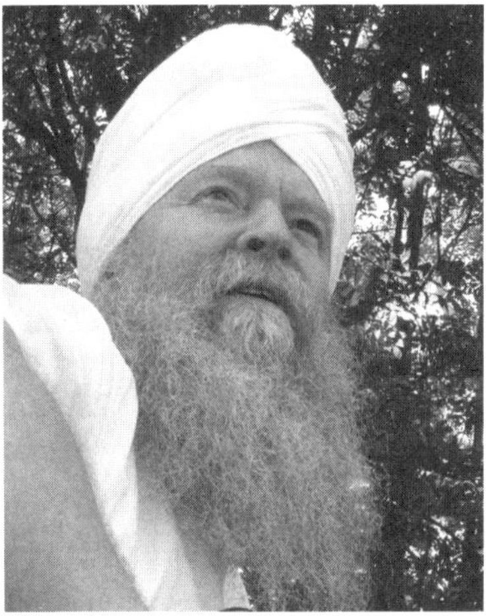

SATYA SINGH,

Yogazentrum Hoheluft, Hamburg

Wirklich Erleuchtung ist,
wenn du Licht im Herzen hast,
wenn du Liebe nehmen
und geben kannst.

Satya Singh wurde 1949 in Haarlem, Niederlande, geboren. Zunächst studierte er Medizin und wechselte dann zur Soziologie. Während dieser Zeit entdeckte er den Weg des Kundalini-Yoga und studierte ab 1974 Kundalini-Yoga als direkter Schüler bei Yogi Bhajan (bis zu dessen Tod im Oktober 2004).

Satya Singh wohnte in Ashrams in Amsterdam und Hamburg, gründete eine Familie und eröffnete schließlich sein eigenes Yogazentrum in Hamburg. Jedes Jahr verbringt er einige Zeit in Indien. Seit über zwanzig Jahren unterrichtet er Kundalini-Yoga in den Lehrer(innen)-Ausbildungen in zahlreichen

Städten Deutschlands und in verschiedenen Ländern Europas. Er leitet das Team der Ausbilder(innen) der 3HO[65] Deutschland e. V.

Veröffentlichungen: *Das Kundalini Yoga Handbuch für die Gesundheit von Körper, Geist und Seele* (1990); *Der Reif* (2000) und in Zusammenarbeit mit Fred Hageneder *Baum Yoga* (2006)

Warum tragen Yoga-Übende des Kundalini-Yoga nach Yogi Bhajan einen Turban?

Satya Singh: Man kann diese Frage auf ganz vielen Ebenen beantworten: Erst einmal ist es überhaupt nicht nötig, beim Kundalini-Yoga einen Turban oder eine Kopfbedeckung zu tragen. Das Turbantragen ist dadurch entstanden, dass in den letzten Jahrhunderten Kundalini-Yoga und Sikh Dharma[66] miteinander verwoben wurden. Die Sikhs tragen einen Turban, unser Lehrer, Yogi Bhajan, trug einen Turban, und irgendwann sprang der Funke über. Einige Jahre trugen nur die Männer Turbane. Aber dann sagten die Frauen: »Wir wollen auch einen Turban haben!« Und so sahen sich die Frauen um, und sie fanden den Stil, den die Männer trugen, nicht so richtig elegant. Schließlich fanden sie auf einem Gemälde einer russischen Prinzessin einen schönen Turbanstil …

Was ganz stark in unserer Tradition ausgeprägt und wichtiger ist, als einen Turban zu tragen, ist, die Haare nicht zu schneiden. Das machen in Indien auch viele *sādhus,* und es ist praktisch Teil unseres Lebensstils, die Haare nicht zu schneiden und sie in dreieinhalb Windungen auf dem Scheitelpunkt auf dem siebten *Cakra* zusammenzubinden. Um die Haare zu

65 *Healthy, Happy, Holy Organization*

66 Religion bzw. Lebensstil aus Nordwestindien, die von Yogi Bhajan in den Westen gebracht wurde.

schützen und als eine Art Energietrichter wird ein Turban darumgebunden. Wir sind der Auffassung, dass der Mensch aus gutem Grund das Lebewesen mit den längsten Haaren ist. Bei jedem Menschen wachsen die Haare bis zu einer bestimmten, individuellen Länge. Bei mir ist das bis zu meinem Rücken, bei meiner Tochter, als sie noch klein war, gingen die Haare bis zu den Fußgelenken. Wir gehen davon aus, dass jeder die Haare hat, die er braucht, und sie auswachsen lassen sollte. Das ist eine Empfehlung. Weil die Haare wie ein elektrisches, ein pranisches Instrument wirken. Das kann man auch anschaulich machen: Wenn man im Dunklen die Haare mit einem Plastikkamm kämmt, dann funkelt das richtig. Die Haare bringen Energie zum siebten *Cakra.* Das Problem der Energiebewegung in den *Cakras* ist ein bisschen so wie mit Kniestrümpfen. Sie sackt die ganze Zeit herunter. Es ist eher problematisch, die Energie nach oben zu kriegen als nach unten. Die Haare lang zu haben und auf dem Scheitelpunkt zu binden ist also ein Hilfsmittel. Es hält deinen Kopf und deine Kopfenergie sehr schön zusammen. Und man kann einen Turban nicht einfach auf- und absetzen. Man muss ihn immer binden. Er drückt gleichmäßig auf alle wichtigen Punkte der Schädelknochen und fördert die Durchblutung.

Ist die Entscheidung, lange Haare zu tragen, an ein Ritual gebunden oder kann jeder in der ersten Kundalini-Yogastunde kommen und sagen: »Ich lasse mir die Haare wachsen, bitte gib mir einen Turban?«

Satya Singh: Jeder darf sich einen Turban binden, das ist nicht geschützt. (lacht) Aber die wenigsten Leute bei uns tragen einen Turban. Selbst bei den Kundalini-Yogalehrern sind es weniger als fünf Prozent. Wir haben inzwischen mehr als 1000 Yogalehrer ausgebildet, und wenn es hoch kommt, tragen etwa dreißig regelmäßig einen Turban.

Wird der Turban denn bei jeder Gelegenheit getragen?

Satya Singh: Also, ich trage ihn schon bei jeder Gelegenheit.

Und wann legst du ihn ab?

Satya Singh: Abends. Dann kommen die Haare runter. Um Energie zu bekommen, sollte man die Haare ein paar Mal rauf und runter kämmen. Wenn ich morgens aufwache, dusche ich kalt. Das ist ganz wichtig in unserer Tradition. Dann binde ich als Erstes einen kleineren, bequemeren orangefarbenen Unterturban. Danach mache ich mein *sādhana*, also Yoga und Meditation. Und wenn ich dann hinausgehe in die Öffentlichkeit, dann binde ich den größeren weißen Turban.

Wie reagieren die Menschen um dich herum darauf?

Satya Singh: Das hängt sehr von deiner eigenen Ausstrahlung ab. Wenn ich einmal eine Phase habe, in der ich mich nicht so toll fühle, dann reagieren die Leute auch so. Aber wenn ich eine gute Ausstrahlung habe, ist es anders. Durch den Turban stichst du aus der Menge heraus, und es wird wahnsinnig viel auf dich projiziert – sowohl im positiven als auch im negativen Sinne. Und es wird auf uns natürlich gern alles mögliche Negative projiziert. In der Ölkrise in den 1970er Jahren hieß es: »Hey Scheich! Hast du mal 'n Eimer Öl für mich?« Und jetzt sagen sie: »Hallo, Osama Bin Laden.« Wenn du in ein öffentliches Verkehrsmittel steigst, ist da immer ein Witzbold, der ruft: »Da ist er!« Wenn es dir gut geht, ist das kein Problem. Wenn du dich nicht so gut fühlst, ist es schon eine Übung, gelassen zu bleiben. Ich habe keine Probleme damit. Aber mein Sohn, der ist 13 Jahre alt, findet das schon schwierig. Er wird oft angemacht in der U-Bahn. In der Schule ist es kein Problem. Die kennen ihn dort mit Turban, seit er sechs ist, und fänden es komischer, wenn er keinen Turban trüge.

Du hast, wie viele andere Kundalini-Yogis auch, einen spirituellen Namen. Wie kam es dazu, und welche Bedeutung hat er?

Satya Singh: Der Name bedeutet »Energie der Wahrheit«. Dieser Name ist ein Angebot, so wie der Turban. Es ist nicht so, dass du komisch angeguckt wirst, wenn du keinen Turban und keinen spirituellen Namen hast. Es gibt keinen Gruppenzwang. Doch das wichtigste Stückchen Schwingung, das du um dich hast, ist dein Name. Mit ihm identifizierst du dich sehr stark, und ihn hörst du auch immer wieder. In vielen Kulturen geht man ganz bewusst damit um, dass man verschiedene Namen für verschiedene Gelegenheiten und in verschiedenen Lebensphasen hat. Es gibt in unserer Tradition die Vorstellung, dass, wenn du ganz intensiv in die spirituelle Richtung gehst, das wie eine Art Wiedergeburt ist, dass du praktisch eine andere Bestimmung hast. Eine Möglichkeit, das zu unterstützen, ist, einen spirituellen Namen anzunehmen.

Man hebt sich auf diese Weise bewusst von der bürgerlichen Alltagswelt ab?

Satya Singh: Es sind in der Tat auch Schutzmechanismen, um deinen Weg gehen zu können. Wir glauben sehr stark daran, dass es sinnvoll ist, in der Welt eine klare Position zu beziehen. So ein bisschen wie Martin Luther: »Hier stehe ich, ich kann nicht anders.« Unserer Meinung nach gibt es drei verschiedene Wege, diesen Namen zu nutzen: Erstens: Du gebrauchst ihn nur für dich selbst. Du erzählst niemandem davon, aber du meditierst darauf, wann immer du deine spirituelle Identität stärken möchtest. Dann setzt du »Har Har«[67] davor und meditierst elf Minuten. Die zweite Methode: Du gebrauchst ihn nur in Yogakreisen, wenn du unterrichtest oder mit Freunden zusammen bist. Und die dritte Möglichkeit: Du gebrauchst ihn immer, weil du ganz tief eintauchen möchtest.

67 Laut Satya Singh: »innerliche göttliche Energie«

Welche der drei Methoden nutzt du im Umgang mit deinem Namen?

Satya Singh: Die dritte Möglichkeit. Ich bin eigentlich ein sehr zurückhaltender Mensch, aber ich möchte meinen alten Namen, obwohl er sehr schön war, nicht nutzen. Lediglich in meinem Pass habe ich ihn nicht ändern lassen.

Wie wird der Name ausgewählt und übertragen?

Satya Singh: Die Namen werden nach deinem *Destiny*, also deiner Bestimmung, berechnet. Es gibt eine numerologische Prozedur, in der du diese *Destiny*-Zahl errechnen lassen kannst. Danach wird der Name ausgesucht. Die Namen passen oft frappierend. Früher hat Yogi Bhajan das selbst geregelt. Als er 2004 spürte, dass er sterben werde, bildete er eine von seinen Sekretärinnen dafür aus, und die macht das jetzt. Du füllst ein Formular aus, und zwei Wochen später kriegst du deinen Namen mit der Bedeutung dazu zugeschickt. Sie geben pro Tag so etwa sechzig Namen aus, und keiner muss deswegen nach L. A. oder nach Espanola, New Mexico, fahren. Die Formulare kannst du per Internet ausfüllen. Und manche Eltern machen das auch für ihre Kinder, um Hinweise zu bekommen, in welche Richtung sich die Kinder entwickeln sollten. Wir haben unseren Kindern übrigens auch bürgerliche Namen gegeben. Mein Sohn zum Beispiel heißt Hargobind Singh, aber auch Tobias und Bauke. Das sind die Namen seiner beiden Großväter. Wir gehen davon aus, dass die Kinder nicht zufällig in unsere Familie geboren wurden. Aber irgendwann, wenn sie volljährig sind und alles selbst entscheiden müssen, können sie auf einen europäischen Namen zurückgreifen, wenn ihnen das lieber ist.

Was hat sich für dich durch Yoga verändert?

Satya Singh: Alles. Na ja, alles nicht. Ich bin immer noch 1,64 Meter. (lacht) Ich war ein typischer Achtundsechziger. 1968 fing ich an zu studieren. Erst einmal Medizin. Dann stellte ich fest, das Medizinstudium braucht viel zu viel Zeit, und die habe ich nicht. Und so fing ich an, Soziologie zu studieren, und probierte im Chaos von Amsterdam einfach alles aus, was es da gab. Wir experimentierten in dieser Zeit mit allem, so wie ihr hier in Deutschland auch, mehr in Berlin als in Hamburg. Aber an einem bestimmten Punkt war es zu Ende. Ich konnte einfach nicht mehr so weitermachen wie bisher und hatte auch keine Alternative. Ich studierte und spielte viel auf meiner Gitarre und erfand dadurch meine eigene Art der Meditation. Zu jener Zeit hatte ich ein Zimmer bei einer Frau, die sich von ihrem Mann, einem protestantischen Pfarrer, getrennt hatte. Ihr jüngster Sohn, der auch in der Wohnung wohnte, war durch die Verwicklungen der Trennung heroinabhängig geworden.

Ich entschied, ich will dienen. Das war eine ganz essenzielle Entscheidung, die ich ohne Hilfe von Büchern oder äußeren Einflüssen traf. Deshalb fühlte ich mich für mein Umfeld verantwortlich und versuchte, einzugreifen und in dieser Situation zu helfen. Ich begann mit Karate, um mich stark zu machen, und schwitzte ganz viel schwarzes Zeug raus. Das war ein Reinigungsprozess.

Eines Tages kam der Junkie-Sohn der Vermieterin zu mir und sagte: »Ich habe etwas entdeckt. Eine Gruppe Leute, die weiße Turbane und weiße Kleider tragen und Yoga machen. Und sie wollen mir helfen, von den Drogen wegzukommen.« Ich dachte: »Was du brauchst, ist harte Arbeit, nicht so etwas Abgehobenes!« Sechs Wochen später kam er zurück. Und so eine Transformation hatte ich vorher noch nicht gesehen: Er trug immer schwarze Sachen, wusch sich nie, hatte fettige Haare, picklige Haut. Die Brille war immer beschlagen. Er hatte auch Geschwüre und schaute dir nie in die Augen. Er kam zurück, schaute mir in die Augen, war strahlend weiß gekleidet, die Haare waren gewaschen, seine Haut geklärt. Und nun gab er mir Ratschläge! Ich war schwer beeindruckt, und so ging ich mit meinem Gitarrenlehrer auch zu dieser Yogagruppe. Das war ein surrealistisches Erlebnis! Wir waren in einem *Gurdwara,* einem Sikh-Gottesdienst. Da saßen Holländer und Holländerinnen in weißen Kleidern mit einem Turban auf dem Kopf und sangen indische Lieder. Wir gingen anschließend in ein Kaffeehaus, und ich schwöre, weder davor noch danach habe ich so gelacht! Ich konnte mich zwanzig Minuten nicht einkriegen. Ich fand die holländischen Leute so komisch, die da todernst indische Lieder singen. Aber wie du siehst, zu lachen ist nicht immer nur eine Abwehrhaltung. Ich erkannte, dass die viel besser drauf waren als ich, und sah, dass sie Würde hatten und eine Sinnhaftigkeit. Von da an gehörte ich dazu und fing mit Kundalini-Yoga an.

Das war also dein Einstieg in den Yoga und zugleich in Kundalini-Yoga?

Satya Singh: Das war mein Einstieg. Zweimal pro Woche war ich dort zum Unterricht. Das war noch nicht so teuer wie jetzt. In meiner Zeit stand ein Körbchen da mit einem Zettel drin: »Empfohlene Spende: vier Gulden.« Das konnte ich bezahlen. Später ging ich dann viermal die Woche zum Yoga-Unterricht. Auf die Dauer verdrängte es Karate völlig. Und ganz spontan, ohne Näheres zu wissen oder der Typ dafür zu sein, fing ich an, Karma-Yoga[68] zu machen. Das war mir total wichtig. Jeden Sonntag nach der *Gudwara,* zu der ein gemeinsames Essen gehörte, erledigte ich den Abwasch dort für alle. Damals gab es ja noch keine Spülmaschinen. Und ich wusch für alle dreißig Leute ab. Ich kann mich noch lebhaft erinnern, wie wichtig mir das war und dass mir praktisch keiner helfen durfte bei dieser Arbeit.

68 Karma-Yoga ist der »Yoga der Tat« und bedeutet ein Handeln ohne Anhaftung an seine Taten. Karma-Yoga wird oft auch als Yoga des selbstlosen Dienstes verstanden.

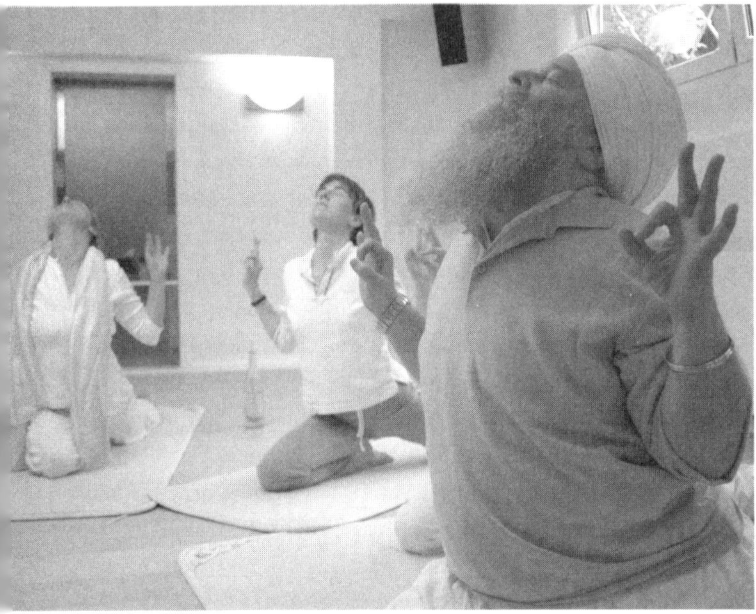

© Privat

Das, was du da an Yoga praktiziertest, war schon Kundalini-Yoga nach Yogi Bhajan?

Satya Singh: Ja. Es waren internationale Kurse mit Leuten aus Israel, Chile, USA, Malaysia und Kanada, nur wenige Holländer.

Wie kam es, dass du dich von Anfang an für Kundalini-Yoga nach Yogi Bhajan entschieden hast?

Satya Singh: Ich kam zum Kundalini-Yoga wie die Jungfrau zum Kind. Er war die einzige Methode für mich, mich nicht leer zu fühlen. Ich schrieb damals jeden Tag auf, wo ich mich gut gefühlt, wo ich mich schlecht gefühlt hatte. Ein super knappes Tagebuch. Und es war klar, ich fühlte mich nur wohl, wenn ich Yoga gemacht hatte. Das heißt, ich betrieb aus sehr praktischen Gründen Yoga. Und ich war der fanatischste Schüler von allen. Ich übte so schnell, dass ich fast unsichtbar wurde. Dann tauchte plötzlich Yogi Bhajan in meinem Leben auf – beim ersten Kundalini-Yogafestival 1978, bei dem so einhundert Leute kamen, in einem ziemlich verfallenen Schloss in der Nähe von Paris. Wir machten praktisch alles draußen unter freiem Himmel. Dort bekam ich auch das erste Mal gezeigt, wie man einen Turban bindet. Es war alles exotisch und mysteriös. Und dann die Gestalt von Yogi Bhajan! Ein baumlanger Kerl, der zu jener Zeit vor Energie nur so strotzte. So einen Menschen habe ich weder vorher noch nachher noch einmal gesehen. Und er hatte eine ungeheuer tiefe Stimme. Er beeindruckte mich total. Das war für mich wirklich ein Aha-Erlebnis, obwohl ich nicht behaupten kann, dass ich damals eine starke persönliche Beziehung zu ihm hatte. Aber dort bin ich Yogi Bhajan das erste Mal begegnet. Er kam dann jedes halbe Jahr nach Amsterdam in unseren Ashram. Das war ein Theater jedes Mal! Es wurde renoviert, wir haben den ganzen Ashram gestrichen und alles sauber gemacht. Aber es war jedes Mal ein echt transformierendes Erlebnis.

Was macht Kundalini-Yoga nach Yogi Bhajan aus?

Satya Singh: Ich weiß, dass der großer Yoga-Professor Georg Feuerstein sagt, Kundalini-Yoga sei ein Teil von Hatha-Yoga. Yogi Bhajan sagte dagegen immer: Hatha-Yoga ist ein Teil von Kundalini-Yoga. Es gibt auch andere Formen von Kundalini-Yoga, so wie beispielsweise Yoga Vidya e.V. den Kundalini-Yoga anbietet. Ich finde prima, was die machen, doch das ist mehr eine Kombination aus intensivem Prānāyāma und Hatha-Yoga. Es ist powerful, aber etwas anderes, als das, was wir machen. Was wir machen, ist eher vergleichbar mit klassischem Hatha-Yoga, es gibt jedoch vier wichtige Unterschiede: Erstens: Wir sind erheblich dynamischer, zum Beispiel »Kobra, hoch zur Bankhaltung, atme ein, dann wieder herunter in der Kobra. Atme aus.« Das wird drei Minuten lang wiederholt. Oder auch sechs Minuten. Die Übungen fangen meistens langsam an und werden am Ende dynamischer und energieorientierter. Zweitens: Wir arbeiten viel mit Mantras und Meditation. Fast jede Übung hat entweder ein mentales innerliches Mantra wie *sat* (Wahrheit), *nam* (Identität) oder ein hörbares, also gesungenes Mantra. Drittens: Wir haben sehr viel Prānāyāma – nicht nur als selbstständige Übung, sondern auch in die Übungen integriert. Fast alle Übungen in unserem Unterricht haben Prānāyāma-Formen wie etwa lange und tiefe Atmung oder Feueratem dabei. Viertens: Die Lehrer setzen normalerweise ihre Übungsreihen nicht selbst zusammen, da sie von Yogi Bhajan überbrachte *kriyās* bekommen haben, die aus bis zu sechzehn Übungen bestehen. Sie sind sehr subtil kombiniert. Die Übungsreihen sind teilweise uralt und wurden durch Leute empirisch herausgefunden, die Energie gut wahrnehmen können. Dadurch können wir im Kundalini-Yoga sehr spezifische Wirkungen erzeugen. So gibt es beispielsweise Übungsreihen gegen Paranoia oder gegen Magenschmerzen, für innere Schönheit oder auch mehr Energie im Frühling. Und wir arbeiten in der Yoga-Praxis viel mit Musik, teilweise auch mit sehr rhythmischer Musik.

Ist das klassische indische Musik oder auch Rock und Pop, was ihr spielt?

Satya Singh: Es kann beides sein, solange es aus unserer eigenen Tradition kommt. Teilweise ist die Musik festgelegt, die bei den Übungsreihen gebraucht werden soll. Wir sind gesegnet mit sehr vielen guten Musikern. Meistens ist die Musik dann nicht indisch, oft auch eine »Fusion« aus indischen Melodien und Instrumenten und westlichen. Aber Musik ist so wichtig für uns, dass viele der großen Kundalini-Yogalehrer ab und zu eigene CDs herausbringen.

Wie setzen sich deine Yogaklassen zusammen? Gibt es auch im Kundalini-Yoga erheblich mehr Frauen als Männer?

Satya Singh: Ja, die Männer machen eher Karate. Und beim Karate ist es andersherum. (lacht) Vor drei Wochen schaute ich einmal rund in der Yogaklasse und dachte: »Etwas ist besonders, irgendetwas stimmt nicht.« Plötzlich sah ich: Ich hatte sieben Männer dabei! Das war mir noch nie passiert in meinen dreißig Jahren. Es sind meistens fünfzehn Frauen und zwei Männer. Ansonsten gilt: Jeder Lehrer zieht seine eigenen Schüler(innen) an. Innerhalb des Kundalini-Yoga sind trotzdem noch viele Stile möglich. Es gibt die eher weichen und fürsorglichen Lehrer und auch die richtig harten und herausfordernden. Diese kriegen dann ein bisschen mehr Männer ab, die anderen mehr Frauen. Und es gibt in unserem Zentrum auch einmal pro Woche Seniorenstunden. Wir haben ganz viele Arm- und Oberkörperbewegungen, die man auch im Sitzen machen kann, und man bewegt viel mit dem Atem. Die Senioren können dann ruhig auf Hockern sitzen.

Wie und wann kam es dazu, dass du auch selbst Yoga unterrichten wolltest?

Satya Singh: Damals gab es keine Yogalehrer-Ausbildungen. Yoga war für uns wie etwas von einem anderen Planeten. Wir machten es einfach, waren super naiv, aber auch gut drauf. Wir waren so begeistert, und ich habe tolle Erinnerungen an diese Zeit. Ich war irgendwann der eifrigste, am meisten motivierte Schüler. Ich habe alles mitgemacht und ausprobiert und hatte keine Alternative. Wir hatten auch ein Restaurant, in dem ich einen Job bekam. Ich putzte rote Bete und Karotten und war der Haushandwerker. Ich reparierte die Stühle im Restaurant. Eines Nachmittags spielte mein Lehrer mir einen Streich. Er sagte: »Ich muss heute Abend weg, kannst du mich vertreten?« – »Ja gerne«, antwortete ich und war total begeistert. Und dann meinte er: »Dann musst du aber auch einen Turban aufsetzen.« Ich war beim Unterricht so aufgeregt, dass ich meinen Spickzettel zerriss. Trotzdem kamen zwei oder drei Leute danach zu mir und sagten: »Du hast so eine Ruhe ausgestrahlt.« Von Yogi Bhajan gibt es einen passenden Spruch: »Die Kerze kennt ihr eigenes Licht nicht.« Das war mein erster Abend als Yogalehrer, und ein paar Monate später übergab mir eine Frau aus dem Ashram, die 25 Yogaklassen über ganz Holland verteilt hatte und mit ihrer Familie nach Kopenhagen zog, zehn ihrer Yogaklassen. Plötzlich fuhr ich mit dem Zug durch die Niederlande und gab zehn Unterrichtsstunden in der Woche.

Brauchtest du kein Diplom oder Zertifikat, um unterrichten zu können?

Satya Singh: So etwas gab es damals nicht.

Durch welche Umstände kamst du nach Deutschland beziehungsweise nach Hamburg?

Satya Singh: Wir machen auch Weißes Tantra-Yoga[69], das ist ein Teil des Kundalini-Yoga. Es ist sehr keusch und neutral, aber man hat Augen- und Handkontakt, und so lernt man schon ein paar Leute kennen. Irgendwann in Frankreich beim Yogafestival sah ich mich um, wen ich als Tantrapartnerin haben wollte. Und da war eine Frau, die mir besonders auffiel, weil sie viel Power ausstrahlte. Ich fragte sie: »Möchtest du mit mir Tantra machen?«, und wir entdeckten, dass wir einfach gut miteinander reden konnten, und das können wir noch immer.

Ich betrachte das als die beste Vorraussetzung für eine Beziehung. Wir schrieben uns Briefe von Ashram zu Ashram. Ich wohnte ja in Amsterdam und sie in Hamburg. Dann heirateten wir, und sie wohnte erst einmal ein paar Jahre in Amsterdam mit im Ashram. Sie ist Gymnasiallehrerin für Geografie

69 Nutzt die Kundalini-Energie, im Gegensatz zum Schwarzen oder Roten Tantra, zur Reinigung von innerem Ballast.

und Deutsch. Damals musste sie aber noch das Refendariat machen, durch das wir ein garantiertes Einkommen hatten. Deshalb dachten wir, wir gehen nach Deutschland. Für einen Holländer war es damals abenteuerlicher, nach Deutschland zu gehen als nach Afrika. Aber es gefiel mir so, und ich hatte mehr Möglichkeiten als in Holland. Wir lebten ein paar Jahre im Ashram, der sich 1990 auflöste, weil wir aus dem Haus hinausgesetzt wurden. Von da an richteten wir uns privat mit unserem eigenen Yogazentrum ein, aber die Sehnsucht nach der Ashramzeit ist noch da.

Auf welche Quellentexte bezieht ihr euch im Kundalini-Yoga?

Satya Singh: Auf die Yoga-Sūtras von Patañjali. Das hat mir viel gebracht. Ich habe sie auch unterrichtet und Philosophiestunden abgehalten und überlegt, einen eigenen Kommentar zu schreiben. Das Yoga-Sūtra ist unser einziger klassischer Quellentext.

Worauf bezieht ihr euch sonst noch?

Satya Singh: Wir stützen uns auf das, was Yogi Bhajan vermittelt hat. Entweder in Form von Bearbeitungen durch seine direkten Schüler, wozu ich dann auch gehöre – und er hat viele Bücher geschrieben –, oder in Form seiner Videos. Das Tollste sind die Videos, in denen er selbst unterrichtet. Damit kann man viel machen. Neu ist, dass die Videos deutsch untertitelt werden.

Es existieren zwei unterschiedliche Auffassungen zur Kundalini*: In der einen Variante soll sie behutsam geweckt und animiert werden, in der anderen Variante wird sie als Blocklade beschrieben, die beseitigt beziehungsweise verbrannt werden soll. Welchem Konzept folgt ihr beziehungsweise du?*

Satya Singh: Das zweite Konzept kenne ich nicht. Wir gehen von dem klassischen *Kundalini*-Konzept aus. Dabei werden *prāna* und *apāna* in der *kanda* vermischt. Und wenn das mit genügend Intensität durch die Yoga-Praxis, durch die *bandhas* und durch Prānāyāma passiert, dann entsteht das weiße Feuer, ein leuchtendes weißes Feuer im Bauch. Dieses Feuer geht durch sogenannte Reservekanäle nach unten und trifft auf das *Mūlādhāra-Cakra*[70], um das herum in dreieinhalb Windungen die *Kundalini* liegt. Sie wird dann erweckt und steigt, wenn alles richtig verläuft, durch die *sushumnā,* den mittleren Kanal, nach oben und muss dabei drei Blockierungen passieren: den *Brahma-Granthi,* den *Vishnu-Granthi* und den *Rudra-Granthi.* Das sind Knoten oder Blockierungen, die mit den verschiedenen Themen der *Cakras* zu tun haben. Diese Knoten öffnet man durch Arbeit am Selbst, durch Selbstentwicklung. Dafür ist es auch gut, eine Familie zu haben, Sexualität und Geld, um durch die dauernde Auseinandersetzung mit der Gesellschaft und durch gleichzeitige Praxis von Yoga und Meditation alle Neurosen bearbeiten zu können, die wir mit uns tragen. Die Öffnung unterstützen wir aber auch mit Yoga über die *bandhas.* Wenn die *Kundalini* aufsteigt, dann kommt sie durch die *sushumnā* zum sechsten *Cakra.* Dann gibt es noch einen besonderen Kanal, die goldene Kordel, und damit kommt man zum siebten *Cakra.* Wir haben die Vorstellung, dass jeder eine unsichtbare Schale auf dem Kopf hat mit *amrita,* mit Nektar. Wenn die *Kundalini* oben ankommt, dreht sich diese Schale. Das Schöne daran finde ich, dass auch eine Bewegung nach unten stattfindet und der Nektar durch die Aura und durch den Körper wieder nach unten kommt.

Der Energie-Kreislauf wird geschlossen durch das Überlaufen?

Satya Singh: Genau. Die Energie kommt zurück in die Erde und steigt wieder hoch. Wichtig ist aber, dass wir im Kundalini-Yoga so eine plötzliche revolutionäre Erweckung

70 Das erste *Cakra,* an der Basis der Wirbelsäule

wie bei einer spontanen *Kundalini*-Erweckung überhaupt nicht anstreben und dass diese Art der krisenhaften Entwicklung bei uns auch nicht vorkommt. Es ist eher so, dass Prozesse, die durch Yoga ablaufen, evolutionär sind. Tröpfchen für Tröpfchen. Die Rolle der *Kundalini*-Energie in unserem Yoga ist vergleichbar mit einem Stecker, der in die Steckdose gesteckt wird. In der Variante der spontanen *Kundalini*-Erweckung und *Kundalini*-Krise scheint es oft so, als stecktest du statt des Steckers deine Finger in die Steckdose.

Mit welchen Erwartungen kommen Menschen zu euch in den Unterricht?

Satya Singh: Ich habe früher einmal Umfragen gemacht. In meinen Anfängerkursen sagen die meisten, sie wollten etwas für ihre Gesundheit tun. Einige sagen, sie möchten lernen, besser zu atmen. Die wenigstens wollen an sich selbst arbeiten oder so etwas. Leute, die es bis zur Lehrer-Ausbildung schaffen, haben meist etwas Intensiveres im Sinn. Grundsätzlich ist immer ein intensives Suchen da und meistens auch eine Lebenskrise. Ich denke, das ist beim Hatha-Yoga nicht anders. Um wirklich eine große Veränderung im Leben zu vollziehen, ist es für die meisten gut, einmal richtig durchgeschüttelt zu werden.

Es ist also eher die Ausnahme, dass jemand kommt und sagt, er möchte, dass die Kundalini erweckt wird?

Satya Singh: Da wäre ich sehr misstrauisch und würde mich fragen, was das wohl für ein Typ ist. Der Kundalini-Yoga ist ein empirisches System, und wenn jemand mit einem Kopf voller Erwartungen kommt, muss er erst einmal ein paar Jahre meditieren. Bei uns ist die Theorie eine Richtschnur für die Praxis. Darauf hat Yogi Bhajan auch immer Wert gelegt. Wir sollten alle eine normale alltägliche Arbeit haben, das gehört dazu. Er war gar nicht begeistert, wenn Leute sich nur mit Yogaunterrichten über Wasser hielten. Für sie bedeutete das ein

Abhängigwerden von den Schülern. Der Job des Yogalehrers ist es aber, die Entwicklung der Schüler zu beschleunigen. Wenn Leute zu dir kommen, dann geht es darum, zu einer Art Katalysator zu werden, und dann versuchst du zu gucken, wo die schwachen Punkte liegen, und ihnen zu helfen, daran zu arbeiten.

In deinem Buch Baum-Yoga[71] *kommst du gleich am Anfang auf Erleuchtung zu sprechen: Sie bewirke ein »erweitertes Bewusstsein«, was »durch die Ausschüttung von Glückshormonen« nachweisbar sei. Du schreibst von »ekstasebringende(m) Nektar«, der – hinabtropfend – schließlich »die Intuition beflügelt«, wodurch das Herz in »bedingungsloser Liebe erblüht.« Trifft so eine detaillierte Beschreibung dessen, was während der Erleuchtung geschieht, auf jede(n) zu?*

Satya Singh: Erleuchtung in seiner finalen Bedeutung ist äußerst selten. Die meisten Leute haben vorübergehende Erleuchtungserlebnisse für ein paar Tage oder einige Stunden. Ich habe Erleuchtung immer ein wenig abgeschwächt als Ziel. Wir kennen diese Geschichte: Ein Schüler geht zu seinem Meister und fragt ihn: »Wie lange dauert es, bis ich erleuchtet werde?« Der Meister zeigt eine Handspanne. Was er damit meint, ist der Abstand zwischen dem dritten *Cakra* und dem vierten *Cakra*, das ist der Abstand zur Erleuchtung. Das heißt, dass es die wirkliche Erleuchtung ist, wenn du Licht im Herzen hast, wenn du Liebe annehmen und geben kannst.

Wir haben im Kundalini-Yoga eine Dreiteilung: Die oberen drei *Cakras* sind die göttlichen *Cakras*. Das ist der Engel im Menschen. Die unteren drei *Cakras* sind das Tier im Menschen. Das Herz ist das einzige menschliche Zentrum. Jemand, der erleuchtet ist, ist für mich jemand, der sein Herz offen haben kann. Das ist verknüpft mit dem Anspruch, dass Kundalini-Yogis in der Gesellschaft stehen. Wir haben nicht das Ideal des

71 Satya Singh/Fred Hageneder: Baum-Yoga, S. 29

Eremiten oder des Yogis im Dschungel oder auf dem Berg. Unser Ideal ist der Yogi auf dem Marktplatz. Deshalb ist es auch nicht nützlich, die Energie nur oben zu haben. Das Herz spielt die Hauptrolle.

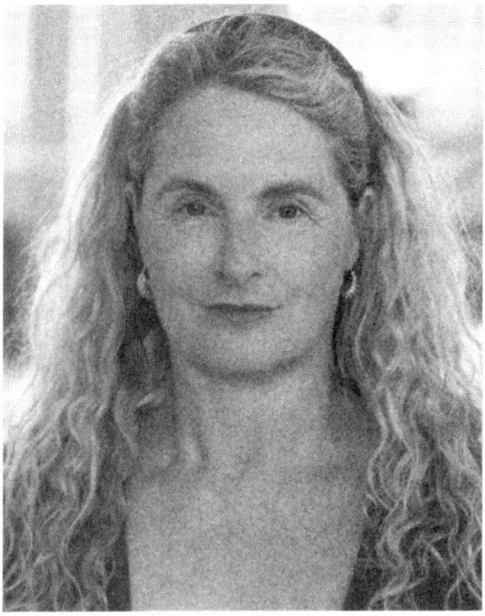

© Privat

ANNA TRÖKES,

Prāna-Yoga-Schule, Berlin

Es gibt die Möglichkeit, Gott zu begegnen,
wo immer du bist.

Anna Trökes, geboren 1952 in Berlin; Studium der Fächer Germanistik, Geschichte und Philosophie mit dem Staatsexamen als Abschluss; Ausbildung zur Yogalehrerin beim Berufsverband der Yogalehrenden Deutschlands e.V. (BDY) und der *Féderation Nationale d'Enseignants de Yoga* in Frankreich; Weiterbildungen zur Rückenschulleiterin; Praktikantin der Spiraldynamik und Weiterbildung zur Heilpraktikerin. Anna Trökes unterrichtet seit 1974 Hatha-Yoga, seit 1977 in eigener Schule. Seit 1983 leitete sie drei Yogalehrer-Ausbildungsgänge für den BDY und ist seit dieser Zeit Ausbilderin beim BDY und bei anderen europäischen Berufsverbänden sowie bei privaten Ausbildungsschulen für die Fächer Hatha-Yoga, medizinische

Grundlagen, Unterrichtsgestaltung und Sprecherziehung für Yogalehrer. Sie begründete 1989 mit Boris Tatzky und Jutta Pinter-Neise die »Deutsche Akademie des Yoga der Energie«.

Veröffentlichungen (Auswahl): *Das große Yogabuch* (2000); *Yoga – mehr Ruhe und Harmonie* (2002); *Kursbuch Yoga* (2003) und *Handbuch Yoga* (2003); *Yogameditation* (2004); *Yoga ab 40* (2005); *Yoga für Nacken, Schulter und Rücken* (2006). Mitautorin der Bücher *Der Weg des Yoga* (1991) und *Theorie und Praxis des Hatha-Yoga* (1995)

Wie würdest du deine Position innerhalb des weiten Spektrums des Yoga beschreiben? Siehst du dich eher körperorientiert oder spirituell, eher westlich oder traditionell?

Anna: Von allem etwas. Die normalen Yogaklassen sind körperorientiert, weil die Teilnehmer es sich zunächst so erhoffen bzw. es so erwarten, wenn sie kommen. Seit Jahren erhalten sie bei mir grundsätzlich aber auch Belehrungen über Yogaphilosophie. In diesem Jahr befassen wir uns zum Beispiel mit dem ersten Kapitel des Yoga-Sūtra. Dieser Teil des Unterrichts dauert etwa 15 bis 20 Minuten. Es geht also nicht nur um ein Sprüchlein, sondern es ist eine sehr ganzheitliche Vorgehensweise.

Westlich ist mein Unterricht insofern, als ich mit westlichen Menschen arbeite und auch westliche Unterrichtsmethoden anwende; traditionell ist er, weil ich auf traditionelle Methoden zurückgreife und das auch sehr bewusst tue. Ich arbeite sehr viel auf der Grundlage der Quellentexte, und gleichzeitig innovativ, weil ich nach wie vor sehr viel Weiterbildung betreibe, nicht nur innerhalb des Yoga, sondern auch auf Gebieten wie Body-Mind-Centering[72] oder WOYO®[73], und das fließt wiederum in den Yoga ein.

Wie kam es zur Eröffnung deiner ersten eigenen Schule?

Anna: Anfangs habe ich Yoga in einer Traglufthalle unterrichtet. Die nächste Verbesserung war eine Sporthalle, die zur Hälfte abgeteilt war. Nebenan wurde Handball geübt. Dann war ich im Gerätesportraum der Technischen Universität in Berlin, mit entsprechenden Düften – Schweiß pur zum Schneiden … Irgendwann hatte ich die Nase so voll von diesen ungeeigneten Räumlichkeiten, dass ich mich entschloss, etwas Eigenes aufzumachen. Dass ich Yogalehrerin werden wollte, wusste ich schon während des Studiums. Ich habe zwar noch mein Staatsexamen beendet, danach aber alles mit Freude an den Nagel gehängt und mich ganz auf Yoga konzentriert. Zeitgleich mit der Eröffnung der Schule machte ich meinen Taxischein – ich bin fünf Jahre lang Taxi gefahren, habe in allen möglichen Jobs gearbeitet, bis dann das Yoga-Unterrichten immer mehr wurde und die anderen Tätigkeiten immer weniger. Es dauerte ungefähr zehn Jahre, bis ich vom Yoga-Lehren leben konnte.

Worin unterscheidet sich dein Unterricht bzw. deine Schule heute von anderen? Wo genau liegen die Differenzen?

Anna: Wo Unterschiede sind, kann ich nicht genau sagen, weil ich die anderen gar nicht alle kenne. Bei mir liegt der Akzent eindeutig auf der Erfahrung des *prāna*. Ich tue sehr viel, um Menschen diese *prāna*-Erfahrung zu ermöglichen. Dazu gehört bei mir unbedingt, dass ich etwas anbiete, um die *vrittis* zu be-

72 *Body-Mind-Centering* (kurz BMC) ist eine Methode, die vor ca. 30 Jahren von der Bewegungsforscherin Bonnie Bainbridge -Cohen und ihrem Mann Len Cohen gemeinsam entwickelt wurde. BMC ist ein erfahrungsbetontes Studium, das auf anatomischen, physiologischen und entwicklungsgeschichtlichen Prinzipien basiert.

73 Laut woyo.de ist WOYO »eine neue Art von Entertainment« und eine »Kombination von Workout und Yoga. »Workout« steht dabei für »Erarbeiten«, es heißt also »Erarbeite Dir DEIN Yoga«.

ruhigen, damit man den *prāna* überhaupt spüren kann. Die Arbeit ist so eingerichtet, dass einerseits das »Kopfkarussell« zur Ruhe kommt und gleichzeitig eine Empfindung entsteht, bei der *prāna* unbehindert fließen kann. Folglich werden Übungen angeboten, mit denen man daran arbeiten kann, die Behinderungen aufzulösen, um in das freie Strömen zu gelangen. Ich folge da der esoterischen Übersetzung des Begriffs *mudrā*, »das was Freude macht«, was ja auf die *prāna*-Erfahrung abzielt, und zwar im Sinne der Gotteserfahrung. Und in diesem Sinne erkläre ich es auch.

Fasst du den Begriff des prāna *eher energetisch auf, oder ist das primär fokussiert auf Atem und Atmung?*

Anna: *Prāna* ist Energie. Es geht um ganzheitliche Energieerfahrung, die Erfahrung der Bewusstseinsenergie. Der Atem ist dabei ja nur ein Medium. Im »Yoga der Energie« ist die Übersetzung von *prāna* immer »Bewusstseinsenergie« gewesen. Und Bewusstseinsenergie scheint es auch wirklich zu sein. Dr. Thérèse Brosse hat darüber sehr erschöpfend in *La Consciènce d'Énergie* geschrieben. In diesem Buch erklärt sie die verschiedenen Facetten dieser Bewusstseinsenergie. *Prāna* entspringt dem Bewusstsein, ist ein Teil davon. Es ist die Welle, die aus diesem Bewusstsein herauswogt und die, je mehr sie sich materialisiert, schließlich zum Stillstand kommt. Aber grundsätzlich ist Materie vor allem Energie in Form einer Welle. Und wenn ich mit dem Atem arbeite, dann beschäftige ich mich ja auch mit ihm als einem Teil dieser Materialisation. Insofern gehe ich da schon eher an den Ursprung zurück, dorthin, wo die Welle beginnt.

Spielt Prānāyāma dennoch eine besondere Rolle in der Prāna-Yoga-Schule?

Anna: In meinen Kursen für Laien vielleicht nicht so sehr, aber in der Yogalehrer-Ausbildung ganz explizit. Ich denke, dass

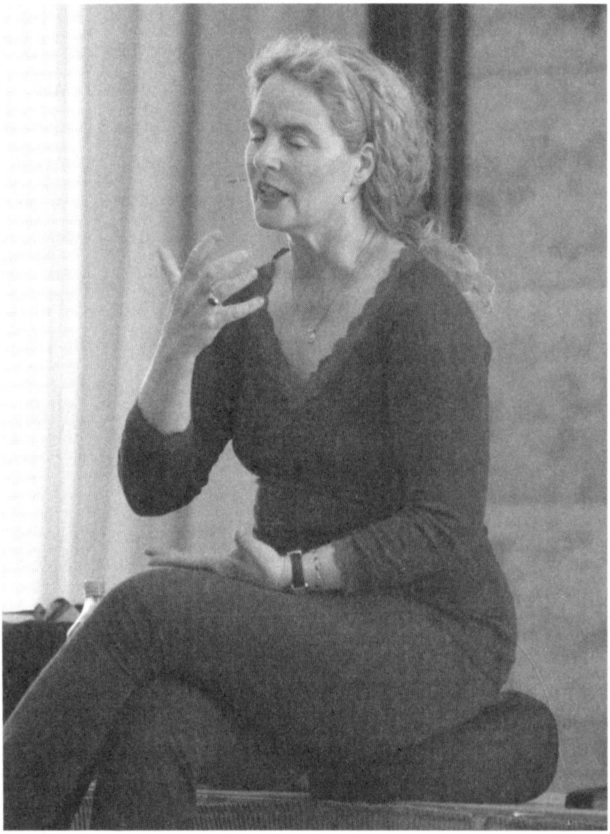

© Jörg Buneru

ich im Moment eine der Schulen bin, die – vielleicht neben Ananda und Urvasi Leone – mit die elaborierteste Prānāyāma-Arbeit anbietet. Wir haben diesem Thema im Moment sieben Wochenenden gewidmet. In den Kursen selbst arbeite ich mit den Prānāyāmas, die man auch praktizieren kann, wenn man nicht jeden Tag zu Hause übt oder wenn man nicht in der Lage oder auch nicht gewillt ist, damit zu experimentieren. Das sind dann einfachere Formen wie *Ujjāyī* und *Anuloma Viloma*, *Pratiloma* und *Kapālabhātī*.

Du unterrichtest und integrierst das von Anfang an?

Anna: In den Ausbildungskursen integriere ich das von Anfang an, in den Laienkursen nicht. Das würde zu weit führen. Es wird sanft integriert, so dass das »Tamtam«, das um die Gefahren von Prānāyāma gemacht werden kann, gar nicht erst beginnt. Stattdessen steht man zum Beispiel in der Yogastellung »Held« und praktiziert dazu die Feueratmung. Punkt. Ich erkläre ein bisschen, warum und weshalb man das so macht. Ich versuche, mit den Teilnehmern zu üben, damit sie in solchen Atemübungen ausdauernder werden und ein paar Minuten durchhalten können, ohne gleich umzufallen. Es geht mir sehr um Atemkraft, um den »langen Atem«, und darum, dass der Atem hilft, den Körper zu entgiften und den Geist zu beruhigen.

Würdest du dich in Bezug auf Yoga als Puristin bezeichnen, oder bist du grundsätzlich auch offen für die Peripherie?

Anna: Ich bin da sehr offen – vor allem durch meinen bisherigen Weg. Ich habe lange Zeit parallel Feldenkrais[74] und Yoga praktiziert und dann Feldenkrais für Yogalehrer und Anatomie für Feldenkrais-Lehrer unterrichtet. Und ich beginne gerade ein längeres Studium im *Body-Mind-Centering*. Das ist Peripherie mit intensiven Überschneidungsmengen zum Yoga. Die Begründerin des *Body-Mind-Centering*, Bonny Bainbridge Cohen, hat selbst lange Yoga praktiziert, so dass ihre Lehre und Vermittlung ohne Bezugnahme auf den Yoga gar nicht denkbar ist. Auch dem Buddhismus gegenüber bin ich aufgeschlossen, aber eher gegenüber dem tibetischen Buddhismus, der dem kaschmirischen Shivaismus näher ist. Auch sonst bin ich offen und interessiert, muss aber aufpassen, dass ich meine Energien

74 Die Feldenkrais-Methode, benannt nach ihrem Begründer Moshé Feldenkrais (1904–1984), ist eine körperorientierte Lernmethode, anhand deren der Ausübende mehr über den eigenen Körper und seine Bewegungsmuster erfahren kann.

zusammenhalte und sie nicht in der Vielzahl der spannenden Angebote, die es gibt, aufsplittere.

Was ich noch sehr intensiv betreibe, ist alles, was mit Rückenschule und Rückenbraining zu tun hat. Ich habe letzten November noch die Ausbildung zur Kursleiterin im Rückenbraining® gemacht. Daraus werde ich hier an der Yogaschule mit meinen Teamkolleginnen, die an der Ausbildung teilgenommen haben, und einer Ärztin ein Konzept entwickeln. Es wird *Yoga-Rückenbraining* heißen. Da gibt es wieder große Überschneidungen. Wolfgang Scheiber, der »Erfinder« des Rückenbraining®, hatte bei der Lektüre meines Buches *Yoga – Kraft für die Seele*[75] den Eindruck, in seinem eigenen Buch zu lesen. Und als ich sein Buch über Rückenbraining[76] las, erging es mir ähnlich. Deshalb passen diese beiden Richtungen sehr gut zusammen. Die Methoden entstammen der Hirnforschung, könnten so aber auch original Patañjalis Yoga-Sūtra entnommen sein. Die Körperübungen dazu sind bis jetzt klassische Rückenschulübungen. Wir werden sie durch Yogaübungen ersetzen, den Yogaanteil sichtbarer werden lassen und versuchen, an die Öffentlichkeit zu treten und sie publik zu machen. Das scheint nicht nur ein ganz brauchbares, sondern auch ein wirklich erfolgreiches und nachhaltiges Konzept für Menschen mit chronischen Rückenschmerzen zu sein.

Lässt sich mit wenigen Worten beschreiben, was das Besondere am »Rückenbraining« ist?

Anna: Ja. Es arbeitet mit dem Schmerzgedächtnis. Es wurden Methoden entwickelt, die helfen, zu erkennen, wie das Schmerzgedächtnis sich etabliert hat und wie man es wieder neutralisieren kann. Damit hat man ein Mittel, gegen chroni-

75 Gräfe & Unzer, München 2005

76 *Mentaltraining gegen chronische Rückenschmerzen*, Books on Demand, 2004

sche Rückenschmerzen vorzugehen – was wir durch unser schönes Üben nicht erreichen können. Āsanas und Atemübungen reichen nicht aus. Der mentale Anteil muss hinzukommen. Und da bringt Yoga ganz eindeutig eine der führenden Methoden mit ins Spiel, nämlich wie du deine *samskāras* bearbeitest. Rückenbraining® tut im Grunde nichts anderes. Eine Sichtung der *samskāras*, und dann geht es darum, mit positiv aufgeladenen Bildern, den *bhāvanās*, zu arbeiten, die helfen, die zu Schmerzen führenden *samskāras* zu bearbeiten und zu überschreiben.

Siehst du eine Notwendigkeit, sich in Ergänzung zur Yoga-Praxis einen buddhistischen Lehrer zu suchen, einen Meditationslehrer?

Anna: Keinesfalls.

Das parallele Praktizieren von Yoga und Zen scheint doch recht verbreitet zu sein …

Anna: Ich persönlich bin inzwischen dagegen. Für mich ist es ein Hinweis darauf, dass sich die Lehrenden, die das tun, in der Yogaliteratur nicht wirklich umgetan haben. Wenn man sich intensiver mit dem Shivaismus von Kaschmir befasst, findet man dort unendlich viele Meditationstexte. Im ganzen tantrischen Hintergrund gibt es unendlich viele Formen der Meditation, die in ihrem Zugang für den Alltag heruntergebrochen sind, damit wirklich jeder einen Zugang finden kann. Andere traditionelle Texte und Methoden sind natürlich extrem feinsinnig. Dazwischen liegt das gesamte Spektrum, so dass jeder etwas finden kann. Die Quellentexte bieten eine ganze Menge an – Patañjali, auch die *Bhagavad Gītā*, die *Upanishaden*. Ich sehe gar keine Notwendigkeit, zu Zen oder Zazen zu wechseln. Vipassanā passt dagegen meines Erachtens gut, denn es ist sehr nah am Yoga. Ich meine, es ist im Grunde genommen ein Sichüben in bestimmten Formen, die Patañjali uns in seinem Yoga-Sūtra nahelegt.

Gibt es für diese Meditationsmethoden, die aus Indien stammen bzw. in Quellentexten des Yoga beschrieben worden sind, auch entsprechende Lehrer?

Anna: Ja. Aber sie sind im Moment noch sehr rar gesät. Wenn man in meinem Buch *Yogameditation*[77] liest, findet man ziemlich viele Verweise nicht nur zum kaschmirischen Shivaismus, sondern auch darauf, was die Quellentexte hergeben. Schon wenn wir nur das betrachten, was wir im »Yoga der Energie«[78] unterrichten, zum Beispiel die Lichtmeditationen, dann haben die ja ihre Quelle in der *Gheranda-Samhitā*[79] und teilweise noch im Yoga-Sūtra. Die *Upanishaden* bieten wunderbare *kosha*-Meditationen an. Insofern denke ich, man kann da fündig werden. Man kann Lehrer finden. Solche Lehrer hängen jedoch meistens ihre Fahnen nicht allzu weit aus dem Fenster. Sie wollen auch ein bisschen gesucht werden.

Das Vijñāna Bhairava[80] *nimmt sowohl in deinem Buch* Yogameditation *als auch in einem in der Zeitschrift* Yoga aktuell *abgedruckten Interview einen besonderen Stellenwert ein. Was fasziniert bzw. beeindruckt dich so daran?*

Anna: Was mich daran besonders fasziniert, ist die Tatsache, dass dieses System es fertigbringt, ein Konzept zu entwickeln mit der Möglichkeit, Gott zu begegnen, wo immer du

77 Berlin, Theseus 2004

78 Von den Franzosen Lucien Ferrer und Roger Clerc begründet. An westliche Bedürfnisse und Potenziale angepasster Hatha-Yoga.

79 Vergleichbar mit der *Hatha-Yoga-Pradīpikā*, von der auch einige Textpassagen übernommen wurden, ist die *Gheranda-Samhitā* ein klassischer Lehr- und Quellentext des Yoga, er wird auf das 17. Jh. datiert. Sie bestimmt mit wenigen Merkversen den Zweck des Yoga, beginnt dann mit den Reinigungspraktiken und schließt mit den Übungen des Raja-Yoga. Einen breiten Raum nehmen die Anweisungen zu den Āsana und Mudra ein.

80 Bedeutsame Schrift des Kaschmir-Shivaismus, von Abhinava Gupta verfasst und seit dem 8. Jh. im Umlauf. Beschrieben werden 112 Meditations-Techniken zur Erlangung des »höchsten Bewusstseinzustandes« *(vijñāna)*.

bist: In jedem Moment deines Alltags, in allem, was du tust, in jedem Stück Natur und in jedem Stück Scheiße – überall ist Gott. Ich finde es wunderbar. Es ist genau das, was mich glücklich macht.

Gott manifestiert sich also auch in jedem Gewaltexzess, in Umweltkatastrophen …

Anna: Shiva ist in Indien der Gott, der auch für Zerstörung zuständig ist, der oft gewalttätig, schlecht zu verstehen ist, der aber den *dharma* schützt. Und ich fühle und glaube das. Es ist eine ganz tiefe Überzeugung, dass es so ist. Vorher bin ich mit dem Bösen in der Welt nicht klargekommen, es hat mich krank gemacht, handlungsunfähig, depressiv. Und das hat zu nichts geführt. Dass ich jetzt anders auf die Dinge in der Welt sehe, hilft mir, meinem Alltag zu bewältigen, hilft mir, mit Gewalt und so weiter umzugehen. Ich bin sicher, dass es dahinter die andere Seite der Polarität gibt. Wie ein Naturgesetz. Ich habe persönlich keinerlei Einsicht in den Stellenwert dessen, was da passiert und das, was ich als »böse« bezeichne.

Läuft das nicht auf Fatalismus und eine allgemeine Akzeptanz von Gewalt hinaus?

Anna: Nein, das folgt daraus nicht. Ich engagiere mich in vielen Organisationen, die für die Rechte von Menschen, Tieren und Natur eintreten. Das, was ich meine, nicht leisten zu können, ist, Urteile und Meinungen darüber abzugeben. Ich weiß nie, wofür etwas gut ist. Trotzdem kann ich alles dafür tun, dass das konkrete Leiden erleichtert wird. Aber ich will mir nicht einbilden, in der Lage zu sein, etwas gegen das Böse in der Welt zu tun. Ich kann an meinem Vertrauen, an meinem Strahlen arbeiten in der Hoffnung, dass es hilft, Licht zu bringen; dass ich mich so durchsichtig mache, dass das Licht sichtbar wird. Wenn ich mich herunterziehen und deprimieren lasse, hilft das niemandem. Wozu soll es gut sein, wenn ich vor meiner Klasse sitze, um mich herum zwanzig verzagte Schüler, niedergedrückt, weil sie die Zeitung gelesen haben, und ich, als ihre Lehrerin, sitze da und bin genauso? Ich habe so viel Freude in mir, und die lasse ich auch raus. Und dann gehen die Teilnehmer und sind aufgestellt. So nutze ich der Menschheit viel mehr.

Denkst du angesichts von Kriegen auch, das ist gottgewollt oder gar göttlich?

Anna: Dazu ein Beispiel aus der *Bhagavad Gītā*: Arjuna ist Kriegsverweigerer und steht dort auf dem Schlachtfeld, und Krishna erklärt ihm, warum das im Sinne des *dharma* nicht geht. Arjuna hatte Glück: Gott in der Gestalt Krishnas erklärt ihm das. Ich finde, wir müssten auch jemanden haben, der uns diese Kriege erklärt – wozu sie gut sind. In meinem Geschichtsstudium habe ich begriffen, dass es ohne Kriege nicht geht. Nicht einmal die Naturvölker bekommen das hin, selbst die ziehen durch den Urwald und schlagen sich die Köpfe ein. Was soll ich da sagen? Ich persönlich hätte wahrscheinlich den Kriegsdienst verweigert. Aber wenn man mich schwer reizte – ich weiß nicht, ob ich nicht doch losgehen würde. Wichtig ist mir, den Aspekt des Lichts nicht zu vergessen. Das verbinde ich auch mit dem kaschmirischen Shivaismus.

Ist der Shivaismus als -ismus und Tradition mit dem Merkmal einer Gefolgschaft nicht ein Widerspruch zum yogischen Nicht-Anhaften?

Anna: Shivaismus ist ein westliches Etikett. Die Anhänger des Shivaismus selbst verstehen sich ja im Sinne eines *sangha*, als eine spirituelle Gefolgschaft, eine Glaubensgemeinschaft. Sie finden sich zusammen, weil sie von denselben Dingen beseelt sind. Wir finden uns zum Beispiel mit der Religionswissenschaftlerin Bettina Bäumer[81] zusammen, weil wir beseelt wurden

81 Dr. phil., Professorin für Religionswissenschaft an der Universität Wien und in Varanasi (Benares), Jahrgang 1940

durch diese Texte des kaschmirischen Shivaismus, durch das, was in den Texten ausgedrückt wird, und sind eine kleine Gemeinschaft, die man jetzt auch mit einem Etikett versehen könnte. Das, was uns eint, ist das gemeinsame Erleben, die gemeinsame Erfahrung, die Meditation. So war das schon, glaube ich, seit eh und je.

Ist es denn überhaupt notwendig, für die Meditation einen Lehrer oder eine Lehrerin zu finden?

Anna: Lehrer halte ich für sehr notwendig. Aus der eigenen Erfahrung weiß ich, dass Meditation doch eine ganze Menge an die Oberfläche befördert. Aus den Unterströmungen des Bewusstseins gelangt Treibgut nach oben. Deswegen erscheint es mir sinnvoll, jemanden zu haben, mit dem man darüber reden kann, um über die Schwelle zu reflektieren, an der man gerade steht. Auch wenn man diese mentalen Aufräumarbeiten in Angriff nimmt, ist es gut, jemanden zu haben, der einen dabei unterstützen kann, eine gewisse innere Ordnung zu schaffen, die einem hilft, Entscheidungen zu treffen: Was muss wirklich entsorgt werden, was muss überarbeitet werden, und was ist, obwohl alt und mit negativ besetzten *samskāras* gewichtet, eigentlich doch umzudeuten und jetzt gut zu gebrauchen? In den Yogaausbildungen gehört es für mich durchaus dazu, dass ich in allen Lehrgängen Einzelgespräche führe oder dass Menschen per E-Mail mit mir in Kontakt stehen und auch regelmäßig den Dialog mit mir suchen. Sonst würde ich es gar nicht wagen, so machtvolle Methoden anzubieten. Als ich gelernt habe, hatte ich keine Begleitung von Boris Tatzky[82]. Aber ich hatte immer Jutta Pinter-Neise an meiner Seite, und wir haben in unserer

82 Er gründete die italienische Scuola Italiana und die Deutsche Akademie des Yoga der Energie sowie das Studienzentrum Yoga der Energie. Er erhielt seine Yoga-Ausbildung bei Roger Clerc und vervollständigte diese bei verschiedenen großen Meistern in Indien und dem Himalaya-Raum, u.a. bei Dhirendra Brahmachari und T. K. V. Desikachar.

Yogapartnerschaft das, was anlag, so lange beredet, bis es übertragbar war. Eigentlich erfordert dies jedoch einen Lehrer, der mehr Erfahrung hat und einem beim Einschätzen dessen, was einem da widerfährt, helfen kann.

Sind die Lehrer, die bei dir in der Yogaschule arbeiten, in ihren Entscheidungen frei?

Anna: Ja, das sind sie. Sie können unterrichten, was sie für richtig halten. Es ist natürlich günstig, dass die meisten bei mir ausgebildet wurden; insofern weiß ich, dass sie in den Grundlagen des Yoga eine solide Basis haben, über die sie verfügen – und zwar nicht nur bezüglich der Āsana-Arbeit und der Unterrichtsgestaltung, sondern auch hinsichtlich der Philosophie. Und die, die jetzt hier unterrichten, das Basis-Team, haben für sich eindeutige Schwerpunkte gesetzt. So arbeiten diese Lehrer sehr komplementär. Und das gefällt mir gut. Denn es gibt meinen Teilnehmern die Möglichkeit, unterschiedliche Unterrichtsstile kennenzulernen, und sie müssen sich dann auch nicht festlegen und können mal zu dem und mal zu dem gehen. Und das tun sie auch!

Ich las eine Aussage von dir, wonach »Es« durch dich unterrichtet – eine Formulierung, die mich irritiert hat, da ich an Außerirdische denken musste, die von dir Besitz ergriffen haben. Wofür steht dieses »Es«, für das du zum Medium wirst?

Anna: Wenn ich meinen normalen Unterricht gebe, bin ich schon sehr Anna Trökes. Aber wenn ich mehr Raum habe oder mit einer Gruppe länger zusammen bin und sie kenne, dann reißt es mich oft mit, und plötzlich spreche ich Worte aus, höre sie und denke, wo kommt das denn jetzt her? Ich bin ziemlich berühmt für – mein Wort zum Sonntag. (lacht) Und ich frage mich immer wieder, wo kommt das her? Nicht aus meinem Geist. Die Vorstellung, ein Sprachrohr zu sein, gefällt mir gut.

Du hast deiner Ausbildungsgruppe die Aufgabe gestellt, dass jeder sein Schatten-Āsana benennen soll. Welches ist denn dein Schatten- und welches dein Licht-Āsana?

Anna: Mein Licht-Āsana sind alle *Vīrabhadrāsanas*, die Heldenstellungen, kraftvolle Standhaltungen, da bleibe ich, da funkle ich richtig. Womit ich mich quäle, das ist *Mayūrāsana*, der Pfau. Da tun mir die Handgelenke weh, da sind mir die Ellenbogen im Bauch zu viel, da habe ich plötzlich zu viel Busen, da fühle ich mich ungeschickt. Das ist stets eine Herausforderung. Und es gibt ein paar Āsanas, die meiner Morphologie nicht entsprechen.

Welchen Stellenwert hat derzeit der »Yoga der Energie« für dich? Ist er noch relevant?

Anna: Der »Yoga der Energie« ist meine Heimat. Ich gehe nicht mehr zu solchen Veranstaltungen, aber ich würde sagen, dass ich diesen Aspekt des Yoga in dem Sinne, wie ich ihn damals bei meinen Lehrern erfahren habe, weiterentwickelt habe. Ich arbeite zwar wenig mit dem klassischen Repertoire des Yoga der Energie, wie ich das getan habe, als ich noch die »Deutsche Akademie des Yoga der Energie« geführt habe. Aber ich verwende viele Teile daraus selektiv. Auf jeden Fall bin ich die Mitbegründerin des »Yoga der Energie« in Deutschland und da sicher auch eine der Fachfrauen im deutschsprachigen Raum.

Das schlägt sich auch in der Wahl des Namens für meine Yogaschule nieder. Die meisten wissen nicht, das Prāna-Yoga ein Synonym für Hatha-Yoga ist. Oder dass Kundalini-Yoga ein Synonym für Hatha-Yoga ist. Und weil der Begriff Hatha-Yoga zu beliebig wurde, beschlossen meine Lehrer, es nicht weiter Hatha-Yoga zu nennen. Und so haben sie es damals »Yoga der Energie« genannt. Ich habe nun das Synonym Prāna-Yoga für meinen Yogastil gewählt.

Wann kamst du zum Yoga der Energie?

Anna: Ich war lange in der Nil-Hahoutoff-Tradition mit Patrick Tomatis und der Lebensgefährtin von Hahoutoff, habe sogar eine Zeit lang in Paris gelebt, um das hautnah zu spüren. Ich habe gemerkt, dass es meinem Körper nicht gut tat, und besuchte dann in Zinal Kurse von Boris Tatzky und Roger Clerc. Dabei stellte ich fest: »Ja, das ist es, das macht mir Spaß!« Mit der mir typischen Vehemenz besuchte ich dann alles, was mir zwischen die Finger kam, und auf Grund dieser Vehemenz hat Boris Tatzky mich und Doris Pinter-Neisse gefragt, ob wir nicht etwas zusammen in Deutschland auf die Beine stellen wollten. 1989 haben wir »Yoga der Energie« gegründet.

Gab es auch andere Yogastile und Richtungen, die du parallel dazu geübt hast?

Anna: Ich habe mich immer stark für Iyengar interessiert, für diese Präzision. Aber ich habe dort das Fließende vermisst, was mir »Yoga der Energie« gegeben hat. Und in Frankreich hat mich sehr Eva Ruchpaul interessiert. Sie hat in den 60er-Jahren eine ganz eigene Traditionslinie begründet, einen fließenden und ästhetischen Stil, zudem sehr tiefgründig. Und ich erlebte die ersten Anfänge des Vini-Yoga[83], auch in Zinal. Desikachar tauchte dort als ganz junger Mann mit einem seiner Söhne auf, lanciert von Gerhard Blitz, der selbst Vini-Yoga praktizierte und viel von Krishnamacharya sprach. Das habe ich damals viel geübt. Auch Satyananda war regelmäßig in Zinal. Ich bin also, wann immer ich es konnte, zu Satyananda gegangen, weil ich ihn beeindruckend fand. Auch Satchidananda lernte ich kennen, den ökumenischen Yogi mit dem Rauschebart. Ich habe viele Gründerväter von Yogastilen kennengelernt und hatte damals eher das Problem, mich entscheiden zu müssen. Ich musste mich regelrecht zügeln, denn das Angebot war

83 Siehe dazu auch das Interview mit Dalmann/Soder (S. 34 ff.).

überwältigend. Schließlich habe ich mich für das entschieden, was für mich die beste Synthese war – »Yoga der Energie«. Aber ich bin trotzdem auf vielen Veranstaltungen gewesen, weil Roger Clerc immer sagte: »Werde dein eigener Cocktail.« Diesen Satz fand ich genial! Deshalb habe ich auf vielen Ebenen gelernt und denke auch weiterhin sehr synkretistisch. Wenn man mich nach meiner Richtung fragt, sage ich: »Ich bin mein eigener Cocktail.« Oder: »Ich mache Anna-Trökes-Yoga.«

Wenn du auf deine eigene Entwicklung zurückblickst, gibt es da bezüglich der Praxis deutliche Veränderungen im Verhältnis von Āsana, Prānāyāma und Meditation?

Anna: Ja. Die Āsana-Praxis geht zurück, und am Prānāyāma orientierte Techniken treten in den Vordergrund. Da dient mir häufig der Kundalini-Yoga[84] nach Yogi Bhajan. Und in nächster Zeit werde ich sicherlich noch eine Kundalini-Yogalehrer-Ausbildung machen. Es geht ja darum, die Kundalini-Energie zu erfahren, und auch in diesem System wird das Erwachen der Kundalini nicht als ein so großer Knall gesehen, der alles verändert. Vielmehr geht es um einen inneren Reifungsprozess, einen stufenweisen Prozess des Erwachens. Du verbrennst das Zusammengerollte, das, was statisch geworden und verkrustet ist. Durch den Prānayama wird die äußere Form dieser geronnenen Energie verbrannt. Dadurch wird das, was darin pulsiert – nämlich der *prāna* –, wieder frei.

Sind die vielen neuen Yogastile, die zumeist aus den USA kommen und mit Trademarks belegt sind, eine Bereicherung oder eine Trivialisierung des Yoga?

Anna: Sowohl als auch. Ich bin kein Fan von Bikram-Yoga und halte es – ehrlich gesagt – für ziemlichen Unsinn, was ich aber hauptsächlich an den Äußerungen festmache, die von

84 Siehe dazu auch das Interview mit Satya Singh (S. 155 ff.).

Bikram selbst überliefert werden. Das ist für mich einfach kein yogischer Stil, sondern hat meines Ermessens hauptsächlich mit Business zu tun. Acro-Yoga[85] ist schön anzuschauen. Wenn ich die Leute kennenlerne, die solche neuen Stile unterrichten, merke ich, was sie für Yogis sind, und daran bemisst es sich für mich. Dadurch, dass ich auf vielen Kongressen war und viele amerikanische Lehrende kennengelernt habe, habe ich mir über ihre Substanz eine Meinung bilden können, und viele haben Substanz. Manche liegen mir sehr, manche mag ich und empfinde sie als Bereicherung. Andere liegen mir überhaupt nicht, und die Begegnung mit ihnen werde ich nicht mehr suchen. Vieles missfällt mir gar nicht, und dazu zählt auch die intelligente Art und Weise, Yoga zu etwas zu machen, was Lifestyle ist, denn es hat dazu geführt, dass immer mehr Menschen Yoga praktizieren. Darüber hinaus sind viele der Jungen, die dem Lifestyle folgen, wie zum Beispiel Sharon Gannon und David Life von Jivamukti, unglaublich ernsthaft dabei. Das finde ich ganz toll.

Wenn es um die Zielaspekte des Yoga geht, also die Erfahrung der Einheit, Vermeiden von künftigem Leid, Freiheit, samādhi, *ist dir da ein Aspekt besonders wichtig, den du auch bevorzugt vermittelst?*

Anna: Die Selbstentwicklung wäre für mich der wichtigste Aspekt. Also in die Erfahrung kommen, dass es dieses Selbst oder auch den Seher gibt. Und um dorthin zu gelangen, ist es wichtig, den Yoga als Weg der Reinigung zu begreifen, als mentales Entrümpelungsprogramm. Es geht um die Möglichkeit, die *kleshas* zu bearbeiten, zu lernen, mit Hindernissen umzugehen, und eine spezielle Form der Ausdauer zu entwickeln, die yogatypisch ist und bei der *abhyāsa* sich mit *vairāgya* verbindet. Das ist mir sehr wichtig. Daraus erwächst mehr Freiheit.

85 Im Acro-Yoga werden körperlich anspruchsvolle Āsanas mit akrobatischen Stilelementen und Thai-Massage-Techniken verbunden.

Ob das bis hin zu *kaivalya* führt, weiß ich nicht. Und ich weiß im Moment für mich nicht, ob ich das wirklich erstrebenswert finde. Aber ich weiß, dass es dazu führt, dass man bewusster, klarer und dankbarer leben kann.

Wie würdest du den Akt der Selbstentwicklung beschreiben? Geht es darum, die eigenen Potenziale zu fördern bzw. auszuleben?

Anna: Es geht darum anzuerkennen, dass die Anna, mit der ich mich vor über dreißig Jahren auf den Weg gemacht habe, eine ist, die sich auf der Grundlage von hauptsächlich äußeren Einflüssen gebildet hat. Also das ganze Ego, mit dem ich unterwegs bin, im Grund alle *kleshas* – wenn ich sie mir genau ansehe, sind nicht auf meinem eigenen Mist gewachsen.

Erkenne ich, dass dem so ist, kommt der nächste Schritt: Wie möchte ich meine Persönlichkeit gestalten? Und da ist es mir ein großes Anliegen, deutlich zu machen, dass die Erkenntnis des ewigen, unverwundbaren Selbst die wesentlichste Quelle einer solchen Umgestaltung der eigenen Person sein kann. Und das Wissen um den Seher[86], aus dem sich die Persönlichkeit speisen kann. Da bin ich in meinen sogenannten Laienkursen ununterbrochen »dran«. Ich merke, da habe ich ein unglaubliches *tapas*. Und ich versuche, dieses *tapas* in den anderen zu erwecken, sie zu ermutigen und ihnen Methoden für *svādhyāya*, Selbst-Erkenntnis, zu zeigen. Dass sie sich selbst nahekommen, sich als das begreifen, was sie sind. Damit sie beginnen, mit sich zu leben; aus der Intimität mit sich zu lernen, Entscheidungen zu treffen. Ich muss wissen, womit ich wirklich sein will. Wer will ich sein, als wer will ich leben?

86 Synonym für innerster Wesenkern, höchstes Selbst bzw. reines Bewusstsein, in Sankrit: *prurusha*

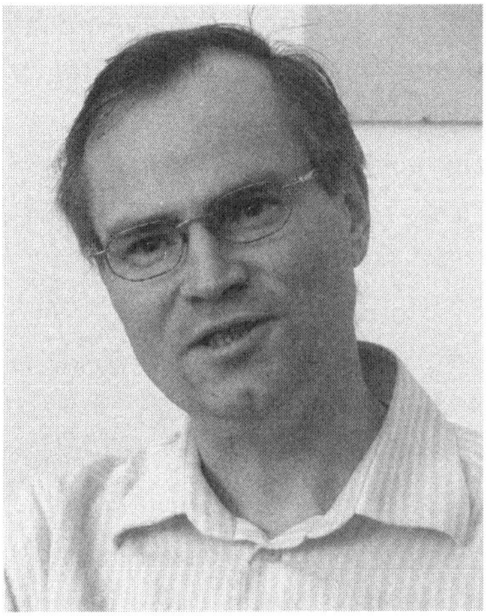

© Lucia Lommel

SUKADEV BRETZ,

Yoga Vidya e.V., Horn-Bad Meinberg

Ich habe immer die Einstellung des Sowohl-als-auch, weniger die des Entweder-oder.

Sukadev Bretz, geboren 1963 in Bad Kreuznach; entstammt einer Unternehmer-Familie, die einen Familienbetrieb in der Möbelbranche mit 2000 Beschäftigten unterhält. Seit 1976 starkes Interesse an Techniken zur Entfaltung des geistigen Potenzials; lernte das Schnelllesen; seit 1979 regelmäßige Meditationspraxis; 1980 vorzeitiges Abitur als Jahrgangsbester, Notendurchschnitt 1,1; 1980–1983 Studium der Betriebswirtschaft, Nebenfach Psychologie; Diplomarbeit in Psychologie zum Thema *Determinanten der Arbeitsmotivation – eine Analyse vergleichbarer Ansätze aus westlicher und indischer Psychologie*; Abschluss als Diplomkaufmann; in den Sivananda-Vedantana-Zentren wurde er 1981 zum Yogalehrer ausgebildet und lernte zwölf Jahre bei Swami Vishnu-devananda. 1992 gründet er die Yoga-Vidya-Zentren, um einen ganzheitlichen, lebensnahen Yoga zu lehren.

Veröffentlichungen: *Die Yoga-Weisheit des Patanjali für Menschen von heute, Das Yoga Vidya Asana-Buch, Yoga Geschichten.*

Was ist aus deiner Sicht das Charakteristische von Yoga Vidya?

Sukadev: Wir basieren auf dem klassischen Yoga in der Tradition von Swami Sivananda. Wir verbinden diesen klassischen Yoga mit anderen spirituellen Übungssystemen, mit Erkenntnissen aus westlicher Psychologie, Medizin, Sportmedizin und alternativen Heilweisen. Wir wollen dabei demokratisch-humanistische und ökologische Prinzipien umsetzen und Menschen helfen, Yoga im modernen Alltag in Beruf und Familie zu leben.

Ich sehe dabei drei Schritte des Yoga: Erstens: Yoga verhilft Menschen zu Entspannung und Harmonie mit sich und ihrer Umwelt. Zweitens: Yoga hilft Menschen, schlafende Fähigkeiten zu entfalten. Und drittens: Yoga führt zu spiritueller Erfahrung und dem Bewusstsein der Verbundenheit allen Seins. Beim Unterrichten von Hatha-Yoga gelten unsere sieben Yoga-Vidya-Unterrichts-Prinzipien. Die vier ersten sind: Aller Unterricht basiert auf einer klassischen Reihe, der Yoga-Vidya-Grundreihe, auch Rishikesh-Reihe[87] genannt, und hat körperlichen, energetischen, psychisch-geistigen und spirituellen Nutzen. Āsanas werden mindestens zehn Atemzüge lang gehalten. Der Teilnehmer hat die Verantwortung und findet selbst heraus, wie die Stellung für ihn richtig ist. Die Yogastunde wird sehr

87 Die Rishikesh-Reihe ist eine Abfolge von zwölf Āsanas, die nacheinander in einer bestimmten Reihenfolge geübt werden. Benannt ist die Rishikesh-Reihe nach ihrem Entstehungsort, dem Ort Rishikesh in Nordindien.

ausgerichtet auf die Zielgruppe und die Zielsetzung. Für uns ist die starke Anpassung an unterschiedliche Zielgruppen und Zielsetzungen charakteristisch. Einige Beispiele für unterschiedliche Zielgruppen, für die wir spezielle Yoga-Reihen entwickelt haben, sind: Kinder im Vorschulalter, Kinder in der Grundschule, Jugendliche, Schwangere, Senioren, Menschen im Rollstuhl. Und einige Beispiele für Anpassungen an unterschiedliche Zielsetzungen sind: sportliche Fitness, dafür haben wir die Hanuman-Fitnessreihe,die sehr schweißtreibend ist; Entspannung und Bewusstheit, dafür gibt es sehr sanfte Yogastunden; Energie-Erweckung, da gibt es diverse *Kundalini*-Techniken, Erfahrung Gottes durch Āsanas als Ganzkörperverehrung, Entwicklung geistiger Fähigkeiten, Yoga mit Affirmationen, Yoga als Selbsterfahrung, erfahrbarer Yoga und Philosophie. Und ein großes Spektrum ist der ganze Bereich der Yogatherapie, bei der die Yogastunden an die Bedürfnisse von Herz-Patienten, Asthma-Patienten, an Patienten mit Rückenproblemen und mit vielen anderen körperlichen und psychischen Beschwerden angepasst werden. Dabei spielt bei Yoga Vidya auch die Empirie eine große Rolle: Gerade wenn es um Heilung geht, kommt bei uns der wissenschaftlichen Forschung ein großer Stellenwert zu.

Das Besondere an Yoga Vidya ist demnach das breite Spektrum?

Sukadev: Ja, das Spektrum des Unterrichtens ist bei uns wesentlich breiter als anderswo. Wir basieren auf ähnlichen Prinzipien wie die Sivananda-Yoga-Vedanta-Zentren von Swami Vishnu-devananda. Aber die Breite des Unterrichtens ist bei uns sehr viel größer. Ebenso die Freiheit des Unterrichtenden, und die Unterrichtsreihen sind sehr viel vielfältiger und vielschichtiger.

Welche Rolle spielt die exakt festgelegte Reihenfolge von Āsanas, die seit Jahrzehnten als Rishikesh-Reihe bekannt ist, im Unterrichtskonzept der Yoga-Vidya-Zentren?

Sukadev: Die Rishikesh-Reihe ist ein anderer Name für die Yoga-Vidya-Grundreihe, auf der bei uns alles aufgebaut ist. Sie kann aber extrem abgewandelt werden. Wir haben beim Sonnengebet verschiedenste Variationen entwickelt, zum Beispiel das Sonnengebet ohne Umkehrstellungen, das Sonnengebet ohne Wirbelsäulenbewegung oder das Sonnengebet für Menschen mit Handgelenkproblemen. Das Prinzip, die zwölf Bewegungen mit dem Atem, mit Konzentration und Bewusstheit zu verbinden, ist immer da. Die körperliche Ausführung kann aber erheblich abweichen. So ist das bei allen Āsanas: Menschen, die wegen bestimmter Augenprobleme keine Umkehrstellungen machen dürfen, verzichten eben darauf. Vieles kann abgewandelt werden. Bei Nackenproblemen wird statt des Kopfstands der Hund geübt, und statt des klassischem Schulterstands macht man einen unterstützten Schulterstand.

Muss ein Yogalehrer nicht sehr viel Erfahrung haben, um zu erkennen, für welche Schüler welche Übungen geeignet sind und welche Alternativen angezeigt sind?

Sukadev: Bei Yoga Vidya spielt es eine sehr große Rolle, dass die Teilnehmer ihre Bedürfnisse selbst zu erkennen lernen. Das Gespür für den Körper, die innere Intelligenz muss erweckt werden. Der Yogalehrer bietet verschiedene Variationen der gleichen Übung an. So bekommen die Teilnehmer heraus, was ihnen guttut. Anfangs muss ein Yogalehrer natürlich darauf achten, dass niemand etwas macht, was potenziell schädlich für ihn ist. So sagt der Yoga-Vidya-Lehrer am Anfang genau an, was der Teilnehmer machen soll. Danach schlägt er bzw. sie verschiedene Variationen vor, und die Menschen finden heraus, was für sie gut ist und was nicht. Nicht alles geht in einem Yogakurs für alle. So haben wir spezielle Yogakurse, Seminare, Workshops und Wochenenden, zum Beispiel Yoga für den Rücken, Yoga bei Bandscheibenbeschwerden oder Yoga bei Gelenkproblemen.

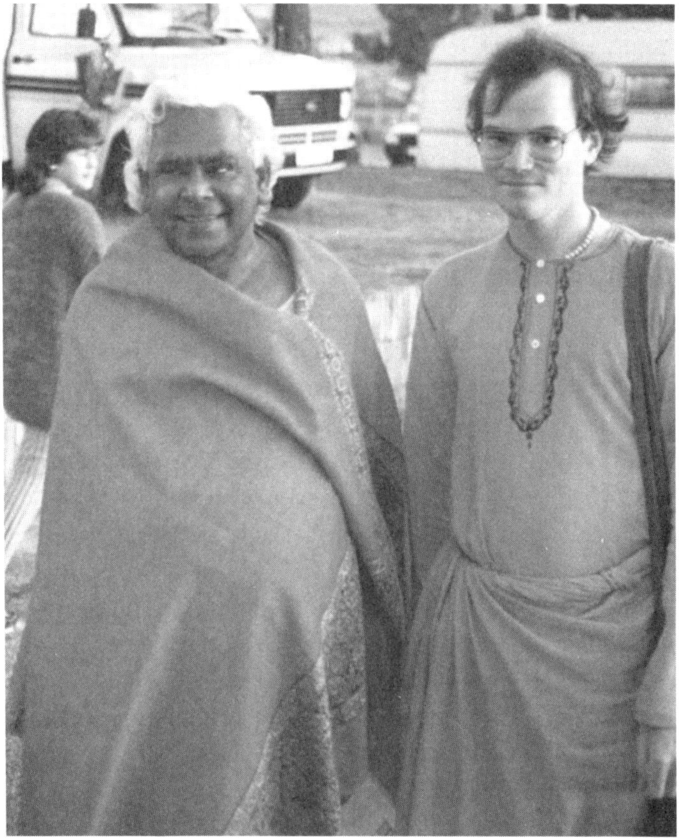

Sukadev Bretz (rechts) 1995 mit Swami Vishnu-devananda

Also muss auch der Schüler achtsam und selbstbewusst sein und selbst herausfinden, was für ihn angemessen ist?

Sukadev: Es ist Aufgabe des Lehrers, das Richtige vorzuschlagen. Und es ist Aufgabe des Lehrers, das Spürbewusstsein des Schülers zu schulen. Es liegt dann am Körperbewusstsein des Schülers, das für sich Richtige herauszufinden. Gerade wenn es in den therapeutischen Yoga geht, ist es manchmal auch angebracht, eine Privatstunde zu nehmen. In unserer

Yogatherapie-Ausbildung werden die Yogatherapeuten geschult, innerhalb von ein oder zwei Privatstunden zusammen mit dem Teilnehmer Verschiedenes auszuprobieren. Über das Ausprobieren wird der Teilnehmer dahin geführt, dass er anschließend die normale Yogastunde besuchen kann. Jeder bei Yoga Vidya ausgebildete Yogalehrer lernt, wie er Menschen helfen kann, die für sie geeigneten Āsanas herauszufinden und immer wieder von Neuem anzupassen.

Wie kam es zu der für dich und letztlich auch für Yoga Vidya prägenden Begegnung mit Swami Vishnu-devananda, und wie gestaltete sich dieser Kontakt in den Jahren nach der ersten Begegnung?

Sukadev: Schon als Kind hatte ich spirituelle Erfahrungen. Und als Jugendlicher stellte ich mir die Fragen: »Wer bin ich? Was soll das Ganze?« Dann gab es gerade die Hungerkatastrophen in Äthiopien, über die in den Medien berichtet wurde. Und es gab einen Film über den Holocaust. Dadurch wurde mein kindlicher Glaube erheblich erschüttert: Kann es einen Gott geben, vor diesem unendlichen menschlichen Leid? Dann habe ich gesucht und sehr viel gelesen, bin über Hermann Hesse, die Philosophie von C. G. Jung und über Thorwald Dethlefsen[88] dazu gekommen, dass es viele spirituelle Traditionen auf der Welt gibt, die durchaus Antworten auf diese Fragen haben. Im Alter von 16 Jahren fing ich an, mit einem Buch zu meditieren. Als ich dann mit 17 Jahren zum Studieren nach München zog, suchte ich weiter nach einem spirituellen Zentrum, in dem ich die spirituellen Praktiken von einem Lehrer persönlich lernen kann. So kam ich auch zum Sivananda-Yoga-Vedanta-Zentrum. Dort fühlte ich mich gleich sehr wohl. Und die Praktiken zeigten recht schnell Wirkung. Ein paar Monate später kam Swami Vishnu-devananda zu Besuch, und so habe ich ihn erstmals gesehen. Ich bekam von ihm eine Mantra-

88 Deutscher Esoteriker und Buchautor (Jg. 1946), schrieb u.a. *Das Erlebnis der Wiedergeburt* (1976) und *Schicksal als Chance* (1979).

Einweihung und hatte intensive spirituelle Erfahrungen bei ihm. Ich praktizierte danach sehr regelmäßig weiter, absolvierte als 18-Jähriger meine Yogalehrer-Ausbildung und zog in das Sivananda Yoga Vedanta Zentrum ein. Parallel zu meinem BWL-Studium unterrichtete und half ich im Zentrum. 1982 nahm ich an einer vierwöchigen Yogalehrer-Weiterbildung mit ihm teil. Da wusste ich endgültig: Er ist mein Guru, mein Lehrer. Nach dem Abschluss meines Studiums 1983 wurde ich dann Vollzeitmitarbeiter und war neun Jahre als solcher tätig.

War der Kontakt zu Vishnu-devananda auch mit direktem persönlichem Umgang und Begegnungen verknüpft?

Sukadev: Ja, es war ein sehr persönlicher Umgang. Ich traf ihn mehrmals im Jahr, war einige Monate sein persönlicher Assistent. Ich hatte das Gefühl, zu Swami Vishnu-devananda ein sehr enges Verhältnis zu haben. Vishnu-devananda war keiner, der stundenlang mit einem sprach. Trotzdem wusste ich: Er versteht mich. Wenn ich Fragen hatte und in einen Vortrag von ihm ging, dann wurden 80 Prozent der Fragen, die ich ihm eigentlich hatte stellen wollen, im Vortrag beantwortet. Und nach dem Vortrag bin ich dann gerne zu ihm hin und habe ihm eine Reihe von Fragen gestellt. Persönliche Fragen, Fragen über den spirituellen Weg, auch zum Unterrichten und besonders auch zu fortgeschrittenem Prāṇāyāma. Er hat mich auch persönlich zu den verschiedensten Praktiken angeleitet und mir spezielle Aufgaben gestellt, an denen ich wachsen konnte. So hatte ich das große Privileg, von einem großen Meister sehr individuell geführt zu werden.

Gab es andere Persönlichkeiten des Yoga, die dich prägten?

Sukadev: Sicherlich hat mich Swami Durgananda[89] geprägt. Sie war die Leiterin im Sivananda-Zentrum in München

89 Schülerin von Vishnu-devananda, gründete 1998 das Sivananda Yoga Vedanta Seminarhaus in Reith bei Kitzbühel/Tirol, das sie auch leitet.

und führte mich viele Jahre persönlich. Sie brachte mir insbesondere bei, Schüchternheit zu überwinden, uneigennützig zu dienen, Liebe zu allen Mitmenschen zu spüren und in allem Gott zu sehen. Geprägt hat mich auch der erste Yogi, den ich traf, Swami Shantananda. Er kam aus einer anderen Tradition, der Muktananda-Tradition[90]. Bei ihm besuchte ich meinen ersten Vortrag über Yoga, und er strahlte als Mensch einen großen Frieden aus, wie auch sein Name besagt. Er brachte mich auf den Gedanken, dass man auch als Westler Yoga üben kann. Swami Nityananda, ein direkter Schüler von Swami Sivananda, der eine Armenschule und andere sozialen Werke in den Slums von Delhi aufgebaut hat, beeinflusste mich stark mit seiner grenzenlosen Güte, Herzenswärme und Geisteskraft. Von ihm lernte ich, dass man gerade durch Kritik spirituell wächst, dass man sich um die Schwachen kümmert und wie wichtig es ist, allen Menschen, mit denen man zu tun hat, Gutes zu wünschen – unabhängig davon, ob sie einen mögen oder nicht. Swami Chidananda, auch ein Schüler von Swami Sivananda, ist mir bis heute ein Beispiel für seine bewundernswerte Ruhe des Geistes. So habe ich von diesen und vielen anderen Lehrern gelernt. Aber Swami Vishnu-devananda ist eben mein Guru, zu dem ich einen ganz besonderen Kontakt habe, der auch nach seinem physischen Tod fortbesteht.

Welche Bedeutung hat dein spiritueller Name Sukadev, und unter welchen Umständen hast du ihn erhalten?

Sukadev: *Sukadev* heißt »Engel der Wonne«. *Deva* heißt sowohl Engel als auch strahlend. *Sukadev* ist also der, der mit Wonne strahlt. Den Namen bekam ich am Ende meiner Yogalehrer-Ausbildung. Wer wollte, konnte um einen spirituellen Namen bitten. Zunächst war ich verdutzt, denn ich neige vom

90 Nach Swami Muktananda (1908-1982), Begründer des Siddha-Yoga, einer Variation des Kundalini-Yoga

Temperament her eher zu einem melancholischen Gemütszustand. Der Name war sicherlich auch eine Kraft, dass ich diesen Aspekt von Freude und Wonne mehr in den Alltag bringe. Und es ist eines meiner Ideale, zu versuchen, diese Freude auszustrahlen, damit Menschen in meiner Umgebung diese Freude spüren.

Werden solche Sanskrit-Namen auch innerhalb von Yoga Vidya verliehen oder braucht es einen Swami aus Indien?

Sukadev: Auch bei uns gibt es die Möglichkeit zur Mantra-Einweihung und spirituellen Namensverleihung. Wer darum bittet, kann in einem kleinen Ritual einen spirituellen Namen erhalten.

Wann kam es zur Gründung vom Yoga Vidya e. V., und wie wurde dieses Großprojekt finanziert?

Sukadev: Ich war ja neun Jahre in den Zentren von Vishnu-devananda. Ich leitete Yogazentren in Paris, Genf, Wien, London und verschiedenen Städten in Kanada und USA. Ich hatte auch die Swami-Weihe, also die Mönchsweihe, erhalten. 1987 war die Hundertjahrfeier von Swami Sivananda. Ich war da in Kanada, in dem Haupt-Ashram von Swami Vishnu-devananda. Ich wachte morgens um drei Uhr auf und konnte nicht mehr einschlafen. Ich setzte mich hin zur Meditation und hatte eine Vision von Swami Sivananda. Er bedeutete mir, dass Yoga einen hohen Stellenwert in der entstehenden Weltkultur haben werde und dass ich dort eine wichtige Aufgabe hätte: Yoga müsse noch mehr mit demokratischen Ideen, humanistischen Idealen und westlicher Wissenschaft verbunden werden. Dies müsse ich als Nicht-Swami verwirklichen. Die Vision verwirrte mich, denn eigentlich sind die Swami-Gelübde für die ganze Lebenszeit. Die Vision war sehr stark. Im nächsten Jahr wurde ich persönlicher Assistent von Swami Vishnu-devananda. Dessen Gesundheit war nicht mehr so gut, und er wollte sich jetzt um seine Nachfolge kümmern. Er beauftragte mich, die International Sivananda Yoga Vedanta Centers, eine weltumspannende Organisation, neu zu strukturieren und auf seinen Rückzug vorzubereiten. Ich habe versucht, meine demokratischen Ideen und humanistischen Ideale mit einzubringen. Zunächst war Swami Vishnu mit einer demokratischen Entscheidungsfindung einverstanden und ließ mich ein ganzes Modell entwickeln. Aber dann entschied er sich, es anders zu machen. Seine Nachfolge wurde an sieben seiner engsten Schüler übergeben, die nicht demokratisch gewählt waren, sondern bestimmt wurden. Es war ein anderes Entscheidungsmodell, eben ein Stiftungsmodell. Und ich merkte, dass dieses Modell, wonach alle wichtigen Entscheidungen von sieben nicht demokratisch gewählten Menschen getroffen wurden, nicht meinen Idealen und auch nicht der Aufgabe entsprach, die ich in der Vision von Swami Sivananda erhalten hatte. Swami Vishnu entband mich noch von meinen Mönchsgelübde, und ich verließ die Sivananda-Zentren Anfang 1992.

Ich fuhr für mehrere Monate nach Indien. In Rishikesh hatte ich wiederum eine sehr starke Vision von Swami Sivananda. Er bedeutete mir, dass ich zurückkehren solle nach Deutschland, dass dort in Frankfurt ein Yogazentrum entstehen werde, aus dem sich eine große Yogabewegung entwickeln werde. Also fuhr ich zurück nach Deutschland und eröffnete innerhalb von wenigen Wochen ein Yogazentrum in Frankfurt. Dann ging es Schritt für Schritt voran. Wir finanzierten uns im Wesentlichen über die Kurseinnahmen. Ich hatte etwas Geld von meinem Großvater geerbt, was ich in das erste Zentrum steckte. Für das erste Seminarhaus im Westerwald gab es 1996 ein paar Privatkredite und einen Bankkredit. Eigentlich wurden alle neuen Projekte bei Yoga Vidya immer größtenteils kreditfinanziert. Jedes neue Projekt wurde mit einem Kredit finanziert, und Kurseinnahmen und Spenden mussten helfen, das abzubezahlen.

Welche Veränderung durch die jahrelange Yoga-Praxis hast du bei dir festgestellt?

Sukadev: Mein Bezug zum Yoga ist im Grunde genommen über all die Jahre der gleiche geblieben. Yoga ist für mich ein Mittel, in Kontakt zu kommen mit dem höchsten Bewusstsein und dem Göttlichen. So bin ich durch immer tiefere Erfahrungen hindurchgegangen. Am wichtigsten ist vielleicht, dass für mich heute letztlich alles spirituell ist, egal ob das eine tiefe Erfahrung in der Meditation ist, ein Vortrag, den ich gebe, ein Ritual, das ich zelebriere, oder die Arbeit am Computer oder das Management im Ashram, wenn ich mit dem Technikteamleiter erörtere, welches Heizungssystem installiert werden soll.

Wie und was praktizierst du derzeit?

Sukadev: Ich praktiziere täglich Āsana, Prānāyāma, Meditation, ich singe Mantras und lese die Schriften. Das habe ich vor zwanzig Jahren schon gemacht. In der Anfangszeit waren mir insbesondere die Āsanas wichtig. Jetzt reduziere ich meine Āsanas auf eine halbe Stunde am Tag. Dann hatte ich Phasen, in denen ich bis zu zwölf Stunden Prānāyāma am Tag praktiziert habe. Seit 1981 übe ich mindestens eine halbe bis dreiviertel Stunde Prānāyāma am Tag. Manchmal gibt es Phasen, in denen ich meine Praxis für ein paar Wochen oder Monate intensiviere. Meine Meditation ist tiefer geworden, so dass heute sicherlich meine Lieblingspraxis die Meditation ist. Aber das ändert sich auch jetzt noch alle paar Monate. Ich merke dann, dass ich die ein oder andere Art der Praxis intensivieren muss. Das empfehle ich auch allen ernsthaft Suchenden: Eine regelmäßige Praxis jeden Tag machen, und ab und zu einmal die Praxis intensivieren.

Die zwölf Stunden Prānāyāma-Praxis, von denen du sprachst, war das eine in den Alltag integrierte Prānāyāma-Praxis oder explizit und ausschließlich Prānāyāma?

Sukadev: Das war konzentrierte Prānāyāma-Praxis, viermal drei Stunden sitzendes Prānāyāma, ergänzt durch mehrere Stunden Āsanas und Meditation. Da war ich von den meisten Ashrampflichten entbunden und konnte mich so ganz der spirituellen Praxis widmen. Diese Praxis war so, wie es in der *Hatha-Yoga-Pradīpikā* steht. Swami Vishnu-devananda war einer der wenigen Meister, die Prānāyāma auch so gelehrt haben, wie es in der *Hatha-Yoga-Pradīpikā* steht. Er leitete nur wenige Schüler in diesen Praktiken über einen längeren Zeitraum an. Mich hatte er 1988 für knapp drei Monate dazu angeleitet, viermal am Tag zu üben, und das waren zwei bis drei Stunden in jeder Sitzung. Und das habe ich 2000/2001 nochmals wiederholt.

Gab es irgendwann einmal Zweifel an dem von dir eingeschlagenen Weg?

Sukadev: Große Zweifel gab es nie. Ich bin so ein Mensch, der alles Mögliche ausprobiert und integriert. So war ich zwischendurch bei verschiedenen Lehrern, sowohl Yogalehrern als auch anderen spirituellen Lehrern. Und ich habe mich mit Psychologie, Psychotherapie, westlichen Fitness-Übungen und anderen Körperübungssystemen beschäftigt. Aus all dem habe ich Anregungen bekommen, die ich in die Yoga-Praxis integrierte. Das führte dazu, dass Yoga Vidya so ein breites Unterrichtsspektrum bekam. Ich habe immer die Einstellung des Sowohl-als-auch, weniger die des Entweder-oder. Man könnte sagen, das ist ein Charakteristikum von Yoga Vidya geworden. Irgendwann habe ich einmal ein *Vipassanā*[91]-Retreat

91 *Vipassanā* (Pali) ist die zentrale Form des buddhistischen Trainings von Herz wie Geist. »Vipassanā« steht heute auch für die verschiedenen Praxistraditionen des frühen Buddhismus, in deren Zentrum die systematische Schulung von Achtsamkeit steht.

von zehn Tagen mitgemacht und danach festgestellt, die Prinzipien von *Vipassanā* sind integrierbar in die Yoga-Meditation und sogar kombinierbar mit der Mantra-Meditation. Dann war ich irgendwann einmal auf einem Seminar der Satyananda-Tradition[92] und stellte fest, manche der dort verwendeten Energietechniken kann man gut in die Prānāyāma-Praxis integrieren. Irgendwann wollte ich schauen, wie in westlichen Fitnesszentren unterrichtet wird. Ich hatte das Bedürfnis, intensiver am Körper zu arbeiten. Daraus ist die Yoga-Vidya-Fitnessreihe entstanden. Oder es gab jemanden, der hatte schwere Bandscheibenprobleme. Damit beschäftigte ich mich dann viel, denn das, was ich gelernt hatte, reichte nicht aus. Ich setzte mich mit Physiotherapie und anderen Yogarichtungen auseinander und integrierte das in unser Unterrichtssystem. So habe ich mich in diesem breit angelegten Spektrum immer wohl gefühlt und kann so wirklich sagen: »Ich will das.« Ich spürte immer die Notwendigkeit, über die Grenzen hinaus zu schauen und zu sehen, wie man das integrieren kann; wie man mit dem, was integrierbar ist, anderen Menschen helfen kann.

Wie reagierten deine Familie und insbesondere deine Eltern auf deine konsequente Hinwendung zum Yoga und zum Hinduismus?

Sukadev: Ganz am Anfang waren meine Eltern in Sorge, insbesondere mein Vater. Ich sollte ja zusammen mit meinen Brüdern die elterliche Firma übernehmen, was damals ein Industrieunternehmen mit mehreren Zweigstellen war. Insgesamt waren da über 2000 Beschäftigte. Deshalb hatte ich Betriebswirtschaft studiert. Dass ich nun stattdessen in einem gemeinnützigen Verein arbeitete, fand mein Vater nicht gut. Er hatte sicherlich auch Angst, dass ich in eine Sekte hineingerutscht sei. Er besorgte sich alle möglichen Informationen von den

92 Die *Bihar School of Yoga*, Indien, ist mit ihrer integralen Yoga und Tantra-Lehre unter dem Namen Satyananda Yoga weltweit vertreten.

evangelischen Stellen, kam dann aber doch zu dem Schluss, so schlimm könne es nicht sein. Er merkte auch, dass es mir guttat und ich glücklicher war als vorher. Nach ein paar Jahren haben meine Eltern das gut angenommen. Meine Mutter ist sogar Vegetarierin geworden. Einige Jahre hat sie selbst Yoga geübt und meditiert. Ab und zu besucht sie mich, und dann ist sie auch bei den Yogastunden, den Meditationen und beim Mantra-Singen dabei. Mein Vater ist derjenige, der mir das fleißigste Feedback über meine Bücher gibt. Er besuchte mich auch, als ich ein Zentrum in Paris leitete. Dort machte er einen Sprachkurs, und parallel dazu kam er abends in meine Vorträge. Von seinem Feedback zu den Vorträgen habe ich sehr viel gelernt. Mit meinem Vater kann ich mich bis heute gut über betriebswirtschaftliche und didaktische Fragen austauschen. Er hat seine Vaterrolle wieder sehr gut übernommen, mich beraten und war glücklich, dass aus mir etwas geworden ist. Auch wenn es nicht das war, was er sich ursprünglich für mich vorgestellt hatte. Heute ist meine Beziehung zu meinen Eltern sehr gut, und ich kann mit ihnen über sehr vieles sprechen.

Es wird heute oft von Spiritualität gesprochen, wobei in der Regel nicht erkennbar ist, worauf sich diese »Spiritualität« bezieht. Was bedeutet es für dich, spirituell zu sein?

Sukadev: Die verschiedenen spirituellen Richtungen verwenden unterschiedliche Begriffe. Für mich zählen sieben Wörter, die beschreiben, was ich unter »spirituell« verstehe. Das erste Wort ist *brahman*. Es bedeutet: Hinter allem gibt es eine unendliche Wirklichkeit. Das physische Universum, so wie es ist, ist nur ein Ausdruck eines höheren Prinzips. Das zweite Wort ist *māyā*, Illusion. *Māyā* bedeutet: So wie wir die Welt wahrnehmen, als separat und von uns getrennt, das beruht auf einem Irrtum. Die Welt ist nicht das, was wir wahrnehmen. Das dritte Wort ist *duhkha*, Leiden. Im Leiden sind wir gefangen, solange wir im Irrtum leben. Was auf der physischen Welt allein zu verändern ist, wird einen nicht dauerhaft glücklich machen. Dauerhaft glücklich machen kann einen nur *moksha*, die Befreiung. Um diese höhere Wirklichkeit zu erfahren, und das wäre der fünfte Punkt, müssen wir selbst etwas tun, nämlich *abhyāsa*, spirituelle Praktiken, selbst an uns arbeiten. Der sechste Begriff ist *Karma*. *Karma* besagt, dass die Ereignisse der Welt dazu da sind, uns dazu zu bringen, wirklich spirituell zu wachsen. Die Welt ist eine Schule, in der wir die Aufgaben bekommen, die wir brauchen, um spirituell zu wachsen. Das siebte Wort *kripā* heißt Gnade Gottes. Es bedeutet, dass wir uns nicht wirklich das höchste Bewusstsein »erarbeiten« oder aus dem Ego heraus erzwingen können. Auch wenn wir einiges tun können, erfährt man letztlich die Befreiung, den höchsten Bewusstseinszustand, als Gnade. Ich glaube, dass dieses Verständnis von Spiritualität mit den meisten spirituellen Traditionen übereinstimmt: Es gibt eine höhere Wirklichkeit, man kann sie erfahren, wir können daraus leben, und wir können etwas dafür tun, um sie zu erfahren und zum Ausdruck zu bringen.

Gehören ethische Regeln zu diesem Verständnis einer höheren Wirklichkeit dazu?

Sukadev: Ethik und Spiritualität gehören notwendigerweise zusammen. Sich darin zu schulen, die ethischen Prinzipien zu leben, ist absolut notwendig, um zu einer tiefen spirituellen Erfahrung zu kommen. Viele der Yogapraktiken können auch missbraucht werden, weshalb sie in früheren Zeiten geheim gehalten wurden. Prānāyāma, die Kundalini-Yoga-Praktiken oder die ganzen Techniken des Rāja-Yoga aus dem dritten Kapitel des Yoga-Sūtra können große geistige Kräfte freisetzen. Daher werden sie in den Schriften nur angedeutet, und man kann sie nur von einem Lehrer lernen. Damit man die geistigen Kräfte entwickeln darf, muss man in einem ethischen Leben gefestigt sein. Des Weiteren: Wenn wir zum Eigentlichen kommen wollen, nämlich zur Erfahrung des Höheren, ist es nötig, im Kleinen die Einheitserfahrung umzusetzen. Und so sagt Patañjali, dass die fünf *yamas* für alle gelten, unabhängig von den Umständen, der Zeit, dem Ort und der sozialen Zugehörigkeit. Wie sie umgesetzt werden, ist bei verschiedenen Menschen unterschiedlich. Und dort muss man aufpassen: Wenn man selbst ethische Prinzipien verabsolutiert, kann es wieder zum Kampf führen. Es entstehen neue Probleme. Es ist wichtig, Ethik als Grundprinzip anzuerkennen. Zur ganz konkreten Ethik gehört für mich auch der Verzicht auf Fleisch und Alkohol. Wir sollten keine Tiere töten, wenn wir auch durch pflanzliche Nahrung überleben können. Und aus Mitgefühl für Menschen, die zu Alkoholismus neigen, sollte jeder Übende auf Alkoholkonsum verzichten.

Gibt es aus deinem Verständnis des Yoga heraus eine absolute Wahrheit, oder muss jeder seine Wahrheit finden?

Sukadev: Ich würde sagen: Sowohl als auch. Es gibt eine Wahrheit, aber jeder findet seine Wahrheit. Die höchste Wahrheit ist nicht in Worte zu fassen, und philosophische Systeme bestehen immer aus Worten. Buddha hat einmal gesagt: »Begrenze nicht das Unbegrenzte mit Worten.« Deshalb verzichten die Theravada-Buddhisten darauf, mit Worten philosophische Spekulationen anzustellen. Im Yoga ist es eher üblich zu sagen: »Wir wissen, dass die höchste Wahrheit nicht in Worte zu fassen ist.« Aber wir fassen sie trotzdem in Worte und entwerfen Modelle. Aber die Modelle sind nicht die Wirklichkeit. So gibt es verschiedene Philosophiesysteme, die auch hinter dem Yoga stecken. Wenn wir ins Philosophische gehen, gibt es *Vedānta, Sāmkhya*, Yoga, Tantra und die Bhakti-Philosophie. Eigentlich widerspricht jedes dieser Philosophiesysteme jedem anderen. Die indischen Meister sehen das aber anders. Die Mehrheit der Lehrer wie zum Beispiel Swami Sivananda oder Parahamsananda Yogananda[93] wechselte ständig zwischen den Systemen, ohne sich bewusst zu sein, dass da Widersprüche sind. Die

Wahrheit kann in unterschiedlichen Kontexten unterschiedlich aufgefasst werden. Subjektiv ist der Zugang zur höchsten Wahrheit für jeden unterschiedlich und der Weg dorthin auch. Man kann es so vergleichen: Es gibt viele Wege, einen Berg zu besteigen. Und es gibt viele Weisen, einen Berg zu beschreiben. Aber alle, die oben ankommen, erreichen denselben Ort.

Ist es für einen Yogi wichtig, nicht nur sich selbst, sondern auch die Welt zu verbessern?

Sukadev: Ich glaube, beides gehört dazu. Wenn wir sagen, dass hinter allem ein göttliches Prinzip steht und wir alle miteinander verbunden sind, dann geht das eine nicht ohne das andere. Wir wollen an uns selbst arbeiten. An uns selbst zu arbeiten hilft, Gutes zu tun. Ohne Gutes für andere zu tun, kann man sich selbst nicht wirklich verbessern. Wenn wir sagen, wir wollen zur Einheit mit anderen kommen, ist das letztlich Liebe. Wenn uns die Menschen um uns egal sind, kommen wir nicht zur Einheitserfahrung. Und umgekehrt: Menschen, die nur versuchen die Welt zu verbessern, ohne an sich zu arbeiten, schaffen das auf Dauer nicht, ohne auszubrennen oder sich in irgendeiner Form hinter einem Fanatismus zurückzuziehen oder das Ganze ohne Herz zu machen. So glaube ich, beides gehört zusammen. Es hängt von dem einzelnen Menschen ab, wie stark und wo er sich engagiert. Manche Übende üben Yoga, und zusätzlich sind sie einfach freundlich zu ihrer Familie und ihren Kollegen oder zum Kassierer im Naturkostladen. In ihrer ethischen Konsequenz, wie sie den ökologischen Lebensstil umsetzen, beeinflussen sie zwei oder drei andere Menschen. Es gibt andere, die helfen viel, indem sie Yoga unterrichten, und andere sind politisch engagiert. Also wie man das macht, ist

93 Indischer Yogi, Philosoph und Schriftsteller, lebte von 1893–1952; als Gründer der *Yogoda Satsanga Society of India* sowie der *Self-Realization Fellowship* in den USA machte er den Kriya-Yoga als Bestandteil des Raja-Yoga breiten westlichen Bevölkerungsschichten zugänglich.

jedem Einzelnen überlassen. Da hat jeder seine eigene Natur, seine eigenen Fähigkeiten und sein eigenes *Karma*.

Gibt es neben der von dir erwähnten Vision eines Zentrums und einer großen Bewegung eine weitere Vision, die du realisieren möchtest?

Sukadev: Ja, ich folge einer größeren Vision. Ich habe diese Vision von Swami Sivananda zweimal sehr intensiv gehabt, 1987 und 1992, wo er mir zu verstehen gegeben hat, ein goldenes Zeitalter könne ausbrechen. Es sei möglich, dass Hunger und Kriege der Vergangenheit angehören, und das könne noch in dieser Generation sein. Ein wichtiger Aspekt sei, dass Yoga eine große Verbreitung fände, insbesondere Yoga in Verbindung mit Toleranz und gegenseitigem Respekt. Wenn viele Menschen Yoga üben, entsteht ein spirituelles Kraftfeld auf der Erde, so dass auch nicht-spirituelle Menschen, die vor Entscheidungssituationen stehen, von diesem Kraftfeld beeinflusst werden. Ich denke, wir haben erstmals in der Menschheitsgeschichte die Möglichkeit, Hunger und Krieg abzuschaffen, und das ist mein großer Traum. Dafür will ich meinen kleinen Teil leisten. Dazu gehören auch die Verbreitung des Yoga und der Versuch, mit verschiedenen Richtungen in Kontakt zu kommen, um Menschen von dieser Verbundenheit zu überzeugen. Aber ich bin nicht getrieben davon. Eine von mir geschätzte Lehrerin sagte einmal: »Es ist gut, hohe Ideale zu haben, auch wenn man sie nie erreicht. Es ist so wie in früheren Zeiten: Wenn Kapitäne auf dem Meer gefahren sind, sind sie in Richtung der Sterne gefahren. Sie haben die Sterne nie erreicht, aber ihren Hafen.«

Gibt es vonseiten Yoga Vidya e. V. konkrete Pläne oder Vorhaben, die bereits spruchreif sind?

Sukadev: Also, wir öffnen immer wieder die Türen und schauen, wo geht die Energie hin. So geht es jetzt zum Beispiel um unser Seminarhaus an der Ostsee. Da hoffen wir, dass wir in den nächsten Wochen den Vertrag unterzeichnen können. Wir haben auch einmal gesagt, wir wollen mindestens 150 Yoga-Vidya-Stadtzentren haben, so dass kein Mensch länger als 45 Minuten fahren muss, um ein Yoga-Vidya-Zentrum zu erreichen. Dann überlegen wir, in ein paar Jahren einen Yoga-Retreat-Ashram in den Alpen zu errichten, irgendwann einen Ashram am Mittelmeer und Zweigstellen in anderen europäischen Ländern. Außerdem überlegen wir, wie wir größere Yogagemeinschaften schaffen können, in denen Menschen Yogaprinzipien umsetzen, ihren eigenen Beruf und Familie haben, aber im Kleinen viele hohe ethische Prinzipien leben. Wir sind offen für größere Expansion, wenn die richtigen Menschen, die sich dafür engagieren wollen, kommen und die finanziellen Mittel gesandt werden. Aber wir sind auch nicht enttäuscht, wenn es bei einem kleinen Wachstum bleibt. Wir wollen uns öffnen für das, was geschehen soll. So ist unsere Vorgehensweise bei Yoga Yidya. Ich glaube, dass Yoga sich noch erheblich ausbreiten wird, nicht nur durch uns. Wir wollen schauen, was unser Part dabei ist. Wir bitten immer um Führung, schauen uns das eine oder andere an, und wo sich Menschen und Geld dafür finden, kann das eine gemacht werden und das andere eben nicht.

Wie ich hörte, wurde die in der Nachbarschaft liegende Klinik Lippe von Yoga Vidya übernommen. In welcher Größenordnung bewegt sich das?

Sukadev: Es sind 220 Zimmer. Also man könnte 200 bis 300 Betten bereitstellen. Manche Zimmer als Doppelzimmer, und dann hätten beide Häuser zusammen 600 Betten.

Ist diese Klinik als zusätzliche Unterkunft gedacht oder als therapeutisches Zentrum?

Sukadev: Da sind wir offen. Wir wissen noch nicht, was wir damit machen. Wir haben den Außenbereich gebraucht, als Zeltplatz und Parkplatz für dieses Haus hier in Bad Meinberg, und dann haben wir es sehr günstig bekommen und wissen noch nicht genau, was daraus wird.

Gibt es auch Auszeiten in deinem Leben und auch im Leben deiner Frau, in denen ihr das Seminarhaus verlasst und etwas unternehmt, das nicht mit Yoga zu tun hat?

Sukadev: Wir haben einmal in der Woche einen gemeinsamen freien Tag. Gut, das heißt für mich meistens: frei ab 12.00 Uhr. Und dann unternehmen wir Dinge gemeinsam. Wir haben einen Hund und gehen mit ihm länger spazieren, oder wir fahren gemeinsam Fahrrad oder gehen in die Sauna, schauen auch einmal zusammen einen Film an oder gehen gemeinsam essen. Ein- bis zweimal im Jahr verbringen wir zusammen den Urlaub. Letztes Jahr war es Indien. Wir waren im Sivananda-Ashram in Rishikesh. Und einmal im Jahr verbringen wir einen Urlaub außerhalb eines Ashrams, einfach so für uns.

Welchen Stellenwert hat Gott für dich, und kannst du dir Yoga auch ohne Gott vorstellen?

Sukadev: Für mich ist Gott alles. Und so kann es keinen höheren Stellenwert geben. Sowohl ein abstrakter Gott als auch ein persönlicher Gott, an den ich mich richten kann, dessen Instrument ich sein will, dem ich dienen will und den ich erfahren kann. Aber es kann Yoga auch ohne Gott geben. Das hängt vom Standpunkt ab. Da es nichts außer Gott gibt, kann es nichts geben außer Gott, auch wenn man sich dessen nicht bewusst wird. Man kann sehr wohl Yoga unterrichten, ohne jemals über Gott gesprochen zu haben. Aber ich meine, wenn Yoga verbunden ist mit Bewusstheit und mit bewusstem Atmen und Entspannung, dann führt es sehr häufig zu einer Erfahrung. Ob man das jetzt Gott oder anders nennt, ist Geschmackssache.

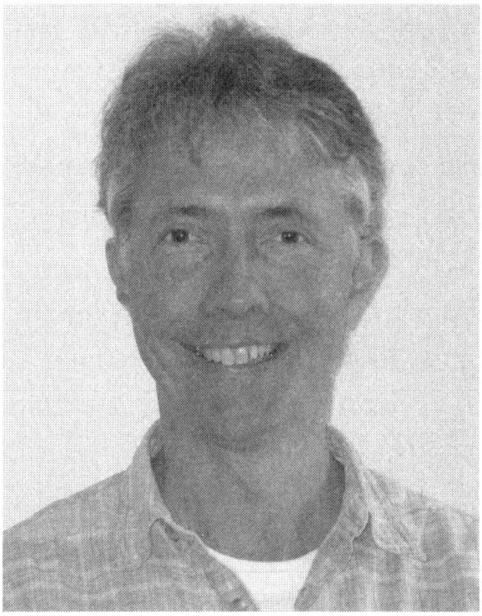

DR. CHRISTIAN FUCHS,

Yoga-Akademie Stuttgart, Bad Boll

Geschichte lebendig werden zu lassen ist für mich bis heute ein großer Antrieb meines Tuns.

Christian Fuchs, geboren 1955 in Mannheim; Sohn von Rudolf Fuchs, der bereits 1965 die »Yoga-Schule Stuttgart« gründete. 1977–1983 Studium der Fächer Indologie, Religionswissenschaft und Philosophie an der Universität Tübingen; gleichzeitig Ausbildung zum Yogalehrer in der Schule des Vaters. 1983 Abschluss des Studiums mit dem Magister und Beginn der Tätigkeit als Yogalehrer. 1985–1989 DFG-Forschungsprojekt und Dissertation über das Thema: *Yoga in Deutschland – Organisation, Rezeption, Typologie.*

1989 Gründung, Aufbau und Leitung des »Instituts für Yoga-Forschung« (IYF); 1991–2000 Vorstandsmitglied des »Berufsverbandes der Yogalehrenden in Deutschland« (BDY) und Ressortleiter der BDY-Öffentlichkeitsarbeit; 1993 Eröffnung des »Yoga-Zentrums Stuttgart« mit dem Kollegen Stefan Delfs; 1997 Gründung der »Yoga-Akademie Stuttgart« (YAS) zusammen mit Kerstin Fuchs und Beginn der ersten – vom BDY und der EYU anerkannten – vierjährigen Ausbildung zum/zur Yogalehrer/in.

Veröffentlichungen: *Yoga in Deutschland* (1990), *Yoga im Spiegel der Wissenschaft* (2000)

Hast du Yoga durch deinen Vater quasi in die Wiege gelegt bekommen?

Christian: Ja und nein. Ich war noch ein kleiner Junge, als mein Vater mit Yoga begann. Yoga zu unterrichten war Anfang der 1960er Jahre in Deutschland noch etwas echt Exotisches. Ich kann mich gut erinnern: Damals besuchten uns zwei Inder mit Turban. Und in der Kleinstadt, in der meine Familie und ich lebten, hingen die Leute in den Fenstern und tuschelten. Im Alter zwischen neun und zwölf Jahren habe ich immer wieder einmal im Unterricht meines Vaters mitgemacht; aber eigentlich ohne zu wissen, was da so genau geschah. Trotzdem würde ich heute sagen, dass in jenen Tagen die Wurzeln bei mir gelegt wurden. Später – in der Pubertät – wollte ich von Yoga erst einmal nichts mehr wissen. Ich wurde sehr politisch, wollte die Welt verbessern und hielt Yoga für eine Art Weltflucht. In dieser Zeit stritt und diskutierte ich viel mit meinem Vater und lehnte sein Tun teilweise ab. Erst als ich mit Anfang zwanzig in eine persönliche Krise kam, weil es mir körperlich und vor allem psychisch gar nicht gut ging, entdeckte ich den Yoga quasi wieder neu. Ich übte aber zunächst einige Zeit bei einer anderen Yogalehrerin, weil ich immer noch den Abstand zum Vater brauchte. Erst Anfang der 1980er Jahre wollte ich seinen Unterricht wieder besuchen und absolvierte bei ihm dann auch eine Yogalehrer-Ausbildung. In dieser Zeit begann ich allmählich zu verstehen, welch solides Fundament mein Vater inzwischen – in seinem persönlichen Üben und in seiner Lehrtätigkeit – geschaffen hatte.

Welche Anregungen bzw. Lehrer gab es sonst?

Christian: Sehr beeindruckt hat mich vor allem Selvarajan Yesudian, der Begründer unserer Yoga-Richtung. Ich habe ihn ein paar Mal in der Schweiz aufgesucht, an einigen seiner Yogastunden teilgenommen und ihn auch später für meine Doktorarbeit interviewt. Bei Yesudian hatte ich wirklich den Eindruck, dass er das lebt und umsetzt, wovon er in seinem Unterricht spricht. Seine Wachheit und tiefe Herzlichkeit werden mir immer in Erinnerung bleiben. Und eine Aussage von ihm hat mich sehr berührt. Ich hatte Herrn Yesudian im Juli 1986 in einem persönlichen Gespräch gefragt, welcher Richtung der indischen Philosophie er sich besonders verbunden fühle. Darauf gab er die für mich überraschende Antwort: »Ach wissen Sie, junger Mann, mit der indischen Philosophie kenne ich mich eigentlich gar nicht so sehr aus. Ich bin Christ.« Für mich ist diese Form des gelebten Christentums bis heute beispielhaft.

Es gab viele andere Menschen, die mir auf meinem Weg wichtige Impulse gegeben haben. Sie alle aufzuzählen würde den Rahmen sprengen. Doch drei von ihnen möchte ich herausgreifen:

Den ersten von ihnen habe ich zwar nie persönlich kennengelernt, aber seine Bücher haben mich bis heute tief inspiriert: Osho-Bhagwan[94]. Obwohl ich mit dem ganzen »Drumherum« in seinen beiden Ashrams in Poona und Oregon in den 1970er und 1980er Jahren meine Probleme hatte und deswegen auch kein »Osho-Sannyasin« geworden bin, faszinieren mich bis

94 Indischer Philosophieprofessor und Begründer der Neo-Sannyas-Bewegung; nannte sich zuerst Acharya Rajneesh, danach Bhagwan Shree Rajneesh und von 1989 bis zu seinem Tod Osho, lebte von 1931 bis 1990.

heute die spirituelle Klarheit, der geistige Scharfsinn und nicht zuletzt der Humor dieses Menschen, der für mich ein authentischer Vertreter des indischen Tantra war.

Mit dem zweiten hatte ich im Alter von 17 Jahren eine zwar kurze, aber intensive Begegnung – und zwar mit dem Inder Vasant V. Paranjpe. Dieser war seinerzeit in den Westen gereist, um das sogenannte *Agnihotra* zu verbreiten. Dabei handelt es sich um eine moderne Form des traditionellen vedischen Feueropfers, das von Vasant stets bei Sonnenaufgang und bei Sonnenuntergang zelebriert wurde. Ich kann mich noch sehr gut an das Entzünden der heiligen Flamme und an die begleitende Rezitation uralter Sanskrit-Hymnen erinnern. Obwohl ich damals kaum etwas von dem Ganzen verstand, wurde in mir doch der Wunsch geweckt, mehr über diese geheimnisvollen Zeremonien zu erfahren und vor allem tiefer in den wundersamen Klang dieses Sanskrits einzutauchen. Es hat dann zwar noch ein paar Jahre gedauert, bis ich an der Uni selbst indische Sprachen studiert habe, und ich will auch offen gestehen, dass das Lernen der äußerst anspruchsvollen Sanskrit-Grammatik teilweise recht anstrengend und ernüchternd war. Aber die Faszination für den Klang und die Schwingung des Sanskrits ist geblieben, und einige Mantras begleiten mich seither in meinem Herzen.

Viel zu verdanken habe ich auch meinem indischen Freund Kuldip Vir Singh. Er würde sich dagegen wehren, wenn ich ihn als meinen »Lehrer« bezeichnete, denn für ihn sind wir alle Gefährten auf derselben spirituellen Reise. Kuldip hat mir nicht nur Indien auf eine sehr lebendige Weise näher gebracht, sondern mich auch in verschiedene Formen der tantrischen Meditation eingeführt. Ich möchte kurz erzählen, wie ich ihn kennengelernt habe. Diese Geschichte zeigt mir bis heute selbstkritisch, wie problematisch es sein kann, Vorurteile zu haben. Während einer meiner Indienreisen Anfang der 1980er Jahre hatte ich die Idee, ein paar Tage in einem Fünf-Sterne-Hotel in Goa zu wohnen. Ich wollte mir so etwas zum ersten (und wahrscheinlich letzten) Mal in meinem Leben »gönnen«. Als ich mit meiner damaligen Partnerin durch die Hotelgärten schlenderte, entdeckten wir auf einem Rasen – direkt neben dem Weg zum Strand – ein Schild mit der Aufschrift »Yoga & Meditation: 5 p.m.«. Das ließ mich schmunzeln, und ich sagte etwas überheblich zu meiner Partnerin: »Siehst du, welche Art ›Yoga‹ die hier für gut betuchte Westler anbieten?« Wir nahmen uns vor, um 17.00 Uhr hinzugehen und diesen vermeintlichen »Light-Yoga« kritisch zu beäugen. Aber als wir ankamen, war trotz eines fast ausgebuchten Hotels außer uns beiden niemand da. Als Kuldip einige Minuten später auf uns beide zukam, »wusste« ich beim Blick in seine Augen intuitiv, warum: Was er in der anschließenden Unterrichtsstunde lehrte, war alles andere als »Light-Yoga«. Wir sind dann nach drei Tagen in ein kleines Privatquartier umgezogen, und Kuldip kam jeden Tag mit seinem Motorrad, um mit uns zu üben und zu meditieren. Hätte mir vor diesem Erlebnis jemand gesagt, dass ich meinen Lehrer in einem indischen Fünf-Sterne-Hotel kennenlernen würde, hätte ich wahrscheinlich nur mit dem Kopf geschüttelt.

Wovon war der Yoga im Westen zu jener Zeit geprägt?

Christian: Die westdeutsche Yogaszene meiner frühen Kindertage war – aus heutiger Sicht – recht überschaubar. Es gab nur wenige Schulen und wenige Yogarichtungen. Selbst der Iyengar-Yoga war damals hierzulande noch weitgehend unbekannt, vom heute so verbreiteten Vini-Yoga ganz zu schweigen. Mein Eindruck aus der Erinnerung ist auch, dass die Festlegung auf eine sogenannte Tradition und das Pochen auf deren ausschließliche Gültigkeit damals weniger ausgeprägt waren. Die Yogaübenden und -lehrenden jener Tage waren ja auch noch Spott und Anfeindungen ihrer Mitmenschen ausgesetzt und hatten schon deshalb das Bedürfnis, sich zu solidarisieren und sich gegenseitig Mut zu machen. Explizite »Yoga-

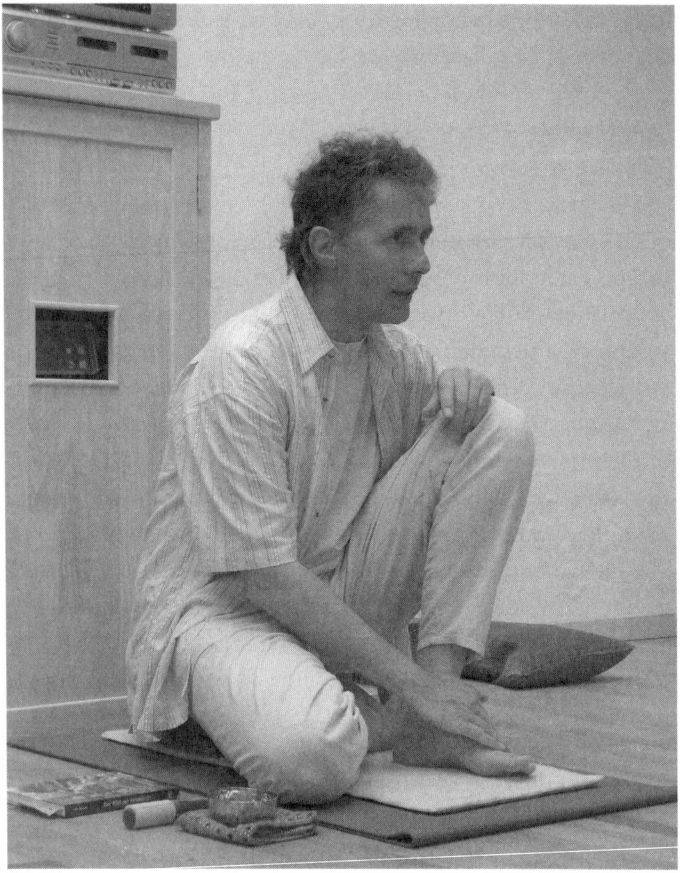

© Privat

lehr-Ausbildungen« gab es so gut wie gar nicht. Man war vielmehr – wie im alten Indien – eine Zeit lang Schülerin oder Schüler bei einem Lehrer oder einer Lehrerin und erhielt dann irgendwann die Erlaubnis, selbst Unterricht zu geben. Erst mit der Zeit entstand bei einigen der Unterrichtenden der Wunsch, so etwas wie einen systematischen Ausbildungsgang zu entwickeln. Vor allem der verstorbene Dr. Isbert war in dieser Richtung recht aktiv. Und durch seine und andere Initiativen ist ja dann 1967 auch der Berufsverband der Yogalehrenden in Deutschland gegründet worden.

Woran erinnerst du dich in Bezug auf deine ersten Yoga-Erfahrungen gut und gerne?

Christian: Das eine, woran ich mich besonders gut und intensiv erinnere, ist die wunderbare Stille, die im Übungsraum meines Vaters herrschte. Besonders bei *Yoga-Nidrā*, das mein Vater als einer der Ersten in Deutschland unterrichtete, entstand so eine tiefe und natürliche Ruhe, dass mich das auch als Halbwüchsigen stark beeindruckt hat. Diese Erfahrung gab mir eine Ahnung davon, dass hinter dem Yoga mehr als körperliche Anstrengung sein muss. Denn da ich damals ziemlich steif und ungelenkig war, strengte mich das Üben von Āsanas eher an. Das andere, was mir noch sehr positiv im Gedächtnis blieb, ist das viele Lachen, das sich immer wieder spontan ergab. Vor allem an den Seminar-Wochenenden oder in der sogenannten Sommerschule auf der Schwäbischen Alb haben wir manchmal Tränen gelacht. Vielleicht gerade deswegen, weil es damals in der Schule meines Vaters recht deftig zur Sache ging, was das Üben und vor allem die Meditation betraf. Es war in der Sommerschule üblich, von 6.00 bis 7.00 Uhr in der Stille zu sitzen. Allein bei der Erinnerung tun mir heute noch manchmal die Knie weh, denn wir hatten seinerzeit noch keine Meditationsbänkchen. Jedenfalls entstand da eine sehr starke und zentrierte Energie, sowohl für die einzelnen Übenden als auch innerhalb der Gruppe. Und in den Phasen, in denen sich diese angesammelte Energie »entladen« hat – zum Beispiel um das Mittagessen herum –, haben wir dann oft gelacht, bis wir nicht mehr konnten. Ich habe die gleiche Erfahrung dann später auch immer wieder bei meinen eigenen Ferienseminaren gemacht: Je intensiver das Üben und die Meditation, umso fröhlicher ging es im Zusammensein der Gruppe zu. Überhaupt halte ich den Humor und das Lachen für eine der wichtigsten Qualitäten und

Hilfen auf dem spirituellen Weg. Und ich finde es fantastisch, dass es mittlerweile sogar einen »Lach-Yoga« gibt. Manchmal denke ich, dass diese Form der Yoga-Praxis auch mein Weg werden könnte.

Was hat ganz konkret dazu geführt, dass du Yogalehrer geworden bist und eine Yoga-Akademie gegründet hast?

Christian: Ich hatte, wie bereits erwähnt, mit zwanzig eine ziemliche Krise und probierte zunächst Verschiedenes aus, um da herauszukommen. Ich machte eine Psychotherapie, war probeweise in verschiedenen religiösen Gruppierungen, fand aber nirgends dauerhafte Hilfe. In meiner Not wandte ich mich wieder dem Yoga zu, den ich ja schon als Kind kennengelernt hatte. Und siehe da: Endlich spürte ich eine durchgreifende Veränderung hin zum Positiven, wurde selbstbewusster und entspannter. Und weil mich diese persönliche Erfahrung so von der Wirksamkeit des Yoga überzeugte, wollte ich wissen, was eigentlich hinter diesem System steckt. So habe ich mich an der Uni unter anderem für Indologie eingeschrieben und begonnen, auch die alten Yoga-Schriften zu studieren. Nach einigen Semestern fand ich die Frage besonders interessant, wie sich der Yoga in Deutschland entwickelt hatte; vor allem, als ich erfuhr, dass hierzulande Menschen schon seit mehr als hundert Jahren Yoga praktizierten. So sammelte ich etwa seit 1980 Daten zu diesem Thema, zu dem dann meine Dissertation an der Universität Tübingen entstanden ist. Und von da war es nur noch ein kleiner Schritt zur Gründung des »Instituts für Yoga-Forschung« beziehungsweise der »Yoga-Akademie«. Da ich mit dem Forschungsprojekt so viel Material gesammelt hatte, wollte ich das Archiv nicht einfach verstauben lassen, sondern fortführen.

Gab es beruflich Alternativen?

Christian: (lacht) Ich hatte mal kurz überlegt, Jura oder Archäologie zu studieren; beides erschien mir dann aber doch schnell zu »trocken«.

Auf welche Quellenschriften des Yoga beziehst du dich primär?

Christian: Ich arbeite, auch in den Ausbildungen, viel mit den Yoga-Sūtras, mit der *Bhagavad Gītā,* von der wir in den Gruppen auch einzelne Szenen nachspielen, und mit der *Ha-tha-Yoga-Pradīpikā*. Persönlich nahe stehen mir aber besonders einzelne *Upanishads*, wie etwa die *Mandukya-Upanishad*, und Texte aus der indischen Tantra-Literatur. Zudem versuche ich, Quellen unserer westlichen Tradition mit einzubeziehen. Vor allem die christlichen Mystiker sprechen mich sehr an; etwa Angelus Silesius mit dem »Cherubinischen Wandersmann«. Das ist für mich ein wundervoll inspirierender Text, dessen spirituelle Tiefe mich immer wieder in Staunen versetzt.

In deinen Veröffentlichungen wie auch in den Seminaren befasst du dich sowohl mit den Anfängen als auch mit der jüngeren Geschichte des Yoga. Weshalb hältst du die Kenntnis der geschichtlichen Entwicklung des Yoga für wichtig? Sollen wir im Sinne des Yoga nicht stets im »Hier und Jetzt« sein?

Christian: Es gibt ein jüdisches Sprichwort, das sagt sinngemäß: »Wenn wir die Vergangenheit nicht kennen, sind wir dazu verurteilt, sie noch einmal zu erleben.« Ich sehe in der Beschäftigung mit der Geschichte keinen Gegensatz zum berühmten »Hier und Jetzt«; jedenfalls solange wir nicht an der Vergangenheit haften bleiben. Außerdem war – und ist es – sehr spannend zu erkennen, was es im Yoga schon so alles gegeben hat. Da erscheint so manche vermeintliche »brandneue« Entwicklung in einem ganz anderen Licht. Bereits 1933 etwa beklagte ein Herr Heyer auf einer Tagung in der Schweiz, dass es »Mode geworden (sei), Yoga zu treiben« und dass viele diese »Yoga-, Atem- und Gymnastikübungen« ziemlich oberflächlich praktizierten! An diesen Ausspruch muss ich heute oft denken.

Und dann gibt es da noch einen »energetischen« Aspekt, den wir auch nicht vernachlässigen sollten. Was meine ich damit? Aus dem Familienstellen wissen wir, dass auch nicht physisch vorhandene Menschen und Situationen eine starke Wirkung auf uns haben können. Ist etwa in einer Familie in einer Generation ein bestimmtes Thema nicht bearbeitet und gelöst worden, so gibt es eine hohe Wahrscheinlichkeit, dass dasselbe Thema auf die nächste Generation überspringt und dort auf seine Auflösung wartet. Ähnlich ist es meiner Auffassung nach mit geschichtlichen Prozessen. Wenn wir nicht »be-greifen«, was in unserer eigenen Geschichte oder im Verlauf unserer und anderer Kulturen geschehen ist, dann droht die Gefahr, dass wir dieselben Erfahrungen immer wieder machen müssen beziehungsweise dürfen. Ganz wie es das eingangs erwähnte jüdische Sprichwort sagen möchte. Ich versuche daher, auch den Teilnehmenden an unseren Yogalehrer-Ausbildungen bewusst zu machen, dass es bei der Yogageschichte nicht – oder nicht nur – um die Auseinandersetzung mit alten indischen Texten geht, die irgendwann einmal verfasst wurden. Ein solcher Zugang, dem es nur um Faktenwissen geht, ist aus meiner Sicht viel zu oberflächlich und hat mich schon in der Schule gelangweilt. Nein, für mich lebt Geschichte. Und das versuche ich in meinem Unterricht rüberzubringen. Ich gehe inzwischen sogar noch einen Schritt weiter. Ich pflege meinen Schülern zu sagen: »Wenn du zu diesem *Upanishad*-Text oder zu dieser Stelle aus der *Bhagavad Gītā* keinen persönlichen Bezug aufbauen kannst, dann leg den Text erst einmal zur Seite. Ihn nur um des Lernens willen anzuschauen ist bei erwachsenen Menschen Zeitvergeudung und bei Kindern und Jugendlichen vielleicht ebenso. Vielleicht gelingt es dir aber zu erkennen, dass dieser Text etwas mit DIR zu tun hat – ganz unmittelbar. Vielleicht handelt die *Bhagavad Gītā* nicht nur davon, dass irgendwann in grauer Vorzeit einmal eine göttliche Inkarnation zu einem ergebenen Schüler gesprochen hat; sondern vielleicht spricht hier Gott zu DIR – und zwar in dem Moment, in dem du dich für diesen Text und seine Botschaft wirklich öffnest.« Deswegen behandeln wir viele Texte im Unterricht nicht nur durch Lesen, Einwirkenlassen, Kleingruppenarbeit, Diskurs etc., sondern wir rezitieren sie teilweise im Original – also in Sanskrit. Ich stamme ja aus einer Yogatradition, in der die Schwingung des gesprochenen oder des gesungenen Wortes als ein ganz entscheidendes Übungselement gilt. Und ich kann durch meine Erfahrung nur bestätigen, dass das Rezitieren den Umgang mit den Texten noch einmal um eine wichtige Dimension erweitert. Geschichte auf diese Weise lebendig werden zu lassen ist für mich bis heute ein großer Antrieb meines Tuns.

Yoga, ganz gleich welcher Prägung, zeichnet doch vor allem die persönliche Erfahrung aus, die dann auch jene Bereiche erschließt, die für rationale Erklärungen oder überprüfbare Nachweise nicht zugänglich sind. Weshalb braucht der Yoga dennoch wissenschaftliche Untersuchungen beziehungsweise einen Überblick wie Yoga im Spiegel der Wissenschaft[95]*, den du verfasst hast?*

Christian: Das ist keine ganz einfache Frage. Denn ich sehe es einerseits so, dass sich die entscheidenden spirituellen Wirkungen des Yoga auf einer Ebene vollziehen, die zum Beispiel der Schulmedizin noch rätselhaft oder sogar suspekt sind. Für Menschen mit einem eher materiell orientierten Zugang kann es eine große Hilfe sein, wenn sie durch wissenschaftliche Studien nachgewiesen bekommen, dass Yoga auf der körperlichen oder psychischen Ebene tatsächlich wirkt. Dazu gibt es inzwischen erfreulicherweise eine ganze Reihe von For-

95 Eine vom Berufsverband der Yogalehrenden in Deutschland e.V. herausgegebene Broschüre, BDY, Göttingen 2000

schungsarbeiten, die den heute geforderten Standards entsprechen. Auf der anderen Seite erleben wir ja gerade in Teilen der Wissenschaft – zum Beispiel in der Physik – einen sogenannten Paradigmenwechsel. Da werden in den letzten Jahren schier unglaubliche Dinge erforscht und hochinteressante Modelle entwickelt. So etwa die »Superstring«-Theorie, die Beobachtung einer »intelligenten Verschränkung« von Teilchen jenseits von Raum und Zeit. Diese wissenschaftlichen Entdeckungen beginnen nicht nur, unser westliches Weltbild zu revolutionieren, sondern sie zeigen eine erstaunliche Nähe zu den Erkenntnissen der indischen Philosophie. Das klingt jetzt vielleicht ziemlich theoretisch und abgehoben, hat aber auch ganz praktische Auswirkungen bis in unseren Alltag hinein. Wer heute etwa davon spricht, nachts etwas geträumt zu haben, das noch in der Zukunft geschehen wird, und dann erleben durfte, wie es tatsächlich wahr wurde, wird von Vertretern der etablierten Wissenschaft nicht mehr unbedingt belächelt. Denn es gibt jetzt fundierte wissenschaftliche Theorien, die solchen und andere »übersinnlichen« Erfahrungen eine begründete Basis geben. Und das ist nur ein Beispiel von vielen.

Ein guter Freund von mir hat eine Art Energiemedizin entwickelt, die er »Psychosomatische Energetik« nennt. Hier wird unter anderem der Energiezustand der *Cakras* gemessen. Das Tolle an der Sache ist aber nicht nur, dass er damit bei seinen Patienten große Erfolge hat, sondern dass die Seminare und Weiterbildungen zu dieser Methode inzwischen von zahlreichen Heilberuflern besucht werden. Darunter sind nicht wenige Ärztinnen und Ärzte, die früher reine Schulmediziner waren. Die beginnen jetzt, sich für *Cakras* und feinstoffliche Energie zu öffnen. Das alles macht Hoffnung, dass wir wirklich in eine neue Zeit hineingehen, in der Spiritualität und Wissenschaft nicht mehr als Gegensätze gesehen werden.

Seit rund zwanzig Jahren verfolgst du die Entwicklung des Yoga in Deutschland, deine Dissertation hatte genau dies auch zum Thema. Was hat sich nach deinem Eindruck in den letzten zehn Jahren getan und verändert?

Christian: Ich beobachte vor allem in den letzten zehn Jahren eine starke Tendenz zur Kommerzialisierung des Yoga, zumindest in Teilen der Yogaszene. Vor allem in den Großstädten schießen moderne Yogazentren wie Pilze aus dem Boden, und manche verschwinden nach einer Weile ebenso schnell, wie sie aufgetaucht sind. Wenn es dabei überwiegend ums Geldverdienen und das Bedienen von hippen Trends geht, sehe ich das eher kritisch. Andererseits finde ich es nicht schlecht, dass nun Bevölkerungsschichten – wie etwa junge Leute – für das Thema Hatha-Yoga erschlossen werden, denen Yoga vorher eher suspekt war. Ob das, was dann da teilweise unter dem Namen Yoga angeboten wird, tatsächlich noch viel mit der ursprünglichen spirituellen Ausrichtung des Yoga zu tun hat, mag jeder selbst beurteilen. Und der Blick auf die westliche Yogageschichte zeigt, dass viele Einseitigkeiten und Übertreibungen mit der Zeit auch wieder abgeklungen sind. Das lässt mich diese Entwicklung gelassener sehen.

Wie bewertest du den wachsenden Anteil von Yogalehrern und Einrichtungen, die amerikanisierte Yoga-Praxis anbieten, Yoga als Lifestyle, Yoga als Trendsport, Yoga mit Trademarks?

Christian: Wie eben gesagt, sehe ich das mit einem lachenden und einem weinenden Auge. Dass es zum Üben im Wellness-Tempel für manche ein ganz bestimmtes Outfit oder gar eine besondere Yogamatte sein muss, lässt mich eher schmunzeln. Da haben einige wohl zu viel Geld und zu wenig Selbstbewusstsein. Wenn ich aber höre, dass die indische Regierung ernsthaft überlegt, Yoga-Haltungen und anderes Traditionsgut offiziell schützen zu lassen, damit diese kulturellen Errungenschaften Allgemeingut bleiben und nicht von irgendeiner kommerziell ausgerichteten Institution in Amerika »patentiert« werden, dann finde ich diesen Trend zur Kommerzialisierung nicht mehr zum Lachen.

Du warst mehrere Jahre Vorstand für Öffentlichkeitsarbeit beim BDY. Was bringt es einer Yogalehrerin oder einem Yogalehrer, sich solch einem Berufsverband wie dem BDY anzuschließen und darin aktiv mitzuarbeiten?

Christian: Ich habe mich inzwischen weitgehend aus der Verbandsarbeit zurückgezogen, möchte diese Zeit aber keineswegs missen. Sie war zwar teilweise recht anstrengend und hat mich zuweilen an Grenzen gebracht, aber ich habe enorm viel über mich und über meine Mitstreiterinnen und Mitstreiter gelernt. Dieser Teil meiner Antwort mag jetzt erstaunen und manchem auch nicht schmecken: Ich empfehle die Mitgliedschaft – und vor allem die aktive Mitarbeit – in einem Yoga-Verband, nicht nur wegen der bekannten praktischen Vorteile wie Beratung, öffentliche Vertretung und Werbung. Ich empfehle sie vor allem deswegen, weil wir in einer solchen Gemeinschaft die Möglichkeit haben, unsere aus dem Yoga gewonnenen ethischen Prinzipien anzuwenden und lebendig werden zu lassen.

Ich muss jetzt etwas ausholen, um zu erklären, was ich damit meine. Viele Menschen, die noch relativ neu im Yoga sind, glauben, dass sich mit dem Üben quasi automatisch auch unsere charakterlichen und moralischen Qualitäten entwickeln. Das ist nach meiner Beobachtung aber nicht unbedingt der Fall. Ich sehe vielmehr die Gefahr, dass unser Üben zu sehr auf die Matte bezogen ist; dass es oft mit der Umsetzung in den Alltag hapert. Gerade *wegen* unserer Verführbarkeit, wegen unserer menschlichen Schwächen, hat es Sinn, sich in einer Gemeinschaft zu engagieren, in der die Gleichgesinnten mit denselben Problemen zu kämpfen haben. Wenn es uns in einem solchen Berufsverband nämlich nicht gelingen kann, offener und ehrlicher miteinander umzugehen, wie sollte das dann draußen in der Gesellschaft möglich sein!?

Mit welchen Fragen seitens der Medienvertreter wurdest du als Vorstand für Öffentlichkeitsarbeit beim BDY primär konfrontiert?

Christian: Ich werde von Medienvertretern bis heute regelmäßig kontaktiert und habe in deren Fragen über die Jahre eine Akzentverschiebung wahrgenommen. Waren es zu Beginn meiner Vorstandszeit, also um 1991, vor allem noch kritische Nachfragen, ob die Yogaübungen überhaupt wirken und wofür sie gut sind, so beschäftigt heute vor allem die Frage, warum gerade der Yoga bei uns so populär ist. Den Journalisten fällt auf, dass viele andere Gesundheits-Wellen wie Aerobic und »Rückenschule« inzwischen wieder aus der Mode gekommen sind. Die deutsche Yogaszene aber boomt seit Jahren ungebrochen – mit jährlich zweistelligen Zuwachsraten. Das macht die Medienvertreter natürlich neugierig. Die Faszination, die ganz offensichtlich vom Yoga ausgeht, ist bei Journalisten sehr groß. Neulich rief mich die Redakteurin einer Hamburger Frauenzeitschrift an und erzählte mir, dass sie, wenn sie ihre Freundinnen und Kolleginnen treffen wolle, am besten in ihr Yogastudio gehe. Und schmunzeln ließ mich auch der Artikel einer Journalistin von Anfang 2007, die sich ironisch dazu bekennt: »Ich mache kein Yoga, weil alle Yoga machen, es ist der Volkssport schlechthin.«[96]

Gab es auch Kontakte zu Kirchenvertretern? Wenn ja, wie verliefen diese?

Christian: Es gab, vor allem zu Anfang meiner Vorstandszeit, Kontakte zu sogenannten Sektenbeauftragten der beiden großen Kirchen, weil damals bei manchen Kirchenleuten noch

96 Alena Schröder: »Alle machen Yoga oder reden davon. Das nervt.« *In Balance* Nr. 2-2007, S. 44 f.

Ängste und Unsicherheiten gegenüber dem Yoga bestanden. Das wurde aber schnell weniger und nahm dann ganz ab. Wir beobachten inzwischen kaum noch kritische Stellungnahmen vonseiten der Kirchen.

Ende der 1980er Jahre war ich einige Monate Mitglied in einem Stuttgarter Arbeitskreis von evangelischen Pfarrern und Yogalehrern. Diesen fachlichen Austausch, der auch zu einer Buchpublikation geführt hat[97], fand ich sehr konstruktiv und menschlich bereichernd.

Persönlich beeindruckt hat mich vor vielen Jahren die Begegnung mit C. S. Sundaresan, einem indischen Bischof, der einen christlichen Yoga praktizierte und lehrte. Der mittlerweile verstorbene Sundaresan war Bischof in der »Südindischen Kirche« und kam unter anderem im Februar 1980 – auf Einladung der »Evangelischen Akademie in Bad Boll« – nach Deutschland. Seine heitere und für mich absolut authentische Art, aufzutreten und im Rahmen eines tiefgläubigen Christentums Yoga zu vermitteln, haben mich schon damals praktisch davon überzeugt, dass Yoga und Christentum keine Gegensätze sein müssen.

Arbeitest du kontinuierlich auf ein großes Ziel wie den Dharma-Megha-Samādhi[98] *hin oder gibst du dich mit weniger zufrieden?*

Christian: (lacht) Ich fände es schon toll, wenn ich mal einen ganzen Vormittag achtsam bei dem bleiben könnte, was ich gerade tue … – Im Ernst. Je älter ich werde, desto weniger interessieren mich die großen Erleuchtungsziele; und desto wichtiger werden mir die kleinen Freuden des Alltags. Davon gibt es so viele, und ich verpasse die meisten immer noch. Aber ich arbeite daran.

97 E. Bochinger, G. Martin: *Gesammeltes Leben. Christliche Meditation, Gebet und Yoga.* Christliche Verlagsanstalt, Konstanz 1991

98 Sanskrit: »Dharma-Wolken-Samādhi«, erwähnt im Yoga-Sūtra 4.29, höchste Form *des Asamprajñāta-Samādhi*

Bist du derzeit und in nächster Zeit komplett auf den Yogaunterricht in deiner Akademie fokussiert oder arbeitest du auch wissenschaftlich?

Christian: Ich sammle noch immer Material über die deutsche Yogaszene und werte dies aus. Und ich versuche, einen Überblick über die deutschsprachigen Veröffentlichungen zu behalten, was bei der großen Zahl an Publikationen zum Thema Yoga fast nicht mehr möglich ist. Außerdem werde ich regelmäßig von Studierenden kontaktiert, die ihre Abschlussarbeit über ein Yogathema schreiben und Informationen, Material oder Kontaktadressen brauchen. Die schicken mir dann oft ihre fertig gestellte Arbeit zu, so dass sich meine Sammlung von einschlägigen Diplom- und Doktorarbeiten langsam, aber sicher erweitert. Und wenn es die Zeit erlaubt, verfasse ich auch ab und zu einen populär-wissenschaftlichen Artikel zum Thema Yoga.

Arbeitest du auch an einer Buchveröffentlichung? Wenn ja, wie lautet das Thema?

Christian: Ich sitze gerade an einer ersten Skizze zum Arbeitsthema »Stolperfallen auf dem Yogaweg«. Das soll eine Veröffentlichung werden über die Probleme, die durch das Yoga-Üben entstehen können. Weiter oben habe ich dazu ja schon etwas angedeutet. Ich will hier noch nicht zu viel verraten, aber ein Ausgangspunkt meiner Überlegungen ist ein Zitat des berühmten Psychologen C. G. Jung. Der hatte bereits 1936 in seinem bemerkenswerten Artikel »Yoga und der Westen« geschrieben[99]: »Wenn ich mich dermaßen kritisch ablehnend gegenüber dem Yoga verhalte, so bedeutet das keineswegs, dass ich diese geistige Errungenschaft des Ostens nicht für etwas vom Größten halte, was menschlicher Geist je geschaffen hat. Ich hoffe, es geht aus meiner Darlegung mit genügender Deut-

99 Veröffentlicht in seinen *Gesammelten Werken,* Band 11, Walter Verlag, Zürich 1963, S. 571-580

lichkeit hervor, dass meine Kritik sich einzig und allein gegen die Anwendung des Yoga auf den westlichen Menschen richtet.« Ich folge C. G. Jung in seinen Warnungen vor dem westlichen Yoga nicht. Aber ich bin inzwischen zu der Überzeugung gelangt, dass Jung bereits vor mehr als siebzig Jahren die Probleme und Gefahren bei einer unkritischen und naiven Praktizierung von Yoga durch westliche Menschen gesehen hat, Einsichten, die auch heute noch ihre Gültigkeit haben.

ANHANG

Glossar

Zur besseren Lesbarkeit wird in diesem Buch eine vereinfachte Wiedergabe der Sanskrit-Begriffe verwendet, die weitgehend auf Diakritika verzichtet. Die einzigen hier verwendeten Diakritika sind die Längenzeichen für die Vokale ā, ī und ū. Allgemein bekannte Bezeichnungen und Namen werden großgeschrieben und zum Teil eingedeutscht.

abhinivesha (m) → Zuneigung, Lebenslust, Am-Leben-Hängen, bestehen (auf)
abhyāsa (m) → Übung, Wiederholung
ācārya (m) → (spiritueller) Lehrer
advaita (n) → Nicht-Zweiheit, Nicht-Dualität
ahimsā (f) → Gewaltlosigkeit, eine der fünf Tugenden der ersten Stufe des Ashtānga-Yoga und des klassischen Yoga nach Patañjali
amrita (adj und n) → unsterblich; Nektar der Unsterblichkeit, Lebenselixier
anāhata (n) → das Nicht-Angeschlagene, eines der sechs Energiezentren (*cakra*), das dem Herzen zugeordnet wird
ānanda (m) → Glückseligkeit
anga (n) → Glied
anta (m) → Ende
anta-anga (n) → innerer Teil (die letzten drei Glieder bei Patañjali)
antahkarana (n) → das »innere Instrument«; im *Sāmkhya* das geistige Organ des Menschen
antarāya (m) → Hindernis in der Yogapraxis, z. B. Zerstreuung
anuloma (m) → mit dem Strom, natürlich
apāna (m) → »Herab-Atem oder -Energie«; einer der fünf Ströme des *prāna*, wird im unteren Bereich des Körpers lokalisiert und reguliert Ausatmung und Ausscheidung

aparigraha (adj und m) → Nicht-Besitzergreifen, ohne Begierde sein, frei von Verlangen nach materiellen Besitztümern

ās → sitzen, verharren, sich setzen, ausführend, dauernd tun

āsana (n) → Sitzen, Sitzhaltung, Thron; im übertragenen Sinne inzwischen für alle Körperhaltungen des Yoga, Liege-, Stand- und Sitzposition

Ashram → Einsiedelei, Kloster, Zentrum für religiöse Studien oder spirituelle Praxis

ashta → acht

ashta-anga-yoga (Ashtānga-Yoga) → sich aus acht (*ashta*) Stufen zusammensetzender Yoga

asmitā (f) → Ich-Sinn, Egoismus

asteya (n) → Nichtstehlen, Überwindung des Verlangens nach Besitz

avidyā (f) → Unwissenheit, ohne Bewusstsein für das Wesentliche; erstes Hindernis (*klesha*), das im Yoga-Sūtra II, 4 und 5 definiert wird

bandha (m) → Bindung, Kontraktion; spezifische Muskelkontraktion des Hatha-Yoga, auch als Körperverschluss bezeichnet; die Energie (oder auch Hitze) wird dabei im Körper gehalten.

Bhagavad Gītā → klassischer indischer Text, Teil des Volksepos *Mahābhārata*, wörtlich »Gesang des Erhabenen«, philosophisches Lehrgedicht, das aus 700 Versen besteht und in dem der göttliche Wagenlenker Krishna den verzagten Kriegshelden Arjuna über die Wege, die zur höchsten Wirklichkeit führen, belehrt, wozu verschiedene Yogarichtungen gehören

bhajan → vokale Verehrung einer Göttin oder eines Gottes, oft im Wechselgesang zwischen Vorsänger und Gruppe, meistens begleitet von Zimbeln und Harmonium, meist Bestandteil des Bhakti-Yoga; bekannte Vertreter im Westen: Krishna Das, Bhagawan Das, Hare-Krishna-Bewegung

bhakti (f) → religiöse Hingabe, Liebe zu Gott

Bhakti-Yoga (m) → Yoga der liebenden Hingabe; wichtigste

Schrift ist die Bhagavad Gītā, deren zwölftes Kapitel allein dem Bhakti-Yoga gewidmet ist. Liebe und Hingabe beziehen sich auf Krishna, eine Inkarnation des Hindu-Gottes Vishnu.

bhāvanā (f) → Herbeiführen, Vorstellen, Einbildung; die Imagination während der Kontemplation, eine Vorstufe zur Meditation

brahma (m) → Priester

brahmacarya (n) → Schülerschaft bei einem Brahmanen, Keuschheit

brahman (n) → Frömmigkeit, heiliger Spruch, Gebet, Brahmanenkaste, Absolutes, höchstes Wesen

Buddha (m) → der Erwachte, der Befreite, Erleuchteter; zumeist auf die historische Person Gautama Siddhārta bezogen

cakra, chakra (n) → (gesprochen: tschakra) wörtlich: Kreis, Rad, Scheibe, Diskus, Bezirk, Heer, Ölmühle; feinstoffliche Energiezentren im Körper; überliefert und dargestellt werden stets sieben Haupt-*Cakras* (*Mūlādhāra, Svādhishthāna, Manipūra, Anāhata, Vishuddha, Ājna* und *Sahasrāra*). Sechs *Cakras* werden entlang der Wirbelsäule lokalisiert, das siebte *Cakra* befindet sich über dem Scheitelpunkt des Kopfes; mit entsprechenden Übungen sind sie erfahrbar, jedoch nicht mess- oder nachweisbar

carya (adj) → so zu üben, auszuführen

citta (adj und n) → gedacht, begehrt, Denken, Bewusstsein, Vernunft

darshana (n) → Sehen, Ansicht, Anschauung, Erkenntnis, Lehrmeinung; philosophische Weltsicht und Bezeichnung der sechs klassischen Philosophiesysteme Indiens

deva (m) → Gott, König, Priester, Höchster

dhāranā (f) → Halten, Bewahren, Aufmerksamkeit, geistige Konzentration (sechste Stufe des Ashtānga-Yoga)

dharma (m) → Gesetz, Sitte, Pflicht, Eigenart; im Einklang mit den Veden; kosmische Ordnung

dhyāna (n) → Sinnen, Versenkung, Meditation (siebte Stufe des Ashtānga-Yoga); das transzendentale Bewusstsein erwacht, wenn sämtliche Aktivitäten ruhen

drishti (f) → Blick, Sichtweise, Ansicht; die Art des Blickes während der Meditation, d. h. geschlossen, halb geschlossen oder offen

duhkha (adj und n) → unangenehm; traurig, mit Mühe, Leid, Kummer; das Gegenteil von *sukha*, d. h. leicht, angenehm und mühelos

eka (adj) → allein; ein, einzig, einer (von)

gāyatrī (f) → 1. Sanskrit-Metrum mit 3 x 8 Silben; 2. einer der heiligsten Verse des Rigveda, ein wichtiges Mantra

Gheranda-Samhitā → der Dialog zwischen dem Yogī Gheranda und einem Schüler; wichtiger Quellentext des Hatha-Yoga

granthi (m) → Knoten (auch im Bereich der Medizin), Glocke; eminente Aufgabe des Yoga ist es, vorhandene granthi wahrzunehmen und durch geeignete Übungen aufzulösen, damit das freie Fließen der Vitalenergie gewährleistet ist

guna (m) → Faden; Multiplikator; Qualität; Grundeigenschaft

guru (adj und m) → schwer, wichtig; Ehrwürdiger (insbesondere Lehrer), Dozent, Handwerksmeister, spiritueller Meister; die Deutung, wonach Guru sich aus Dunkelheit (*gu*) und einem, der sie beseitigt (*ru*), zusammensetzt, ist ein esoterischer Mythos, dem die begriffliche Grundlage fehlt; von der Bedeutung der Silben her müsste es heißen: jemand, der verkündet (1. gu), der kommt und geht (2. gu), der brüllt (1. ru) und zerschlägt (2. ru)

ha (indecl und adj) ja, eben; tötend, vernichtend

hatha (m) → Zwang, Gewalt, Notwendigkeit; kraftvolle, unumgängliche Anstrengung

Hatha-Yoga (m) → Yoga-Tradition, in der insbesondere unterschiedliche Körperstellungen, Atem- und Reinigungstechnikern eine wichtige, vorbereitende Rolle spielen

Hindu-Yoga → die Verbindung von universeller Yoga-Praxis und einzelnen Elementen des Vedānta und/oder des Hinduismus, der von den Hindus selbst als *Sanātana Dharma* (»unvergängliche Ordnung«) bezeichnet wird; auffallende Merkmale sind regelmäßige Ritualpraxis wie Opferfeuer (*homa*) und Opferzeremonie (*pūjā*), Rezitieren aus *Veden, Upanishaden* und *Bhagavad Gītā, Karma-* und *Moksha*-Lehre

homa → Feuerzeremonie; Opferhandlung aus vedischer Zeit, bei der einem Feuer Opfergaben dargebracht werden

īshvara (adj und m) → vermögend, Besitzer(in), Herr, Gebieter, persönlicher Hochgott

īshvara-pranidhāna (n) Gotteshingabe, hingebungsvolles Handeln, Hingabe an Ishvara (das Göttliche)

jīva/jīva-ātman (m) → individuelle Seele

jīvan-mukta (m) → zu Lebzeiten Befreiter

jnāna (m) → Wissen, Erkenntnis, Weisheit

Jnāna-Yoga (m) → Yoga der Erkenntnis; Ziel ist, die Unwissenheit (*avidyā*) zu überwinden

kaivalya (n) → Ausschließlichkeit, Freiheit, Einzigkeit, vollkommene Erlösung

kapalabathi (f) → »Schädel-Erhellung«; Atemtechnik zur Klärung der Nebenhöhlen; sogenannte Feueratmung

kanda (m oder n) → »Knolle«, »Knoten«, der Punkt, wo die feinstofflichen Kanäle im Körper ihren Ausgang nehmen

kārana (n) → Übungsfolgen, miteinander verbundene Āsanas

Karma (Skt.: karman) (n) → Handlung

Karma-Yoga → Yoga des (selbstlosen) Tuns; die Handlung und deren Resultate als Gottesdienst

kīrtana (n) → Lobpreis, Lobgesang

klesha (m) → Leidfaktor, Plage, Übel, Trübung, Anhaftung, Schmerz; Sammelbegriff für die möglichen Hindernisse auf dem Weg respektive der Praxis des Yoga; im Yoga-Sūtra 2.3 werden die *klesha* benannt, in den folgenden zwölf Sūtren werden die die Ursachen und Umstände des Entstehens und Wirkens der *klesha* beschrieben

kosha (m) → (körperliche) Behälter, Hüllen bzw. Gefäße, die sich gegenseitig durchdringen und aufeinander einwirken; dies sind nach indischer Auffassung der grobstoffliche Nahrungskörper, der Energiekörper, der Mentalkörper, der Unterscheidungskörper und der Glückseligkeitskörper

kriyā (f) → Handlung, Opferritual, Therapie

kumbhaka (Skt. »topfähnlich«; m oder n) → Atempause, Anhalten des Atems zwischen Ein- und Ausatmen

Kundalinī (f) → Energie (kosmische oder Schöpfungsenergie), auch sinnbildlich als Schlangenkraft dargestellt, eine Form der → *Shakti*

mahā-samādhi (m) → die Erfahrung der absoluten Wirklichkeit, der Tod

mantra (m) → Silbe, Wort, heilige Formel; »Denkwerkzeug«, Gebet, Klang

māyā (f) → Illusion, der äußere, täuschende Schein; die Tendenz, Vergängliches für ewig zu halten

moksha (m) → Befreiung, Freiheit, Erlösung (von der Bindung an die Welt)

mudrā (f) → Hand- oder Körpergeste, Übungstechnik im Hatha-Yoga und im indischen Tanz

mukti (f) → Befreiung, Freiheit, Erlösung, Seligkeit, Ablegen

mūla (n) → Wurzel, Basis, Grund

mūrti (f) → Körper, Gestalt

nāda (m) → Laut, Ton, Gebrüll

nādi/nādī (f) → Röhre, anatomisches Gefäß, Ader; feinstoffliche Energiekanäle im Körper
nāga (m) → Schlange, Schlangendämon
nāman (n) → Name, Form, Gestalt
namaskār (Hindī)/**namaskāra** (Skt.) (m) → Verehrung, Huldigung; Grußform
nirmala (adj) → rein, fleckenlos, unberührt (von Wunsch, Stolz, Zorn, Zuneigung)
nirodha (m) → Kontrolle, Hemmen, Zur-Ruhe-Kommen
niyama (m) → Notwendigkeit, Zwang, Gelübde; Regeln, die sich auf innere Qualitäten beziehen (zweite Stufe im Ashtānga-Yoga bei Patañjali)

OM → der Klang des Absoluten

padma (n) → Lotos
panca → fünf
parama (adj) → höchster, höchstes
Patañjali (m) → legendärer Verfasser des Yoga-Sūtra, der damit einen komplexen Leitfaden (*sūtra*) schuf, in dem der Ashtānga- bzw. Rāja- bzw. der klassische Yoga in prägnanten Versen dargelegt ist.
pingalā (f) → die Rotbraune; Name eines Energiekanals
pradīpikā (f) → Leuchte
prajnā (f) → Bewusstsein, Weisheit
prāna (m) → Atem, Hauch, Lebenskraft, Lebensenergie, Intellekt; die den Körper durchdringende kosmische Energie
Prānāyāma (m) → Atemregulierung bzw. Atemtechniken des Hatha-Yoga; vierte Stufe des Ashtānga-Yoga); Ziel ist es, den Atem lang, langsam, tief und gleichmäßig fließen zu lassen, um die Blockaden, die eine klare Wahrnehmung verhindern, aufzulösen oder zu verringern
pranidhāna (n) → Hingabe
pratiloma (adj) → gegen den Strich oder Strom

pratyāhāra (m) → Zurückziehen der Sinne (von äußeren Eindrücken); fünfte Stufe des Ashtānga-Yoga; die Aufmerksamkeit wird vollständig nach innen gelenkt

pūjā (f) → Anbetung, Verehrung, Zeremonie; zumeist werden einem Gott Früchte, Blumen und Räucherwerk geopfert

purusha (m) → Mensch, Mann; höchstes Wesen

rāja (m) → König

rajas (n) → Staub, Leidenschaft, Begierde; der zweite der drei gunas

Rigveda → »Verse-Wissen«; der älteste der vier vedischen Texte

rishi (m) → Seher, Heiliger

sādhana (n) → Weg, Durchführung, Werkzeug, spiritueller Weg

sādhu (m) → heiliger Mann, Pilger

samādhi (m) → Erleben der Einheit, achte Stufe und Zielpunkt des Ashtānga-Yoga; es bedeutet, ganz eins zu sein mit sich selbst und der Welt, ohne sich darum explizit zu bemühen oder dafür zu kämpfen

samatva (n) → Ausgeglichenheit, Gleichmut

samhitā (f) → Sammlung von Texten

sāmkhya (n) → orthodoxes Philosophiesystem Indiens; Befreiungslehre, die von einer Dualität ausgeht; von Kapila begründet

samskāra (m) → Eindruck, Nachwirkung

samtosha (m) → [innere] Zufriedenheit, Freude aus innerer Gelassenheit

samyama (m) → Zusammenhalten, Zügeln

sangha (m) → Menge, Schar

Sanskrit → eigentlich *samskrita*, wörtlich: »vollendet, zusammengesetzt, Zubereitung«, Gelehrtensprache, klassische altindische (heilige) Sprache Indiens, vergleichbar mit dem Latein des Okzidents

sat (adj und n) → seiend, wirklich; Sein, reale Welt

satsanga (m) → Zusammensein (mit dem Lehrer)

sattva (n) → Sein, Gutes, Reines, Vollkommenheit

satya (adj und n) → wahr, ehrlich; Wahrheit

shakti (f) → Kraft, Potenz, Macht, Stärke, göttliche (auch weibliche) Energie, Gattin Shivas

shauca (n) → Reinheit, Reinigung, eines der fünf *niyamas*

Shiva (adj und m) → wörtlich: »freundlich, segensreich«; einer der höchsten Götter innerhalb des Hinduismus, Herr des Yoga (*Yogeshvara*) und kosmischer Tänzer (*Natarāja*), Zerstörer der Unwissenheit, reines Bewusstsein

Shrī (Sri) (f) → Pracht, Majestät, Anmut; Ehrentitel, der einer Person Heiligkeit und höhere Erkenntnis zuschreibt

soma (m) → Nektar, Unsterblichkeitstrank, berauschendes Getränk

sthira (adj) → fest, unbeweglich, dauerhaft, permanent

sthira-sukha → stabil und bequem, Vorgabe bei Patañjali, wie Āsanas sein sollten

sūrya (m) → Sonne; Name des vedischen Sonnengottes

sūrya-namskāra (m) → Sonnengruß, Verneigung vor der aufgehenden Sonne, Übungszyklus des Yoga

sushumnā (f) → der wichtigste feinstoffliche Nervenkanal, verläuft im Innern der Wirbelsäule

sūtra (n) → Faden, Leitfaden

sva (adj und m) → selbst, eigen [Selbst, Seele]

sva-dharma (m) → eigenes Gesetz, Bestimmung, Pflicht

svādhyāya (sva-adhyāya) (m) eigenes Studium, Selbststudium, Rezitieren

svāmin (m) → Herr, (Mönch)

svarūpa (adj und n) → ähnlich, gleich; Wesensidentität

Swami (deutsche Schreibweise von *svāmin*) → spiritueller Meister; Anrede, die bei hinduistischen Mönchen dem Namen vorangestellt wird, jemand, der der Welt entsagt hat

tamas (n) → Finsternis, Verblendung, Trägheit, Unwissenheit; drittes der drei Gunas

tantra (n) → Gewebe, Geflecht; Grundlage, System, Lehrbuch; die im frühen indischen Mittelalter entstandenen religiös orientierten Tantra-Traditionen entwickelten sich sowohl im Zusammenhang buddhistischer als auch hinduistischer Lehren, sie sind von einer positiven Einstellung zum Körper geprägt; Lust, Freude und göttliche Energie stehen im Mittelpunkt

tapas (n) → Hitze, Glut; Schmerz, Qual, Askese

tattva (n) → wahres Wesen, Realität, Essenz, Grundprinzip

ujjāyī (f) → die Siegreiche; Atemtechnik mit Reibelaut in der Kehle

upanishad (f) → wörtlich: »nahebei (*upa*) nieder (*ni*) sitzen (*shad*)«; ursprünglich Geheimlehre; philosophische und religiöse Texte, die zwischen 800 v. Chr. und 1600 n. Chr. in Indien entstanden; sie sind die Basis des *Vedānta* und beinhalten philosophische und religiöse Anschauungen; oft sind sie als Dialog zwischen Lehrer und Schüler aufgezeichnet

ūrdhva (adj) → hoch, aufrecht, nach oben gerichtet; Teil einiger Āsana-Bezeichnungen

uttana (adj) → gestreckt, ausgebreitet, in der Rückenlage; Teil einiger Āsana-Bezeichnungen

vairāgya (n) → Loslösung, Nicht-Anhaften, ohne Leidenschaft, Gelassenheit

veda (m) → (theologisches) Wissen, Empfindung; religiöse Texte, die um 1200 bis 1000 v. Chr. in Indien entstanden, aus vier Traditionslinien bestehend: *Rigveda* (*Veda* der Verse), *Sāmarveda* (*Veda* der Lieder), *Yajurveda* (*Veda* der Opfersprüche) und *Atharvaveda* (*Veda*, der Formeln für die Gesundheit und die Sicherheit des Körpers enthält); die vier *Veden*-Abteilungen als Einzeleinträge

vedānta (m) → das Ende (*anta*) des Veda, womit zum einen die *Upanishaden* gemeint sind und zum anderen die *Vedānta-Sūtras*

vidyā (f) → Wissen, Wissenschaft, Lehre, Zauberkunst

viloma (m) → gegen dem Strom

Vini-Yoga (m) → individuelle Anwendung, Gebrauch der Yoga-Übung je nach Alter, Konstitution, Erwartung; persönliches Anpassen der Praxis an die Gegebenheiten

vinyāsa-krama (m) Methode, Prozess der richtigen Reihenfolge

viparita (adj) → umgekehrt

vīra (adj und m) → mutig; Held

viveka (m) → Unterscheidung, Trennung, Kritik, Verstand; die Fähigkeit, Wichtiges und Unwichtiges, Sehendes und Gesehenes, Realität und Illusionen auseinanderzuhalten

vritti (f) → Ereignis, Aktivität, Eifer, Tätigkeit

yama (n) → Zügelung, Hemmung, Gebot; Regel, die sich auf das Verhalten und die Handlungen anderen gegenüber beziehen; erste Stufe im Ashtānga-Yoga

yoga (m) → Anschirren, Gespann, Fahrt, Anwendung; Name eines Systems zur Selbstverwirklichung; effiziente Methode, eine von permanenten Denkbewegungen getrübte Wirklichkeit klar zu erkennen; eines von sechs philosophischen Systemen Indiens

Yoga-Darshana → die »Yoga-Sicht«, Yoga-Philiosophie; ein Begriff, der sich auf die Yoga-Philosophie des Patañjali und seiner Kommentatoren bezieht

yoga-nidrā (f) → Yoga-Schlaf, höchster Bewusstseins-Zustand im Yoga, Zustand der Tiefenentspannung, wobei der Körper bei wachem Geist schläft

Yoga-Sūtra (n) → einer der wichtigsten Quellentexte des (klassischen) Yoga, vermutlich im 2. Jh. von Patañjali verfasst

yogin (adj und m) → jemand, der Yoga praktiziert und/oder in diesem Sinne lebt, Yoga-Anhänger

yoginī (f) → weibliche Form von Yogī/Yogin

yuga (m) → Joch, Paar, Lebensdauer; Weltperiode, kosmisches Zeitalter

Personenverzeichnis

Hier finden Sie Informationen zu einigen im Text vorkommenden Personen.

Aurobindo Ghose (1872–1950) Indischer Politiker, Philosoph, Hindu-Mystiker, Yogi und Guru. Seine Briefe, Gedichte und philosophischen Schriften sind mit Sri Aurobindo unterschrieben und unter diesem Namen veröffentlicht. Der Integrale Yoga bezieht sich primär auf ein von Aurobindo entwickeltes Konzept.

Bischoff, Wolfgang (geb. 1947) Diplom-Psychologe mit Schwerpunkt Psychotherapie sowie Konfliktberatung in Familien und Organisationen. 1980 Begegnung mit Swami Rama und Initiierung in den Yoga und die Meditation. Gründer und spiritueller Leiter des Himalaya Instituts Deutschland. Seit 1987 Aufbau und Durchführung der Yogalehrer-Ausbildung am Himalaya Institut, Hamburg.

Chariarse, Leopoldo (geb. 1928) Aus Lima (Peru) stammender Yogalehrer BDY/EYU, Anthropologe, Musikwissenschaftler, Musiker und Lyriker. Nach Studienjahren an der Katholischen (PUCP) und der Nationalen Universität San Marcos, Lima, sowie an der Sorbonne, Paris, ist er seit 1962 in Deutschland tätig. Seit 1970 ordentliches Mitglied des Berufsverbandes der Yogalehrenden in Deutschland e. V. 1984 gründete er die Yogaschule GGF (Gesellschaft für Geisteswissenschaftliche Fortbildung e. V.), die seit 1984 Yogalehrer ausbildet.

Choudhury, Bikram (geb. 1946) In den USA lebender indischer Begründer des nach ihm benannten Yogastils, bei dem 26 Asanas und zwei Atemübungen in einem bis zu 40 Grad aufgeheizten Raum vor einer Spiegelwand absolviert werden. Die Abfolge der Haltungen ließ der »*Bad Boy of McYoga*« patentieren, was zu einem Rechtsstreit führte.

Desikachar, T. K. V. (geb. 1938) Sohn und Schüler des südindischen Yoga-Meisters Krishnamacharya, gehört zu den großen zeitgenössischen Yogalehrern des 20. und 21. Jahrhunderts. In Chennai, Südindien, leitet er das von ihm gegründete Yoga-Zentrum *Krishnamacharya Yoga Mandiram*.

Gharote, M. L., Dr. (1931–2005) Gründer und langjähriger Leiter des *Lonavla Institute of Yoga*. Über 25 Jahre wissenschaftliche, literarische und therapeutische Forschung im Bereich des traditionellen Yoga sowie Yogalehrer-Ausbildung; weltweite Lehrtätigkeit im Auftrag der indischen Regierung und indischer Universitäten; Teilnahme an internationalen Kongressen.

Gitananda, Swami (1907–1993) Eigentlich Dr. Ananda Bhavanani, Mutter Irin, Vater Inder, war Herzchirurg und unterrichtete Yoga auf wissenschaftlich-medizinischer Grundlage. 1967 gründete er den *Ananda-Ashram* im südindischen Pondicherry. Er ist Autor von mehr als fünfzig Büchern über Yoga und andere wissenschaftliche Themen. Seine Ehefrau, Meenakshi Devi Bhavanani, und sein Sohn, Dr. Ananda Balayogi Bhavanani, führen sein Erbe fort.

Hahoutoff, Nil (1900–1982) Aus Tiflis (Georgien) stammender und seit 1917 in Paris lebender Yogalehrer, veröffentlichte 1979 das Buch *Gymnastique évolutive pour tous*; zu seinen bekannten und auch in Deutschland unterrichtenden Schülern gehören Philippe de Fallois und Patrick Tomatis.

Indra Devi (1899–2002) Aus Litauen stammende Schülerin von T. Krishnamacharya, einflussreiche Wegbereiterin des Yoga im Westen, gründete 1939 die erste Yogaschule in Shanghai. In Hollywood gehörten zu ihren Schülerinnen u. a. Elizabeth Arden, Greta Garbo und Gloria Swanson. Lebte ab 1985 in Buenos Aires, reiste und unterrichtete Yoga noch im hohen Alter.

Iyengar, B. K. S. (geb. 1918) Als Kind war er schwach und kränklich, mit 14 Jahren kam er durch glückliche Fügung zum Yoga, heute ist er einer der größten und bekanntesten Yoga-Meister weltweit. B. K. S. Iyengar hat einen eigenen, unverwechselbaren Yoga-Stil begründet, der in zahlreichen Yoga-Zentren weltweit gelehrt wird.

Jäger, Willigis (geb. 1925) Deutscher Benediktinermönch, Zen-Meister der Sanbo-Kyodan-Linie und Mystiker, auch bekannt unter dem Namen Ko-un Rôshi. Veröffentlichte 2007 das Buch »Westöstliche Weisheit – Visionen einer integralen Spiritualität« im Theseus Verlag.

Jois, K. Pattabhi (geb. 1915) Pattabhi Jois ist einer der frühen Schüler von T. Krishnamacharya. Pattabhi Jois bezieht sich auf Krishnamacharyas Prinzip des *vinyāsa krama*, das er in eigener Weise interpretiert. Er beruft sich auf eine in den dreißiger Jahren von Krishnamacharya in Kalkutta entdeckte Schrift, auf die er die Übungsreihen des Ashtānga-Vinyāsa-Yoga gründet. Pattabhi Jois lehrt sechs feststehende Übungsreihen mit aufsteigendem Schwierigkeitsgrad, die, verbunden mit rhythmischer Ein- und Ausatmung und *bandhas*, sehr kraftvoll, energetisch und schweißtreibend ausgeführt werden. Sri Krishna Pattabhi Jois öffnete seine kleine Schule im südindischen Mysore (Bundesstaat Karnataka) auch westlichen Schülern. Dies führte durch den Andrang vor allem US-amerikanischer Schüler(innen) dazu, dass eine Version des Ashtānga-Vinyāsa-Yoga in den USA auch unter dem Begriff Power-Yoga bekannt wurde.

Krishnamacharya, T. (1888–1989) Sri Tirumalai Krishamacharya gehörte einer Famillie von Philosophen und spirituellen Meistern an. Er studierte in Benares und Kalkutta die verschiedenen Systeme der indischen Philosophie sowie Yoga im Himalaya. Er wurde an den Hof des Maharadschas von Mysore eingeladen, begann dort die königliche Familie in Yoga zu unterrichten und lehrte Philosophie am *Mysore Sanskrit College*. Zur gleichen Zeit erhielt er regelmäßig Einladungen aus ganz Indien, an philosophischen Streitgesprächen teilzunehmen. Im Laufe der Jahre entwickelte er ein System des Yogaunterrichts, wobei er niemals die Praxis von der Theorie trennte. Bereits 1935 empfing er seine ersten europäischen Schüler. Er lebte bis 1954 in Mysore. Danach ging er nach Madras, wo er bis zu seinem Tode 1989 blieb. Einflussreiche und stilbildende Yogameister wie B. K. S. Iyengar, Pattabhi Jois, Indra Devi und T. K. V. Desikachar waren Schüler von Krishnamacharya.

Kuvalyananda, Swami (1883–1966) Einer der Gründerväter der wissenschaftlichen Erforschung des Hatha-Yoga, der 1924 das Kaivalyadhâma Institute in Lonavla (Indien) gründete und sich der Yoga-Therapie sowie der Herausgabe textkritischer Ausgaben klassischer Yogatexte widmete.

Patañjali (vermutlich zwischen 2. Jh. v. Chr. und 4. Jh. n. Chr.) Legendärer Verfasser des Yoga-Sūtra, der damit einen komplexen Leitfaden (*sūtra*) schuf, in dem der Ashtānga- bzw. Rāja- bzw. klassische Yoga in prägnanten Versen dargelegt ist.

Rama, Swami (1925–1996) Im Himalaya aufgewachsener Yogi, spiritueller Lehrer und Initiations-Meister. Durch ihn entstanden in den USA das *Himalaya Institute of Yoga Science and Philo-*

sophy sowie in Nordindien das *Institute of Medical Science* und Labore zur Erforschung des Yoga mit naturwissenschaftlichen Methoden.

Sivananda, Swami (1887–1963) Einer der großen Lehrer und Wegbereiter des Yoga und des *Vedanta* im modernen Indien. Nach einer erfolgreichen Arztkarriere praktizierte Swami Sivananda intensive Askese und Meditation und widmete sich ganz der Spiritualität. Er verfasste zahlreiche Schriften, in denen er die Weisheiten des Yoga und des *Vedanta* vermittelte. In seinem Ashram der *Divine Live Society* in Rishikesh im Himalaya bildete er viele namhafte Schüler aus. 1957 entsandte er einen von ihnen, Swami Vishnu-devananda, zur Verbreitung des Yoga in den Westen.

Svātmārāma Yogīndra (14. Jh.) Legendärer Verfasser der *Hatha-Pradīpikā,* indischer Tantriker in der Tradition der Nātha-Yogis

Vishnu-devananda, Swami (1927–1993) Swami Vishnu-devananda lebte und lernte zwölf Jahre mit seinem Meister Swami Sivananda in Rishikesh, Nordindien. 1957 ging er im Auftrag seines Meisters in die USA und in den 1970er Jahren nach Europa, wo er in vielen Städten Sivananda-Yoga-Vedanta-Zentren eröffnete. Er verfasste u. a. *Das Große Illustrierte Yogabuch* sowie *Yoga für alle Lebensstufen.*

Yesudian, Selvarajan (1916–1998) 1936 reiste Yesudian nach Ungarn, um Medizin zu studieren. In Budapest lernte er Elisabeth Haich kennen und begann mit ihr zusammen Vorträge und Kurse über Yoga zu geben. Während der russischen Besatzung 1948 floh er zusammen mit Elisabeth Haich in die Schweiz. Ursprünglich planten sie, nach Kalifornien auszuwandern, ließen sich dann aber in Zürich nieder. 1948 eröffneten sie in St. Gallen die erste Yoga-Schule in der Schweiz.

Weitere Yoga-Schulen eröffneten sie in Zürich, Bern und in Ponte-Tresa. Yesudian und Haich veröffentlichten verschiedene Bücher über Yoga.

Yogi Bhajan (1929–2004) Yogi Bhajan wurde 1929 als Harbhajan Singh Puri geboren. Er entstammte einer Familie von Ärzten und Großgrundbesitzern. Als er 16 Jahre alt war, erklärte ihn Sant Hazara Singh zum Meister des Kundalini-Yoga. Er studierte Wirtschaft an der Universität von Punjab, machte dort seinen Master und begann eine erfolgreiche Karriere in der Steuer- und Zoll-Behörde der indischen Regierung. Er wurde vom kanadischen Botschafter – einem seiner Yoga-Schüler – in den Westen eingeladen, wo er dann seit 1968 blieb und seine Lehre des Kundalini-Yoga in Los Angeles zu verbreiten begann. Er gründete die weltweit tätige Organisation 3HO (*Happy, Holy, Healthy Organisation*) und wurde 1971 zum *Mahan Tantric* ernannt, zum einzigen Lehrer, der Weißes Tantra anleiten darf.

Literaturverzeichnis

Hier finden Sie vor allem die in den Interviews erwähnte Literatur.

Aagrad, Johannes: *Was Yoga wirklich ist.* Arbeitskreis »Religiöse Gemeinschaften« der Vereinigten Evangelisch-Lutherischen Kirche Deutschlands, Hannover 2007.

Aurobindo, Sri: *Handbuch des Integralen Yoga.* Mirapuri Verlag, Gauting 1991.

Aurobindo, Sri: *Savitri – Legende und Sinnbild.* Verlag Hinder + Deelmann, Gladenbac 1992.

Bender-Birch, Beryl: *Power Yoga.* Scherz, München 1996.

Bochinger, E./Martin, G.: *Gesammeltes Leben. Christliche Meditation, Gebet und Yoga.* Christliche Verlagsanstalt, Konstanz 1991.

Chopra, Deepak: *Die sieben geistigen Gesetze des Erfolges.* Heyne Verlag, München 1996.

Dalmann, Imogen & Soder, Martin: *Warum Yoga? Über Praxis, Konzepte und Hintergründe.* Viveka Verlag, Berlin 2004.

Desikachar, T. K. V.: *Über Freiheit und Meditation. Das Yoga Sūtra des Patañjali – eine Einführung.* Via Nova, Petersberg 1997.

Desikachar, T. K. V.: *Yoga – Gesundheit von Körper und Geist.* Theseus Verlag, Berlin 2000.

Fuchs, Christian: *Yoga in Deutschland – Rezeption, Organisation, Typologie.* Kohlhammer, Stuttgart 1990.

Gerwin, Roswitha Maria: *Das Yoga-Jahr. Übungen im Wandel der Jahreszeiten.* Kösel Verlag, München 2007.

Hittleman, Richard: *Yoga – Das 28-Tage-Programm.* Heyne, München 1991.

Huchzermeyer, Wilfried: *Das Yoga-Wörterbuch.* edition sawitri, Kalrsruhe 2007.

Iyengar, B. K. S.: *Licht auf Pranayama.* O. W. Barth Verlag, München 2001.

Iyengar, B. K. S.: *Licht fürs Leben.* O. W. Barth Verlag, Frankfurt a. M. 2007.

Kraftsow, Gary: *Kraftquelle Yoga.* Via Nova, Petersberg 2006.

Lysebeth, André van: *Yoga für Menschen von heute.* Goldmann. München 2008.

Maldoner, Helmuth: *Yoga Sutra. Der Yogaleitfaden des Patañjali.* Raja Verlag, Stuttgart 2002.

Rigveda: Hg. Michael Witzel & Toshifumi Goto, Verlag der Weltreligionen, Frankfurt a. M. 2007.

Robbins, John: *Food Revolution.* Nietsch Verlag, Freiburg 2003.

Singh, Satya und Fred Hageneder: *Baum-Yoga.* Neue Erde GmbH, Saarbrücken 2006.

Svātmārāma: *Hatha Yoga Pradipika.* Sivananda Yoga Vedanta Zentrum, München 1987.

Swami Swâtmârâma: *Hatha-Yoga Pradîpîkâ – Die Leuchte des Hatha-Yoga.* Phänomen Verlag, Neuenkirchen 2004.

Tibetisches Totenbuch: neu übersetzt und kommentiert von R. Thurmann, Fischer TB, Frankfurt a. M. 2002.

Tietke, Mathias: *Der Stammbaum des Yoga – 5000 Jahre Yoga.* Theseus, Berlin 2007.

Trökes, Anna: *Yogameditation.* Theseus Verlag, Berlin 2004.

Trökes, Anna: *Yoga – Kraft für die Seele.* Gräfe & Unzer, München 2005.

Unger, Carsten/Hofmann-Unger, Katrin: *Yoga und Psychologie – Persönliches Wachstum und Risiken auf dem Übungsweg.* Verlag Ganzheitlich Leben, Ahrensburg 1999.

Vijnana Bhairava: Hg. Bettina Bäumer, Edition Adyar, Grafing 2003.

Vogel, Werner/Dorschner, Marlies: *Yoga mit Heilwirkungen. Hatha-Yoga.* Schnitzer Verlag, Marktoberdorf 1995.

Walsh, Neale Donald: *Gespräche mit Gott*. Goldmann Verlag, München 1997.

Zebroff, Kareen: *Yoga für jeden*. Econ, München 1987.

Kontaktadressen

Beate Guttandin, Āshtanga Yogawerkstatt, Kyffhäuser Str. 37, 50674 Köln, Tel: 0221/3101242, Fax: 0221/3101242. E-Mail: info@ashtangayoga-koeln.de, www.ashtangayoga-koeln.de

Dr. Imogen Dalmann & Martin Soder, Berliner Yoga Zentrum, Meraner Straße 6, 10825 Berlin, Tel: 030/21478995, Fax: 030/21478996, E-Mail: dalmann@byz.de, soder@byz.de, www.byz.de

Martin Henniger, Yogaschule Düsseldorf, GGF, Ulmenstr. 87, 40476 Düsseldorf, Tel.: 0211 – 48 34 97, Fax: 0211 – 48 10 25, E-Mail: info@ggfyoga.de, www.ggfyoga.de

Katrin Hofmann-Unger & Carsten Unger, Himalaya Institut, Osterstr. 172 b, 20255 Hamburg, Tel: 04102/677470, Fax: 040/43273317, E-Mail: hofmann-unger@freenet.de, www.himalaya-institut.de

Roswitha Maria Gerwin, Integrale Yogaschule. Von-Schorn-Weg 26, 86911 Dießen, Tel: 08807/339, Fax: 08807/330, E-Mail: mail@integrale-yogaschule.de, www.integrale-yogaschule.de

Ralf Schütt, Jivana-Props, Bleicherwiesen 6, 31224 Peine, Tel: 0517141122, www.jivana.de

Steph Jaksch, www.jivamuktiyoga.de, www.stephaniejaksch.de E-Mail: steph.jaksch@googlemail.com,

Satya Singh, Breitenfelder Str. 8, 20251 Hamburg,
Tel.: 040 475883, Fax: 040 46777632,
E-Mail: info@yogahoheluft.de, www.yogahoheluft.de

Anna Trökes, Prana Yogaschule Anna Trökes & Team,
Bismarckstr. 97/98, 10625 Berlin,
Telefon 030 - 49 78 32 95, Telefax: 030 - 216 92 09,
E-Mail: info@prana-yogaschule.de, www.pranayogaschule.de

Sukadev Volker Bretz, Haus Yoga Vidya e.V., Wällenweg 42,
32805 Horn-Bad Meinberg,
Tel: 05234/870, Fax: 05234/871875,
E-Mail: Volker.Bretz@Yoga-Vidya.de, www.yoga-vidya.de

Dr. Christian Fuchs, Yoga Akademie Stuttgart,
Ankenbronnen 8, 73087 Bad Boll,
Tel: 07164/8008942, Fax: 07164/8008943,
E-Mail: Dr.Christian.Fuchs@t-online.de,
www.yoga-akademie.de

Mathias Tietke, Florastr. 10, 13187 Berlin,
Tel. 030/4869831, Fax: 030 49902944,
E-Mail: MathiasTietke@web.de, www.yogidas.de

Bildnachweis

Die Fotos wurden zumeist von den Interviewpartnern zur Verfügung gestellt. Die Rechte liegen demnach mehrheitlich bei den dargestellten Personen selbst. Darüber hinaus waren folgende Fotografinnen und Fotografen im Einsatz: Lucia Lommel (Sukadev Bretz, S. 191,195), Anja Reichelt (Mathias Tietke, S. 255), Jörg Buneru (Steph Jaksch, S. 137; Anna Trökes, S. 173, 177) und Torsten Hönig (Steph Jaksch, S. 132).

Dank

Wesentlich stärker als bei den drei zuvor verfassten Büchern war dieses hier von Zusammenarbeit geprägt, was vor allem an der Struktur dieses Buches liegt: Interviews zu führen, das bedeutet kontaktieren, recherchieren, aufzeichnen, transkribieren, autorisieren und redigieren. Es funktioniert nur als Miteinander.

Damit dieses Projekt überhaupt zustande kam, bedurfte es eines geeigneten Verlages, und so möchte ich an erster Stelle Susanne Klein, der neuen Programmleiterin des Theseus-Verlages in Stuttgart, für ihr generelles Interesse an diesem Projekt, für ihr Vertrauen während der Umsetzung und für ihre Geduld insbesondere in der Schlussphase herzlich danken!

Bedanken möchte ich mich an dieser Stelle nochmals und explizit bei sämtlichen Interviewpartnern: für ihre Gesprächsbereitschaft, für ihre Offenheit und ihre Gastfreundschaft.

Das aufwendige Transkribieren übernahm dankenswerterweise fast komplett meine Lebensgefährtin Susanne Venker. Sie brachte mehr als zwanzig Stunden Mitschnitt von der Kassette zu Papier und gab den handschriftlichen Text dann auch noch in den PC ein.

Danken möchte ich der Lektorin Claudia Seele-Nyima, die trotz Zeitdrucks vier der Interviews akribisch und gewohnt gründlich bearbeitete, wobei sie insbesondere den Stil und die Sinnhaftigkeit verbesserte.

Vielen Dank auch an Susanne Noll für die Fortsetzung des Lektorats, bei dem sie vor allem auf Verständlichkeit achtete, mir geläufige Fachbegriffe hinterfragte und somit zur Lesbarkeit beitrug.

Dankbar bin ich allen Fotografinnen und Fotografen: den privaten und namentlich nicht genannten ebenso wie den Berufsfotograf(inn)en Lucia Lommel, Anja Reichelt, Jörg Buneru und Torsten Hönig für die Bereitstellung ihrer eindrucksvollen Porträt-Aufnahmen sowie Ingeburg Zoschke für die ansprechende Gestaltung und den Satz der 256 Seiten.

Last but not least gilt mein Dank Dr. Rose Miram-Gatz, die mich in den vier Jahren meiner Ausbildung zum Yogalehrer an der Yogaschule Braunschweig als Lehrgangsleiterin mit der Vielfalt des Yoga auf überzeugende Weise vertraut machte und sich nun, zehn Jahre nach der Abschlussprüfung, bereit erklärte, ein Geleitwort zu schreiben.

Über den Autor

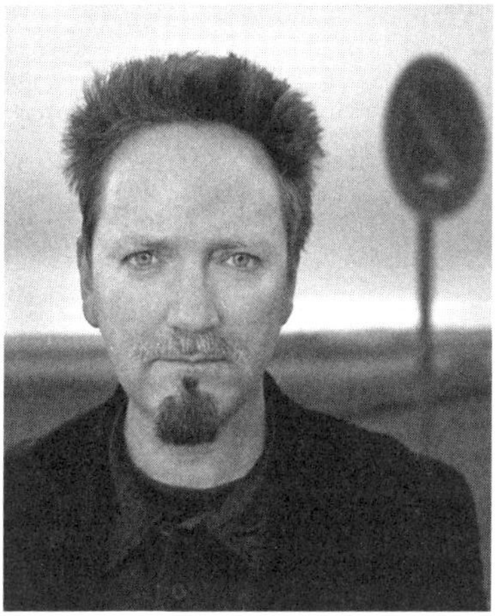

© Anja Reichelt

MATHIAS TIETKE

ist Autor, freier Journalist (mit den Schwerpunkten Yoga, Indien sowie Internationale Filmkritik) und Redakteur der Fachzeitschrift *Deutsches Yoga-Forum*. Von 1995 bis 1998 absolvierte er an der Yogaschule Braunschweig eine Ausbildung zum Yogalehrer BDY/EYU. Mehrfach bereiste er Nord- und Südindien. Mathias Tietke lebt mit Sohn und Lebensgefährtin in Berlin. Im Theseus Verlag ist von ihm 2007 das Buch *Der Stammbaum des Yoga – 5000 Jahre Yoga – Tradition und Moderne* erschienen.